北京市垂杨柳医院
北京市临床重点专科培育项目 | 资金支持

微生物学
临床一线难题释疑

刘 薇　高慧双　宁永忠　主编

宋 岩　孙宏莉　主审

U0243767

全国百佳图书出版单位

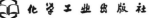

化学工业出版社

·北京·

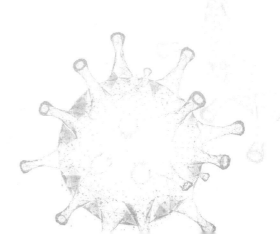

图书在版编目（CIP）数据

微生物学临床一线难题释疑/刘薇，高慧双，宁永忠主编．一北京：
化学工业出版社，2022.11

ISBN 978-7-122-42186-9

Ⅰ．①微… Ⅱ．①刘…②高…③宁… Ⅲ．①病原微生物-微生物学
Ⅳ．①R37

中国版本图书馆 CIP 数据核字（2022）第 171673 号

责任编辑：王新辉　赵玉欣
责任校对：刘曦阳
装帧设计：关　飞

出版发行：化学工业出版社
　　　　　（北京市东城区青年湖南街 13 号　邮政编码 100011）
印　　装：大厂聚鑫印刷有限责任公司
710mm×1000mm　1/16　印张 22¾　字数 402 千字
2023 年 1 月北京第 1 版第 1 次印刷

购书咨询：　010-64518888
售后服务：　010-64518899
网　　址：　http://www.cip.com.cn
凡购买本书，如有缺损质量问题，本社销售中心负责调换。

定　　价：　99.00 元　　　　　　版权所有　违者必究

编写人员名单

主　编

刘　薇　高慧双　宁永忠

副主编

王俊文　李　祥　付琪瑶

编写人员（按姓名拼音排序）

曹晓遥（南京一民医院检验科）

陈思梦（北京市公安局禁毒总队）

刁云琦（北京市垂杨柳医院检验科）

范宗岳（北京大学第一医院耳鼻喉头颈外科）

付琪瑶（北京市垂杨柳医院检验科）

高慧双（北京市垂杨柳医院检验科）

韩　静（北京市平谷区中心血站质管科）

李　祥（北京市垂杨柳医院检验科）

刘　薇（北京市垂杨柳医院检验科）

陆伟伟（北京市垂杨柳医院检验科）

宁永忠（北京市垂杨柳医院检验科）

石艳曦（北京市垂杨柳医院检验科）

王俊文（北京市垂杨柳医院检验科）

杨　林（首都医科大学附属北京世纪坛医院输血科）

于　波（北京市垂杨柳医院检验科）

张　静（北京市垂杨柳医院检验科）（大）

张　静（北京市垂杨柳医院检验科）（小）

赵敬焕（北京市垂杨柳医院输血科）

有幸受宁永忠主任邀请，作为主审之一，详细阅读了《微生物学临床一线难题释疑》。这本书的主体内容是面对问题，引经据典，给予解答，让读者耳目一新，在轻松愉悦中收获知识。

该书汇集了作者多年来在临床一线工作中遇到的及与同仁们在学术交流中探讨的专业问题共 66 个（由此深深感动于作者的有心和用心）。这些问题包括我们在临床实际工作中常见和少见但重要的问题。对于这些问题，很多同仁（包括我本人）常常想去求证，却时常略过，暂且找个借口——因为种种原因没有去仔细思考和寻找答案。当我们看到这些问题及其有理有据的翔实解答作为文字系统地呈现在一本书里的时候，油然而生一种兴奋和如获至宝的感觉！

作者将这些貌似杂乱无章的专业问题按其内容划分为五部分："命名相关""诊断相关""治疗相关""报告和观念"及"防控相关"，带领读者在思考和阅读这些问题的同时，用另外一种方式回顾和理解上述临床微生物学甚至临床（包括治疗学）相关的知识，相信不论对初出茅庐的年轻医学生，还是对有一定临床抗感染经验的微生物学同仁、医师和药师来说，都会受益匪浅！

本书有对经典问题的重新思考和新角度解答。例如："什么是平皿阅读？如何进行？"可以说是一个经典和基本问题，"平皿阅读"能力看似一位临床微生物学实验室人员应具备的基本技能，但真正圆满完成该项工作却需要扎实的专业基础知识和较丰富的临床感染性疾病的病原学诊断能力。本书对该问题在常规狭义回答的基础上，扩展到广义的分析后环节，即检查结果在临床的应用环节。提醒我们实验室工作人员，只有将实验室内的工作与临床一线紧密结合，才能得出更有临床价值的检测报告。

本书也有对难啃的"钉子"问题的细细解答。例如："脑脊液培养分离株，考虑污染吗？"这是我们微生物学实验室人员经常被别人和自己"拷问"的一个难啃问题。作者为了回答这个问题，引用了业界一些经典权威工具书，如《临床微生物学手册》（*Manual of Clinical Microbiology*，MCM）、PPID（*Ben-*

nett's Principles and Practice of Infectious Diseases）、PPPID（*Principles and Practice of Pediatric Infectious Disease*）和 30 余篇文献，帮助读者澄清了对于上述问题的模糊认识，清晰地总结出表皮葡萄球菌等凝固酶阴性葡萄球菌、痤疮丙酸杆菌、草绿色链球菌这些通常认为是污染菌的微生物，亦应列为病原谱成员，但由于污染概率较高，分析时需要仔细甄别。另外，强调了慢性脑膜炎患者的脑脊液应同时进行厌氧培养，这是临床和实验室同仁容易忽视的环节。

本书的主编之一宁永忠教授，是我多年来的良师益友。2004 年在北京协和医院老楼微生物学实验室相识，成为并肩奋战的"室友"，在王辉教授指导下，共同完成关于鲍曼不动杆菌和产 ESBL 大肠埃希菌耐药机制等研究。让我记忆犹新的是永忠教授当年在北京协和医院做硕士课题时的实验记录本：主体内容是严谨清晰的实验记录，附加页却是名家诗词或永忠本人某段有感而发的深刻感悟。其中一首令我当时莞尔之余，忽觉自己从事的临床微生物学研究工作前所未有的意义重大，至今难忘。摘录如下，供同仁们一睹为快！请注意：首字连读，谐音是"协和细菌（学）领秀中华"。

致协和医院细菌室

2006 年春

协理阴阳，和合内外。

细入腠理，菌亡人泰。

领新标异，秀外慧心。

中州春满，华枝月馨。

后来本人成为永忠教授在历届京港论坛学术讲台下的学员。近几年，和永忠教授共同参加扶持基层医院微生物学和抗感染工作的"微光计划"，目睹众多基层同仁向他提出时而本专业、时而跨专业、时而简单又时而难以回答的学术问题，永忠教授都能基于他的热心及丰富的专业知识储备，非常耐心、专业、客观地给出满意解答。

当年无法理解永忠教授如此注意力分散的跳跃性思维，是怎样做到时时跟进所在专业甚至跨专业文献最新进展，并将所学游刃有余地应用于实际工作中。现在想来，也正是他的博学、对生活的热爱及对医学的着迷，使得他对所从事的医学事业孜孜不倦并乐在其中。由此，我们才能拥有这本包含最新进展的实用指导书籍。

总之，当今临床研究型论著层出不穷，但落地于临床一线且与时俱进的实用性指导用书却鲜有看到。而《微生物学临床一线难题释疑》不仅可以作为临床微生物学实验室同仁的实用指导用书，更是临床医生和临床抗感染药师获取临床微生物学及抗菌药物相关实用知识的便捷答疑手册，值得临床感染相关医务工作者细细研读。

孙宏莉

博士　副研究员　硕士研究生导师

中国医学科学院北京协和医院　检验科微生物学及感染免疫实验室

2022 年仲夏

序二

宁永忠主任给我看《微生物学临床一线难题释疑》的手稿，印象里这是宁主任出版的第 6 本书。我想写一些感想。

我认识宁主任大概有十六七年了，当时他还在读临床微生物方向的研究生。记得一次他拿着 *Manual of clinical microbiology* 的第七版复印件，向我们讲述铜绿假单胞菌的分型与第六版的不同之处，兴致勃勃，眉飞色舞。我去他的原来北医三院工作地点的办公室，柜子上排着很多外文专业书籍，有些不能购得原版，就从图书馆借来，复印后装订成册。这都给我很深的印象。

我正式从事临床微生物工作之后，像一些初学者一样，会有很多关于感染、微生物、抗生素的问题，经常向他请教，交往日益频繁。我认识的宁主任，有古君子之风，言必称"您"，急人所难，有求必应。但他也是性情中人，涉及原则问题，不卑不亢，其锋不可犯。

宁主任对于微生物学相关领域的文献多有涉猎。熟悉的人都知道，有关于指南、共识、规范的问题，向宁主任询问，一定会得到比较全面的答案。此外，宁主任对于历史、文学多有偏爱，用力颇苦，嗜书如饴，也正因为如此，其下笔成章，行文既风趣活泼，接地气，毫无呆滞之感，又有严谨的专业知识，详尽周详。

我详细阅读了《微生物学临床一线难题释疑》，收获颇多。有些内容是宁主任发表在不同的微信公众号上，再读就有了新的体会，也有些是我初次见到。全书采用的是问答的方式，共列 66 个问题，所举皆是微生物学或感染病从业人员经常感到困惑的问题，阅读者定会从中获益。每篇文章的后面，都列出相关参考文献，读者可以按图索骥，究其根源。文章从文字、内容到写法，都打下宁主任的写作独特风格的烙印，如 "2. 末乃利菌和莫奈里菌是什么菌？"，就是从一代思想文学宗师梁启超不幸身故的旧事谈起，说起念珠菌的命名变迁，说起协和医院的往事，娓娓道来，使读者津津有味，手不能释卷。

希望本书能到达更多读者手中，当作微生物学"专业小品文"阅读，体验阅读快感的同时，积累本领域的知识。

鲁炳怀

中日友好医院呼吸中心临床微生物与感染实验室主任

主任医师，北京大学医学部教授，医学博士

北京大学医学部与北京协和医学院硕士生导师

2022.10.15

前 言

这本书是后来的水到渠成。一开始写作每一篇时，没有想到要集结为书。

检验医学九大分支中，临床微生物学非常富于变化，实践起来有很多不确定性。因而一线会有很多问题——无论是直接的，还是间接的；偏理论性的，还是基本操作性的；偏历史性的，还是探索性的。我们自己会遇到，我们的同行们也会遇到。如果这个视野是全国的话，那可以说天天都会有提问（当然部分是有准确答案的）。

提问自然是为了回答。我们把自己对具体问题的检索和思考，不揣冒昧记录了下来，并呈现给大家。是所谓："相彼鸟矣，犹求友声。矧伊人矣，不求友生？"（《诗经·小雅·伐木》）我们的解释，部分可能是正确的，但很多也是求证性的。衷心希望各位同道、各位好友，"合志同方，营道同术"，反馈共鸣，切磋共行！

全书一共有 66 个提问，基本来自于同道的实践所惑、我们自己的行思所遇。对每一个提问的回答，基本包括三部分：书籍检索、论文检索、我们的思考和建议。书籍部分，恕我们的局限，只是阅读、引用了最经典的部分书籍，没有做到"皓首穷经"。对没有涵纳的书籍，各位同道检视所及，随时和我们讨论。论文检索，以 PubMed 数据库为主。这里涉及三点：一是其他数据库，我们没有太多涉猎。后续的学习生活，我们会进一步扩大视野。二是检索词，不一定精准。这也是一个专业能力，遗憾的是我们没有经过专业训练，不是"科班出身"。我们的检索词有可能漏检。就某一个话题，大家如果知道某一篇权威文章存在，而我们没有纳入，随时反馈给我们。我们会特别感谢！思考某一话题，而没有阅读这个领域里前贤最重要的文字，恰如喜欢山却不知道泰山昆仑，喜欢水却不知道长江大河一样——是为遗憾之至。三是摘要与全文。我们百分之百阅读了摘要，但没有能够全部阅读原文。一方面是部分文章拿不到全文（大家一笑），一方面也由于自己的局限性所致。

而我们的建议，有一定主观性。大家都知道，循证医学阶段，文献合成建议的最好方式（及相应文体）是临床实践指南（clinical practice guidelines，CGP）、荟萃分析（meta-analysis）、系统性综述（systematic review），其次是专家共识（expert consensus），而且有一系列合成的规则、要求。在没有二者存在，我们的建议形成过程又不太规范的情况下，我们的建议本身一定是有一定主观性的。这一点我们清醒自知，各位同道也要警醒深知。由此，大家的阅读最好是批判性的（哲学意义上）、启迪性的（以我们的文字为阶梯）、原则性的（抓住根本、不顾细谨），并以更新的文献、更丰富的实践来检验、来斧正、来升华。我们共勉！

本书的价值，首先体现在专业普及性。即基于权威书籍、英文论文的信息，来解答我们日常遇到的问题、思考的困惑。本书可以让大家知道，域外是怎么想的，有什么实践积累。其次体现在思路、思维上。思路是对这些书籍的搜求、阅读，对这些文献的检索、翻译，对专业问题的思考、求索。思维是求证——循证医学的证和客观证据的证、夯实，实践出真知、明理——专业规律和专业理念。当然，设想是一方面，限于我们的视野、思维、知识基础、有限实践、英文阅读和中文表达能力等，偏颇在所难免。不敢求谅，但衷心恳请各位同道斧正！一字之师，也当涌泉相敬！

感谢我院宋岩院长一如既往给予了我们很多支持，并精心审校。感谢北京协和医院检验科微生物学组的孙宏莉老师在百忙之中给了我们很多建议和鼓励，并欣然作序。

刘　薇　高慧双　宁永忠

2022. 6. 6

目 录

第一章　命名相关　001

　1. 莫阿双杆菌与卵圆皮屑芽孢菌是什么菌?　003
　2. 末乃利菌和莫奈里菌是什么菌?　007

第二章　诊断相关　011

　3. 基本诊断模式列表是什么?　013
　4. 降钙素原和 C 反应蛋白会完全一致吗?　016
　5. 感染性疾病的诊断"三明治"是什么?　018
　6. 涂片与培养各有什么特点? 是什么关系?　023
　7. 为什么说培养不必盲目求快?　029
　8. 什么是平皿阅读? 如何进行?　032
　9. 常见的菌种鉴定错误有哪些?　040
　10. 路邓葡萄球菌的致病性如何? 有什么临床意义?　056
　11. 什么是血培养阴性的心内膜炎? 有什么特点?　061
　12. 脑脊液培养分离株,考虑污染吗?　068
　13. 下呼吸道标本常规培养分离株,如何判断?　076
　14. 肠球菌能引起肺炎吗?　086
　15. 呼吸道分离的纹带棒杆菌有意义吗?　090
　16. 呼吸道标本中流感嗜血杆菌如何处理?　095
　17. 儿童下呼吸道分离的副流感嗜血杆菌有临床意义吗?　098
　18. 呼吸道标本分离的食酸代夫特菌是否导致肺炎? 痰分离株怎么处理?　101
　19. 肉芽肿性乳腺炎中,克罗彭施泰特棒杆菌有什么临床意义? 如何处理?　105

20. 女童阴道分泌物中的流感嗜血杆菌有什么临床意义？ 108

21. 尿液中的咽峡炎链球菌和解没食子酸链球菌如何处理？ 114

22. 解没食子酸链球菌巴斯德亚种有什么临床意义？ 118

23. 口腔分泌物，能做细菌/真菌培养吗？ 124

24. 便培养中的变形杆菌与柠檬酸杆菌是否回报？ 127

25. 大肠埃希菌会引起丹毒吗？ 133

26. 粪便培养需要加羊血琼脂吗？ 137

27. 唐菖蒲伯克霍尔德菌有什么临床意义？ 140

28. 什么是 G 试验和 GM 试验？ 146

29. 针对 POCT 技术需要忧虑吗？ 155

第三章　治疗相关 161

30. 抗生素与抗菌药物有什么区别？ 163

31. 如何确立折点？意义是什么？ 166

32. 药敏试验有什么临床治疗意义？ 172

33. 微生物学选择的药物和临床需要的药物为什么不一致？ 176

34. 抗感染治疗的思路是什么？ 180

35. 治疗中有必要进行微生物学检查吗？ 183

36. 如何分析治疗失败？ 186

37. 如何从经验治疗向靶向治疗过渡？ 189

38. 药敏结果与治疗效果不符，有哪些原因？ 192

39. 肺炎链球菌药敏报告有哪些细节？ 195

40. 莫西沙星可以治疗社区相关性/获得性甲氧西林耐药金黄色葡萄球菌
（CAMRSA）肺炎吗？ 198

41. 脑膜脓毒伊丽莎白菌感染如何治疗？ 203

42. 少动鞘胺醇单胞菌可以选择哪些药物？ 209

43. 链霉菌侵袭性感染如何治疗？ 213

44. 替加环素是否可以治疗革兰阳性杆菌感染？ 218

45. 血液分离厌氧菌迟缓埃格特菌，如何治疗？ 221

46. 中枢神经系统新型隐球菌感染如何确定治疗疗程和复发？ 223

47. 新生儿血液和脑脊液分离出解脲脲原体或人型支原体怎么办？ 229

48. 抗生素使用有哪九大误区？ 232

第四章　报告和观念　　　　　　　　　　　　237

49. 临床恒基、检验恒务是什么?　　　　　　　　　　239

50. 医务工作为什么要务虚严谨?　　　　　　　　　　242

51. 为什么要慎重"结合临床"?　　　　　　　　　　249

52. 常见观念有哪些似是而非?　　　　　　　　　　252

53. 微生物学临床报告有哪些要素?　　　　　　　　256

54. 对痰和支气管肺泡灌洗液细菌学、真菌学涂片报告有什么建议?　　260

55. 对痰和支气管肺泡灌洗液普通细菌、真菌培养阳性报告有什么建议?　　266

56. 对尿普通细菌、真菌培养阳性报告有什么建议?　　271

57. 对新生儿"败血症"诊治共识,有什么细节需要商榷?　　275

58. 临床微生物学在重症医学中的作用是什么?　　285

59. 实际临床微生物学工作中有哪些具体问题?　　290

第五章　防控相关　　　　　　　　　　　　　299

60. 如何理解医院感染的概念?　　　　　　　　　　301

61. 什么是暴发?　　　　　　　　　　　　　　310

62. 如何学习《医院感染暴发控制指南》?　　　　　315

63. 阑尾炎是否属于医院感染?　　　　　　　　　319

64. 结核分枝杆菌会导致医院感染吗?　　　　　　322

65. 针对患者的监测性培养是什么?　　　　　　　331

66. 狂犬病毒疫苗接种,还考虑哪些动物? 有什么细节?　　343

第一章
命名相关

1. 莫阿双杆菌与卵圆皮屑芽孢菌是什么菌？

有考试书，竟然在选择题选项中有 2 个菌名"莫阿双杆菌""卵圆皮屑芽孢菌"——完全陌生。

先百度西文——这么怪的名字，肯定有西文。略费了一点儿劲，还是有所收获！莫阿双杆菌即 Morax-Axenfeld diplobacillus，卵圆皮屑芽孢菌即 *Pityrosporum ovale*。

莫阿双杆菌（Morax-Axenfeld diplobacillus）

《细菌名称》[1] 没有 Morax、Axenfeld、diplobacillus 三个词。在《细菌名称英解汉译词典》[2] 中，Morax：Moraxella 词条下，提到 Moraxella 源自 Morax，源自 V. Morax，他是发现该菌的瑞士眼科学家。Lwoff 于 1939 年命名。Axenfeld、diplobacillus：无。在 PubMed 检索 Morax-Axenfeld diplobacillus，都是很早的文献——1937/1951/1955/1956，都没有摘要。

第一篇文献题目是"ACUTE DACRYOADENITIS DUE TO THE MORAX-AXENFELD DIPLOBACILLUS"（《MORAX-AXENFELD 双杆菌引起的急性泪腺炎》）[3]。Dacryoadenitis 即泪腺炎/泪囊炎。第二篇题目是"Presence of the nucleus in Morax-Axenfeld diplobacillus"（《Morax-Axenfeld 双杆菌核的存在》）[4]。第三篇题目是"Variations in Morax-Axenfeld diplobacillus"（《Morax-Axenfeld 双杆菌的变异》）[5]，这是眼科学杂志。第四篇为意大利文，题目是"Electron microscopy of the Morax Axenfeld diplobacillus"（《Morax Axenfeld 双杆菌的电镜检查》）[6]，开始电镜研究。

在 PubMed 检索 Morax-Axenfeld——更早，1908 年——该文献题目 "Blepharo-conjunctivitis caused by diplococcus of Morax-Axenfeld"（《Morax-Axenfeld 双球菌引起的眼睑结膜炎》）[7]，没有摘要。看来此时认为这是双球菌，后来又觉得是双杆菌？

在 PubMed 检索 Axenfeld diplobacillus。有一篇 1985 年的文献——题目是 "*Moraxella lacunata* isolated from epidemic conjunctivitis among teen-aged females"（《从十几岁少女流行性结膜炎中分离到的腔隙莫拉菌》）[8]。*Moraxella lacunata* 即腔隙莫拉菌，是莫拉菌属的模式种。摘要中提到：The condition is suggested to be the chronic follicular conjunctivitis（Axenfeld）due to *Moraxella lacunata* [认为这种情况是由腔隙莫拉菌引起的慢性滤泡性结膜炎（Axenfeld）]。其中 chronic follicular conjunctivitis（Axenfeld）意味着，要么是他发现/确立了该病，要么该病又名 Axenfeld。《英汉医学词汇》[9] 提到 Axenfeld——阿克森费尔德是德国眼科学家，有阿克森费尔德异常、阿克森费尔德综合征 2 个词条。《多兰医学词典》第 29 版[10] 竟然 *Morax-Axenfeld bacillus*、conjunctivitis、diplococcus 三词连出，这是什么意思？是否 Morax-Axenfeld 后的杆菌和双球菌同义？解释中提到了瑞士眼科学家 Victor *Morax*（估计《细菌名称英解汉译词典》中的 V. Morax 就是此意）、德国眼科学家 Theodor *Axenfeld*。Moraxella 词条：有［Victor *Morax*］，也是前面不斜体，后面斜体。*Moraxella lacunata* 词条：…called also diplococcus of Morax-Axenfeld…；diplococcus of Morax-Axenfeld 词条：后面直接 *Moraxella lacunata*。这意味着，二者为同义词（另，历史上竟然有菌属名 Diplococcus，比如 Diplococcus pneumonia）。

至此，应该比较明确了。diplococcus of Morax-Axenfeld＝*Moraxella lacunata*。Morax-Axenfeld diplobacillus 就是 *Moraxella*（莫拉菌属）或其一种，甚至 Morax-Axenfeld diplobacillus＝*Moraxella lacunata*。

卵圆皮屑芽孢菌（*Pityrosporum ovale*）

MCM11[11]：花斑癣（Tinea Versicolor，Pityriasis Versicolor）下，提到 The complex includes *Malassezia furfur*（synonyms：*Pityrosporum furfur* and *Pityrosporum ovale pro parte*），*M. sympodialis*，*M. globosa*（probable synonym：*Pityrosporum orbiculare*）…

在 PubMed 检索"*Pityrosporum ovale*"，结果有 175 个；限定题目，结果有 92 个。首篇很早，题目为"Observations on *Pityrosporum ovale* in seborrheic blepharitis and conjunctivitis"（《卵圆皮屑芽孢菌在脂溢性睑缘炎和结膜炎中的观察》）[12]。最近较近的文献，题目为"Increased hair shedding may be associated with the presence of *Pityrosporum ovale*"（《毛发脱落增加可能与卵圆皮屑芽孢菌的存在有关》）[13]。

在 PubMed 检索"*Pityrosporum ovale*"and *Malassezia*，在题目或摘要中存在的共 18 篇文献。其中之一的题目为"Activation of the alternative pathway of complement by *Malassezia ovalis*"（*Pityrosporum ovale*）［《卵形马拉色菌（卵圆皮屑芽孢菌）激活补体替代途径》］[14]。其中之二题目为"In vitro susceptibility of *Pityrosporum ovale*（*Malassezia furfur*）to human androgenic steroids"［《卵圆皮屑芽孢菌（糠秕马拉色菌）对人雄激素类激素的体外敏感性》][15]。由此 *Pityrosporum ovale* 即 *Malassezia furfur* 或 *Malassezia ovalis*。综上，*Pityrosporum ovale* 与 *Malassezia furfur* 有交集，但也有不同。*Pityrosporum* 翻译为"皮屑芽孢菌"容易误解为细菌（本文行文为呼应选择题选项，所以沿用），不如翻译为"糠秕孢子菌""皮屑孢子菌""皮孢菌"。

作为一般性医学考试，上面名称少见而且陈旧，似不宜作为选项。

参考文献

[1] 蔡妙英. 细菌名称. 北京：科学出版社，1999.

[2] 杨瑞馥. 细菌名称英解汉译词典. 北京：军事医学科学出版社，2000.

[3] Wright R E，Nayar K K. ACUTE DACRYOADENITIS DUE TO THE MORAX-AXENFELD DIPLOBACILLUS. Br J Ophthalmol，1937，21（7）：367-368.

[4] Muscas M. Presence of the nucleus in Morax-Axenfeld diplobacillus. Boll Ocul，1951，30（8）：505-512.

[5] Horwich H，Fedukowicz H. Variations in Morax-Axenfeld diplobacillus. AMA Arch Ophthalmol，1955，54（4）：580-585.

[6] Posarelli A. Electron microscopy of the Morax Axenfeld diplobacillus. Rend Ist Sup Sanit，1956，19（2-3）：151-153.

[7] Pusey B. Blepharo-conjunctivitis caused by diplococcus of Morax-Axenfeld. Trans Am Ophthalmol Soc，1908，11（Pt 3）：722-30.

[8] Ringvold A，Vik E，Bevanger L S. Moraxella lacunata isolated from epidemic conjunctivitis among

teen-aged females. Acta Ophthalmol (Copenh)，1985，63（4）：427-431.

［9］ 陆再英 . 英汉医学词汇 . 第 2 版 . 北京：人民卫生出版社，2006.

［10］ W. B. SAUNDES COMPANY. 多兰医学词典 . 第 29 版 . 北京：人民卫生出版社，2001.

［11］ James H Jorgensen，Michael A Pfaller and Karen C Carroll，et al. Manual of clinical microbiology. 11th ed. American Society for Microbiology，2015；2146.

［12］ Cots J S，Thygeson P，Waisman M. Observations on *Pityrosporum ovale* in seborrheic blepharitis and conjunctivitis. Am J Ophthalmol，1947，30（12）：1485-1494.

［13］ Nematian J，Ravaghi M，Gholamrezanezhad A，et al. Increased hair shedding may be associated with the presence of *Pityrosporum ovale*. Am J Clin Dermatol，2006，7（4）：263-266.

［14］ Belew P W，Rosenberg E W，Jennings B R. Activation of the alternative pathway of complement by *Malassezia ovalis*（*Pityrosporum ovale*）. Mycopathologia，1980，70（3）：187-191.

［15］ Brasch J. In vitro susceptibility of *Pityrosporum ovale*（*Malassezia furfur*）to human androgenic steroids. Mycopathologia，1993，123（2）：99-104.

2. 末乃利菌和莫奈里菌是什么菌?

　　好友阅读《你若安好，便是晴天》。该书有如下记载：梁启超刚住院时因咳嗽厉害，怀疑是肺病，经 X 线透视后，却没有发现异常，只是在血液中，发现了大量的"末乃利菌"，这是世界罕见的病症，当时的医学文献只有三例记载，均在欧美，梁启超是第四例。灭除此菌的唯一药剂是碘酒，而任公积弱过甚，不便多用，只好靠强心剂维持生命。1 月 17 日，梁启超病况再次恶化，经过会诊，医生们决定只好注射碘酒。第二天，梁启超出现呼吸窘迫，神志已处于昏迷状态……好友问，什么是末乃利菌?

　　因为没有英文，先百度检索梁启超的死因。有多篇文章引用梁启超之子梁思成写的《梁任公得病逝世经过》，里面提到末乃利的西文名称 Monella（本文没有核实该文章）。但以该词检索 PubMed、Wikipedia 以及国内的菌名菌种资源，一无所获。百度检索"末乃利"，知乎网作者"stevenliuyi 随便玩玩"的文章《「莫奈里菌」是什么细菌?》有论述[1]。该文讨论了某医院误切肾的可能性，末乃利是什么菌，并且给出了详细的引用，基本明确了其实是 *Monilia* 的误记，并顺藤摸瓜找到 1929 年 8 月的《中华医学杂志》。作者判断，该杂志的一个病例报告其实是梁启超本人的病例报告。他考证认为，当时的医生判断梁启超死于念珠菌肺部感染；所谓"莫奈里菌"，是 *Monilia*（丛梗孢）的音译，即今天所说的念珠菌/假丝酵母菌（*Candida*）。

　　Monilia 对应的普通词汇是 *Monillia*，后者多一个字母"l"。*Monillia* 这个词目前有用，比如澳大利亚网页上有文章[2]，题目为 Thrush, *Monillia* and *Candida Albicans*：fungal vaginal infection。不过该词用得不多。

　　Moniliasis 这个词用得很多。Wikipedia 解释为 Mycosis-related cutaneous conditions——真菌病相关的皮肤状态，并把词条直接合并到 Candidiasis。看来该词就是念珠菌病的意思。用 PubMed 检索 Moniliasis（2018.4.6 检索），文献很多，该词在题目中出现 682 次；看时间分布，高峰是 1970 年，1982 年后每年不到 1 篇。最近 6 篇分别是 2013/2010/2003/2001/1992/1990，可见是逐渐不用的专业词汇。最早期 6 篇文章分布在 1921～1945 年[3～8]。其中 1921 年的文章[3] 的引文没有涉及该词。1923 年的文章[4] 的引文中有 1 篇 1922 年的文章[9] 涉及。估计协和医院医生所云当时的前三例，即 20 世纪 20 年代这三个报道——都是肺部。上面 1922 年的文章没有 PubMed 记录。1921 年和 1923 年文章有记录，而且都有全文复印件。

　　1921 年的文章提到：①1797 年，Persoon 第一次报道 *Monilia*，未涉及人类疾病。②1905 年，Aldo Castellani 第一次描述了 *Monilia* 导致浅部支气管炎。并在 6 年内，在 Ceylon（锡兰）积累了 20 例病例。③此文病例：欧洲男性 53 岁，1920 年 4 月感冒后持续咳嗽，继而哮喘样表现，医生后续还考虑过肾部疾病、肝部疾病。痰中没有发现结核菌，但有大量酵母样真菌。1921 年 6 月再一次感冒，血痰。疑似肺结核，但痰中没有查到结核菌。痰中再一次发现大量 *Monilia*，作者诊断为 Broncho-Moniliasis。下面是血常规、尿常规、痰涂片、培养基生长、纯菌镜下形态。建议阅读原文。就真菌感染临床而言，该文记录之周到细致，今日中文病例无法比拟。实验室记录之详细，今日实验室也需要检讨。而就出版而言，如此大版面，配彩图，可见敬业精神、重视程度（见图 1-1）。

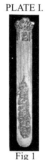
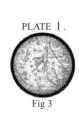
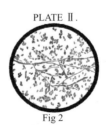
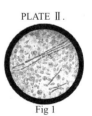

图 1-1　1921 年文章之病例记录

1923 年的文章提到，确定 *Monilia* 是致病菌之前，需要排除一系列疾病。此例也没有针对 *Monilia* 进行治疗。

另外，1931 年的文章[5] 对病例也有详细记录。痰描述和镜下（见图 1-2）。其讨论很值得一读：①只靠痰中的真菌存在不能诊断原发性真菌感染，因为有很多继发的情况。只有排除其他诊断，而真菌持续存在，才考虑。作为对比，今日国内很多医生尚且不知。②尸检证实的肺部真菌感染，表现与肺结核类似，容易误诊，只有痰真菌学检查，可以确定诊断。即痰真菌学检查是必要条件，而非充分条件。③治疗用碘化钾。其他文章也记录是碘化钾治疗，推测上述关于梁启超病例用碘酒的记录，应该是碘化钾的误记。

Dr. Schuster has kindly made a complete examination of the sputum and has reported:—

"The sputum is a more or less homogenous, greenish muco-purulent specimen. Each one examined contains numerous bodies of a fungus nature. They are in pairs or short chains of four (with a clear halo of considerable width around them in *fresh* specimens). (See slide.) On culture every specimen yields the organisms on blood-agar, but it has been impossible so far to obtain a pure culture, as it only seems to grow when mixed with other organisms. Under cultural conditions they are larger and contain numerous granules or deeply staining ends. They are Gram-negative. The shape is various, some being quite long with tapering ends and they correspond closely with the monilia forms of other authors." (Fig. 1.)

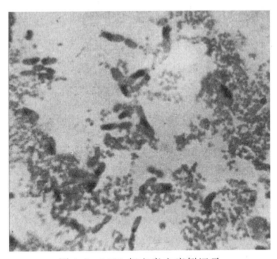

图 1-2　1931 年文章之病例记录

综上可知：

① 梁启超先生的肾脏可能没有切错——协和医院可能被冤枉了。即便切错，也不至于直接影响生命（本文未展开论述）。

② 当时协和医院医生判断，梁启超死于支气管 Monilliasis（伴念珠菌肋间

脓肿）。英文文献记载，当时该病用碘化钾治疗。而现代有中文书籍记录，当时给梁启超注射碘酒治疗，可能是误记。

③ 字面而言，Monilliasis 即今日的念珠菌病。

④ 当时协和医院实验室所见真菌，是否今日之念珠菌属？是的概率很大，但不能完全肯定。毕竟今日之鉴定，与当时的鉴定相比，有不同。即末乃利菌最大可能是念珠菌属真菌。

⑤ 肺部念珠菌感染确实罕见——今日依然。支气管的浅部感染，也不多见。梁启超是否死于该病，依然是未解之谜。除非当时进行了尸体解剖（尽管梁家领风气之先，崇尚科学，但也不至于如此超脱），有组织标本微生物学证据，否则可能是永远无解的谜了。

⑥ 肋间念珠菌脓肿，不知道是局部感染侵入，还是菌血症播散所致。如果是前者，局部情况本身，一般不会致命；以脓肿为感染源，后续导致念珠菌菌血症，这可以致命。后者因为有菌血症在先，没有治疗又存活两月，似乎不太可能。

⑦ 另外，念珠菌深部感染，一般患者存在免疫低下。而梁启超免疫低下的原因，仍是未解之谜——而且可以明确，病理生理角度的身体内部因素，永远无解了，积劳成疾、社会压力、朋友噩耗的打击，只是外部因素。

参考文献

[1] 知乎网作者"stevenliuyi 随便玩玩"．「莫奈里菌」是什么细菌？．https：//www.zhihu.com/question/22814119/answer/153449257

[2] https：//www.julieclarke.com.au/blog/pregnancy-thrush-monillia-and-candida-albicans-fungal-vaginal-infection-by-julie-clarke/

[3] Sur T. Broncho-Moniliasis. Ind Med Gaz，1921，56（12）：445-449.

[4] Sen S C. A Case of Broncho-Moniliasis. Ind Med Gaz，1923，58（4）：164-165.

[5] Ellman P. Pulmonary Mycosis（Moniliasis）. Proc R Soc Med，1931，24（5）：528-530.

[6] Ghosh L M. A Case of Moniliasis with a Secondary Allergic Patch or 'Moniliide'. Ind Med Gaz，1939，74（8）：476-478.

[7] Yorke G A. Chronic Buccal Moniliasis. Proc R Soc Med，1944，37（11）：642.

[8] Ayres S Jr. Generalized moniliasis and trichophytosis. Arch Derm Syphilol，1945，52：277.

[9] I M G. Broncho-Moniliasis. M J Parmanad，1922，1：418.

第二章
诊断相关

3. 基本诊断模式列表是什么？

NEJM 2016 年 6 月 30 日刊出一篇短文，题目《推出基本诊断模式列表（The Model List of Essential Diagnostics，EDL）的时机》[1]。该文作者是：Lee F. Schroeder、Jeannette Guarner、Ali Elbireer、Philip E. Castle、Timothy K. Amukele，分别来自密歇根大学、艾默里大学等学术机构（见图 2-1）。

Time for a Model List of Essential Diagnostics

Lee F. Schroeder, M.D., Ph.D., Jeannette Guarner, M.D., Ali Elbireer, Ph.D., M.B.A., Philip E. Castle, Ph.D., M.P.H., and Timothy K. Amukele, M.D., Ph.D.

The Model List of Essential Medicines (EML) maintained by the World Health Organization (WHO) plays a central role in global health policy. We believe that it's time to establish a similarly influential Model List of Essential Diagnostics (EDL). According to the WHO, the items included in the EML are "drugs that satisfy the health care needs of the population [and] . . . are intended to be available at all times . . . at a price the individual and community can afford." Inclusion in the EML is often necessary before large funders (ministries of health, nongovernmental organizations, and insurers) will invest in and orchestrate negotiated, large-scale procurement of a given medication.

Diagnostic tests are also required for fulfilling the health care needs of populations. Th[...] are critical to the manageme[...] of communicable and nonco[...] municable diseases, surveillan[...] of emerging infectious threa[...] such as the Ebola and Zika vir[...] es, and the safe and rational u[...] of EML medicines, including ste[...] ardship of antiinfective agents [...] reduce the likelihood of the d[...] velopment of microbial resistanc[...] Improved access to diagnosti[...]

N ENGL J MED 374;26   NEJM.ORG   JUNE 30, 2016   25
The New England Journal of Medicine

图 2-1 《推出基本诊断模式列表的时机》选段

文章作者认为，WHO 推出了基本医学模式列表（The Model List of Essential Medicines，EML）后，现在是时候推出 EDL 了。EML 中共有 409 项医学服务，核心的医学服务或医学服务组合超过 300 项。基于此，作者确定了 57 个分类 147 个基本实验室检查（essential laboratory tests），并给出了 EML 中超过

10个以上医学服务或服务组合所涉及的19个分类项目（见表2-1）。

表 2-1 WHO 的 EML 中医学需要使用的部分实验室检查

序号	检查	涉及 EML 的数量	EML 分类
1	全血细胞计数	136	影响血液、麻醉学、解毒、抗癫痫、抗肝炎、抗感染、抗头痛、抗帕金森病、血液制品、心血管、皮肤病学、利尿剂、胃肠道、激素、免疫学、眼科、子宫平滑肌兴奋药、姑息治疗、心理学、风湿病学
2	肝酶	104	麻醉学、解毒、抗癫痫、抗肝炎、抗感染、抗头痛、抗帕金森病、心血管、利尿剂、胃肠道、激素、子宫平滑肌兴奋药、姑息治疗、心理学、风湿病学、维生素
3	肾功能	92	麻醉学、抗过敏、解毒、抗癫痫、抗肝炎、抗感染、抗头痛、抗帕金森病、血制品、心血管、诊断性试剂（按：即为诊断而向体内注入一些化学试剂）、利尿剂、耳鼻喉、胃肠道、激素、免疫学、姑息治疗、心理学、呼吸、风湿病学
4	显微镜	85	抗感染、血液制品、皮肤病学、激素
5	尿液分析	64	麻醉学、解毒、抗癫痫、抗肝炎、抗感染、血制品、心血管、电解质溶液（按：即输注电解质溶液）、胃肠道、激素、免疫学、子宫平滑肌兴奋药、心理学
6	核酸检查、微生物学	62	抗肝炎、抗感染、激素、免疫学、眼科
7	电解质	56	麻醉学、抗过敏、解毒、抗感染、心血管、利尿剂、电解质溶液、耳鼻喉、胃肠道、激素、眼科、姑息治疗、心理学、呼吸
8	微生物学培养、药敏试验	51	抗感染、皮肤病学、免疫学、眼科
9	糖	42	影响血液、抗过敏、解毒、抗感染、心血管、电解质溶液、胃肠道、激素、免疫学、新生儿、姑息治疗、心理学
10	抗原检测（微生物学）	42	抗肝炎、抗感染、胃肠道、免疫学
11	血清学（微生物学）	41	抗肝炎、抗感染、激素、肌肉松弛剂、眼科
12	人绒毛膜促性腺激素（HCG）	30	影响血液、解毒、抗肝炎、抗感染、激素、免疫学、心理学
13	生物化学细菌分型	27	抗感染、免疫学、眼科
14	脂质	24	抗感染、心血管、激素、心理学
15	淋巴细胞 CD4	21	抗感染、免疫学
16	血气检查	18	影响血液、麻醉、解毒、抗感染、电解质溶液、激素、肌肉松弛剂、新生儿
17	凝血功能	14	影响血液、抗癫痫、抗感染、血液制品、激素、免疫学、心理学

序号	检查	涉及 EML 的数量	EML 分类
18	糖化血红蛋白	11	抗感染、心血管、激素、免疫学、新生儿、心理学
19	钙离子	10	抗过敏、解毒、心血管、利尿剂、耳鼻喉、胃肠道、姑息治疗、呼吸、维生素

　　文章作者对资源匮乏地区的特点进行了分析，对不足和需要考量的地方进行了阐释。作者强调：所列检查应该以合理的方式提供给需要的人，可能是医生办公室、药房的即时检测（POCT），也可能是参考实验室里高度复杂的检查。

　　表格列出了多项微生物学检查，而且有 EML 数量和条目，值得关注。

参考文献

［1］　Lee F Schroeder，Jeannette Guarner，Ali Elbireer，et al. The Model List of Essential Diagnostics. NEJM. 2016，374（26）：2511-14.

4. 降钙素原和 C 反应蛋白会完全一致吗？

对感染性疾病诊断和鉴别诊断而言，降钙素原（procalcitonin，PCT）和 C 反应蛋白（C-reactive protein，CRP）是常见检查，甚至是常规检查。二者结果会有不一致的情况，因而偶有质疑。其实，如果二者的升降完全一致，就没有必要分别检测了。所以在现实逻辑上，两者一定会有不一致的情况。

在 PubMed 上，在文献题目中检索 procalcitonin and "C reactive protein" and（Discrepancies or discrepancy or comparison or different or difference），有 60 篇文献。

芬兰文献[1] 对二者在儿童急性疾病的情况直接进行了比较。其中纳入儿科患者 635 例，比较 PCT 和 CRP，29％彼此不一致。高 PCT 低 CRP 组比低 PCT 高 CRP 组，低氧和血流动力学压力多，菌血症多。低 PCT 高 CRP 组比高 PCT 低 CRP 组，局部细菌感染多，术后多，炎症多。糖尿病酮症酸中毒和 PCT 升高有关。没有细菌感染时，二者也都可以升高。由此可见，二者不一致的情况不少见——儿童急性发病时多达 1/4 不一致，对应的临床特征也各不相同。

从临床应用角度来看，日本文献[2] 对二者预测菌血症进行了研究。其中纳入住院患者 852 名（426 例阳性培养和 426 例阴性培养），进行病例对照研究。结果：PCT 和 CRP 的 ROC 曲线下面积分别为 0.79 和 0.66。对 PCT，最佳临界值为 $0.5\mu g/L$，敏感性为 70％，特异性为 70％。对 CRP，最佳临界值为 50.0mg/L，敏感性为 63％，特异性为 65％。PCT＞$2.0\mu g/L$ 的比值比（OR）为 71.11，危险比（HR）为 6.27，血培养阳性的风险显著升高。革兰阴性杆菌（GNR）感染人群的 PCT 水平显著高于革兰阳性球菌（GPC）感染人群。

土耳其对二者预测慢性阻塞性肺疾病（COPD）细菌性加重进行了研究[3]。其中纳入 77 个患者，37.4％考虑细菌性加重。PCT、CRP 和外周血中性粒细胞淋巴细胞比值（neutrophil/lymphocyte ratio，N/L）预测细菌感染的界值分别是 0.40μg/L、91.50mg/L、11.5，敏感性分别是 61%、54%、61%，特异性分别是 67%、52%、58%，ROC 曲线下面积分别是 0.64、0.52、0.58。PCT 效果优于其他二者（$P=0.042$）。

西班牙对癌症粒缺发热患者预测感染进行了研究[4]。其中纳入 61 个化疗相关粒缺导致的发热病程，2/3 确定为感染。CRP、PCT、IL-6、脂多糖结合蛋白（lipopolysaccharide binding protein，LBP）的曲线下面积分别是 0.77、0.88、0.82、0.82。PCT 略优。

临床应用时二者参数的差别也能说明，二者不会完全一致。

二者也可以检测脑脊液水平[5]，在进一步研究中。

参考文献

[1] Ivaska L，Elenius V，Mononen I，et al. Discrepancies between plasma procalcitonin and C-reactive protein levels are common in acute illness. Acta Paediatr，2016，105（5）：508-513.

[2] Nishikawa H，Shirano M，Kasamatsu Y，et al. Comparison between procalcitonin and C-reactive protein in predicting bacteremias and confounding factors: a case-control study. Clin Chem Lab Med，2017，55（7）：1043-1052.

[3] Tanrıverdi H，Örnek T，Erboy F，et al. Comparison of diagnostic values of procalcitonin，C-reactive protein and blood neutrophil/lymphocyte ratio levels in predicting bacterial infection in hospitalized patients with acute exacerbations of COPD. Wien Klin Wochenschr，2015，127（19-20）：756-763.

[4] Garcia de Guadiana-Romualdo L，Español-Morales I，Cerezuela-Fuentes P，et al. Value of lipopolysaccharide binding protein as diagnostic marker of infection in adult cancer patients with febrile neutropenia: comparison with C-reactive protein，procalcitonin，and interleukin 6. Support Care Cancer，2015，23（7）：2175-2182.

[5] Santotoribio JD，Cuadros-Munoz JF，Garcia-Casares N. Comparison of C Reactive Protein and Procalcitonin Levels in Cerebrospinal Fluid and Serum to Differentiate Bacterial from Viral Meningitis. Ann Clin Lab Sci，2018，48（4）：506-510.

5. 感染性疾病的诊断"三明治"是什么？

英文有 probable diagnosis、presumptive diagnosis、preemptive diagnosis 等词。其中 probable 和 presumptive 类似同义词（CMPH2 3.3.2.11）[1]，建议翻译为"极似诊断"，详细讨论见文献[2~4]。极似诊断这个理念并不新颖。20 世纪 80 年代就有了明确的表达[5]。一般而言，它指的是感染性疾病的诊断分级中，拟诊断（没有微生物学证据，英文是 possible diagnosis）和确诊（具有确诊性微生物学证据，英文是 confirmatory diagnosis、definitive diagnosis、conclusive diagnosis、proved diagnosis）之间的状态，即一分为三时，中间的一层。它对应着抢先治疗。极似诊断—抢先治疗这个理念，说明我们对临床状态的认识更加细致、深入，干预更加有依据。这是一个比较宽泛的理念，内涵多样。它既可以单纯包括非微生物学证据——当然这比较少见，更是不具确诊性的微生物学证据的集合。下面把近期学习的信息进行汇总，以加深理解。

从病原角度

（1）化脓链球菌毒性休克综合征[6]

临床表现：低血压加下列之二，即发热（＞38.5℃）、皮疹（弥漫性红斑，随后脱皮）、肾功能障碍、凝血异常（PLT＜100×10^9/L，或 DIC）、肝酶异常、急性呼吸窘迫综合征（ARDS）、广泛性组织坏死（包括坏死性筋膜炎）。

确诊：基于临床表现，从无菌部位分离到化脓链球菌。极似诊断：从带菌部位分离到化脓链球菌。

（2）淋病　在高流行区，报告有如下 2 层[7]。

符合下列之一，则为淋病的**极似诊断**：

a. 男性生殖道分泌物或女性宫颈内分泌物涂片，可见典型革兰阴性双球菌。按：此处提及女性标本；双球菌应该在中性粒细胞内，MCM11 另有描述。

b. 男性生殖道分泌物或女性宫颈内分泌物，在选择培养基上，有氧化酶阳性分离株，菌落和镜下（革兰阴性双球菌）提示是淋病奈瑟菌。按：此处指没有完整鉴定的情况。

确定诊断同时需要满足：

a. 暴露部位（例如，尿道、宫颈内、喉、直肠）标本，在选择培养基上生长，分离株是革兰阴性双球菌，氧化酶阳性；

b. 生物化学方法或分子生物学方法确定为淋病奈瑟菌。按：现在还有免疫学方法，似乎可以纳入。

（3）鼠疫耶尔森菌所致鼠疫[7]　标本包括呼吸道标本、淋巴结抽吸物、血液。

极似诊断：原始临床标本 F1 抗原、DFA、IHC 染色阳性，血清抗体单次阳性。

确定诊断需要满足之一：

a. 培养分离株鉴定为鼠疫耶尔森菌；

b. 针对鼠疫耶尔森菌 F1 抗原的血清抗体滴度，在急性期和恢复期血清标本有 4 倍或更高的不同。

土拉弗朗西斯菌所致土拉菌病（tularemia）与鼠疫类似[6,7]，而钩端螺旋体病时，血清抗体单次阳性（流行区阈值是≥800 或≥1600）是极似诊断证据。

（4）脑膜炎奈瑟菌所致脑膜炎　脑脊液标本，见到革兰阴性双球菌，是脑膜炎球菌脑膜炎的极似诊断[7]。

（5）气性坏疽　伤口分泌物革兰染色可以提供极似诊断证据[7]。产气荚膜梭菌的特征性发现包括：损伤部位中心区域涂片，没有 WBC 浸润，有梭菌菌体。报告需要注明是否有芽孢。产气荚膜梭菌大、相对短、"胖"；革兰阳性杆菌两端钝圆，短链排列。多枝梭菌（*C. ramosum*）更细、更长一些。

（6）弯曲菌肠炎时，革兰染色特征性菌体形态可以提供快速、敏感的极似诊断证据[7]。敏感性 66%～94%，特异性 95%。

（7）二氧化碳噬纤维菌脓毒症（*Capnocytophaga* sepsis）[8]　极似诊断：外周血全血标本，革兰染色或瑞氏染色可见菌体，细的、中等长或长的革兰阴性杆菌，末端锥形。

（8）PPID7[8] 的表 180-3，将常见的沙眼衣原体感染临床特征和诊断一一列出。所有疾病都按极似诊断（presumptive diagnosis）和确定诊断（definitive diagnosis）分列，思路非常清晰。按：其内容第二行附睾炎一行，二者位置写反了。

（9）多瘤病毒感染[7,8]

脑脊液标本 JC 病毒 DNA 检测阳性，是进展性多灶性脑白质病（progressive multifocal leukoencephalopathy，PML）极似诊断证据。

血浆或尿液标本 BK 病毒 DNA 定性结果是多瘤病毒相关肾病（polyomavirus-associated nephropathy，PVAN）的极似诊断证据。

（10）G 试验　侵袭性深部真菌感染的极似诊断证据[9]。这在 2008 年 EORTC/MSG 指南发布之前，即已确立，2016 年 IDSA 念珠菌病和曲霉菌病 2 个指南，再一次有所推荐。这个试验在现实工作中屡有疑难，需要澄清几点：假阳性国际试剂也有，不是国产试剂特有；无法预估一些用品（如血液制品、抗生素）的 G 污染浓度，因为污染是随机的；GM$^+$ 或 GM$^-$ 联合 G$^+$ 或 G$^-$ 时，首先应该分析假性结果，排除假性结果后再进行临床分析；GM$^-$ G$^+$ 直接等同于念珠菌感染，很可能是错误的；排除假阳性影响，除了细致审慎地分析外，多点连续监测是国际推荐方式。高风险患者，G 试验连续阳性且临床表现不除外相应感染时，可以抢先治疗，目前欧洲称之为"诊断驱动治疗"，这里面的"诊断"，包括 G 试验结果；G 试验的国际评价是明确的，见 EORTC/MSG 指南；其实际临床适用范围、实用价值也是明确的，见各大国际、国内指南；没有确凿证据，不宜随意否定。

（11）肺部曲霉菌感染[8]

确诊：有对应临床表现，活检标本分离鉴定出曲霉菌。

极似诊断：呼吸道分泌物分离鉴定出曲霉菌，伴随发热、咳嗽、影像学浸润，且严重免疫抑制。

（12）马尔尼菲青霉菌感染[7]　皮肤损害部位、组织、细针抽吸物标本做瑞氏染色，可见酵母样马尔尼菲青霉菌细胞，为感染的极似诊断证据。

（13）芽生菌病（blastomycosis）[8]　极似诊断：脓液、痰液、其他分泌物、组织病理切片，通过六胺银染色或过碘酸-雪夫染色，见到特征性酵母。培养有分离，则确诊。

（14）旋毛虫病（trichinosis）[7]　基于临床病史进行极似诊断，包括摄入生猪肉、海象肉、熊肉或马肉，腹泻后继发水肿、肌肉痛，嗜酸性粒细胞增加。确诊：新鲜肌肉活检标本发现旋毛虫幼虫。

（15）阿米巴肝脓肿[8]　极似诊断：血清学检查阳性，且 CT 或超声显示肝部有占位性病变。

综上，除了特殊情况（如 G 因子和 GM 因子，如临床表现）外，非特异性涂片染色所见、单次抗体阳性，一般是极似诊断证据，不是确诊证据。培养获得了明确致病分离株、明确种属信息，是确诊证据。

从疾病角度

文献[2,3] 对 6 种疾病进行了阐述，下面补充几个。

（1）复发性急性风湿热（recurrent acute rheumatic fever）极似诊断　临床表现提示，且近期链球菌感染证据支持（PPID7 p2615[8]；参见 ARF 诊断指南[9]）。

（2）暴发期间的病例定义分层[6]

① 确诊：即有实验室确诊性证据。

② 极似诊断：有临床特征，尚无实验室确诊性证据。

③ 拟诊断：仅仅有一些临床特征。

（3）真菌性眼内炎　美国某篇文章[10]：102 例癌症患者伴真菌感染并进行了眼科检查，23 例符合眼内炎入选标准，其中 6 例确诊、17 例极似（probable）诊断。

参考文献

［1］ Amy L Leber. Clinical Microbiology Procedures Handbook. ASM Press，2016.

［2］ 宁永忠. 感染性疾病的理念. 北京：化学工业出版社，2014.

［3］ 宁永忠. 懂病、懂微生物、懂药：感染性疾病的理念. 第 2 版. 北京：化学工业出版社，2022.

［4］ 宁永忠. 细菌性感染性疾病的诊断分级. 中华传染病杂志，2015，33（1）：49-52.

［5］ Osoagbaka O U, Njokuobi A N U. Presumptive diagnosis of pulmonary nocardiosis—value of sputum microscopy. J Appl Bacteriol，1987，63：27-38.

［6］ 麦克·沙兰主编. 儿童感染性疾病蓝皮书. 马小军，等译. 北京：科学技术文献出版社，2015.

［7］ James H Jorgensen，Michael A Pfaller and Karen C Carroll，et al. Manual of clinical microbiology. 11th ed. American Society for Microbiology，2015.

［8］ Gerald L Mandell，John E Bennett，Raphael Dolin. Mandell，Douglas，Bennett's Principles and Practice of Infectious Diseases. 7[th]ed. Saunders，2010.

［9］ No author listed. Guidelines for the diagnosis of rheumatic fever: Jones criteria, updated 1992. Special writing group of the committee on rheumatic fever, endocarditis, and kawasaki disease of the council on cardiovascular diseases in the young of American Heart Association ［J］. JAMA, 1992, 268 (15): 2069-2073.

［10］ Lamaris G A, Esmaeli B, Chamilos G, et al. Fungal endophthalmitis in a tertiary care cancer center: a review of 23 cases. Eur J Clin Microbiol Infect Dis, 2008, 27 (5): 343-347.

6. 涂片与培养各有什么特点？是什么关系？

临床微生物学有两个经典检查——历史都在百年以上，分别是：①涂片、染色、镜检，后文简称涂片；②分离、培养、鉴定，后文简称培养。

本文讨论仅限常规方法，如革兰染色、抗酸染色。用荧光单克隆抗体、荧光特异性核酸原位展示的涂片技术，特异而灵敏，是微生物学发展的方向，但目前普通实验室尚未常规化，本文不予展开。本文涂片指的是原始标本直接涂片，而非培养基生长菌落的涂片。后者只是鉴定手段之一，是"分离、培养、鉴定"的一部分。

二者虽然应用很久、经验众多，但其间仍有一些观念需要思考，乃至澄清。

涂片

涂片的优点是眼见为实。对感染性疾病而言，涂片观察的对象主要（但不仅仅）是3点：组织细胞、炎症细胞、微生物。涂片在个别情况下是确诊证据，绝大多数情况下不是确诊证据，可以称之为极似诊断层面的证据。

（1）组织细胞　用于定位，看微生物侵入的细节位点；进而定性，确定是否感染。经典案例是幽门螺杆菌的致病确立过程。起点就是病理学家观察到，胃黏膜上皮细胞旁总有弯曲杆菌存在。于是观察者建立起弯曲杆菌—胃黏膜上皮细胞之间的关联，进而假设是否是弯曲杆菌导致胃黏膜炎症。经系列基础实验、临床试验证实这个假说正确，从而推翻了内科消化病学的主流观念，发现者也因此荣膺诺贝尔生理学医学奖。

从实用角度考虑:

a. 在纯粹的正常无菌部位、取材也几乎不会被污染的情况下,组织细胞间隙有菌体=感染性疾病。注意,此时不必然要求炎症细胞的存在。这一条说明,组织细胞的价值比炎症细胞高。另外需要注意,此时还不知道菌种,不知道菌种则不是确诊,只是极似诊断。

b. 在正常有菌的部位,分析要复杂一些。此时,"组织细胞间隙有菌体=感染性疾病"也成立,但最好有炎症细胞佐证。特殊情况下没有炎症细胞,下面会分析。

c. 开放性溃疡,最佳标本是清创后的组织标本。比如,看到组织间隙有菌体,只是阳性球菌,没有阴性杆菌,则分离的阴性杆菌不是重点,与镜检形态相匹配的阳性球菌才是重点。

d. 烧伤:1989年文献[1]已经有建议,通过细菌在皮肤的层面定位,进行细致的分级,来判断定植和感染。

e. 体表扁平鳞状上皮细胞之外的细胞,包括组织细胞,也可以辅助判断标本质量。

(2)炎症细胞 一般指多形核粒细胞(PMN),但有时也包括单核细胞、淋巴细胞。炎症细胞用于确定炎症的存在,以及炎症反应程度;辅助确立感染。

注意,炎症不仅仅是感染所致。物理创伤、化学因子、生物毒素等会导致炎症,进而导致炎症细胞增加,但这些不是感染。所以,炎症细胞增加,不必然是感染。反之,明确是炎症,粒细胞也不一定百分百增加。比如粒细胞缺乏的情况,即整体上粒细胞缺乏的情况。有报道脑膜炎或脑膜脑炎[2],脑膜内中性粒细胞炎症比例仅仅为1/3。当然脑脊液中会有炎症细胞,但这也说明,两者不宜绝对化。有时候明确是细菌性感染,但局部PMN不一定高。比如产气荚膜梭菌感染,局部少或无PMN是特征之一。

经典案例:男性生殖道PMN内吞噬革兰阴性双球菌——染色是非特异的革兰染色——是淋病奈瑟菌的概率在90%,因此这是淋病的确诊证据。

实用角度:因为PMN不仅仅见于感染,所以建立PMN和菌体之间的关联进而确立感染一定要谨慎。①PMN伴行——菌体伴随大量PMN的情况。这种情况,可以在报告中提示临床,但解释要谨慎。之所以谨慎,是因为实验室没有客观判断标准。如何确定细菌和PMN之间的关系?细菌和PMN距离多近为有意义?PMN与细菌比例为多少算显著?这些没有客观指标。②PMN吞噬:吞噬本身的判断要谨慎,因为有一些是黏附。在明确吞噬的情况下,大量相似菌体的吞噬伴随明确的临床表现,一般认为是感染。但要注意,不要极端化。

上述经典案例男性生殖道 PMN 内吞噬革兰阴性双球菌是淋病奈瑟菌。很多同道会问：女性呢？发生在女性时其是淋病奈瑟菌的概率仅仅在 50％ 左右——阳性预测值太低——因此不是诊断证据。那另外 50％ 是什么？答曰：非特异性吞噬。支气管肺泡灌洗液（BALF）吞噬比例要求在 5％ 以上，这是诊断证据。那 2％、4％ 吞噬是什么？答曰：非特异性吞噬。此时不是诊断证据。上面 2 个例子说明：一要看诊断标准里有没有公认的观点认为吞噬是诊断证据，二要看数量比例，二者缺一不可。国际上，诊断中明确提到吞噬的有 3 种情况，除上面 2 个外，还有眼部感染。另外，实际工作中遇到的吞噬证实是感染实例：静脉血液标本看到明确的 PMN 吞噬（另外嗜酸性粒细胞、单核细胞内也有吞噬）。因此，要避免把"吞噬＝细菌性感染"的观念极端化，要结合临床诊断标准进行具体分析。

（3）微生物

① 既然是感染，感染部位一定有病原微生物存在。普通涂片手段针对菌体，但如果有抗原抗体方法、特异性核酸探针方法，会展示得更多。没有菌体，仅仅毒素、抗原或核酸存在引起的炎症反应，不是经典的感染观念，此处不展开讨论。如前述，在纯粹正常无菌部位、取材也不会被污染的情况下，组织细胞间隙有菌体＝感染性疾病。正常有菌部位呢？因为正常有菌，甚至多种细菌，此时标本质量，不同种类病原，细菌本身的毒力、浓度，细菌和炎症细胞的关系要综合考虑，复杂一些。有时候单纯从涂片所见，是无从判断的。比如确诊了病毒性咽炎，咽拭子同时有化脓链球菌（GAS，也称为 A 群链球菌）分离（鉴定证实），但 GAS 只是伴行但不是感染。这样的情况确实是极端，但也提示判断要谨慎。

② 涂片所见菌体，需要通过鉴定，来确定菌种。革兰染色直接推测菌体——尤其是不用鉴定手段（传统底物色原法、免疫学方法、分子方法、质谱方法等）验证的情况——是微生物学大忌。而抗酸染色阳性≠结核分枝杆菌，业界屡有错误案例，大家都懂。由此可知，涂片所见微生物，多数情况下不知道菌种。确定菌种要依赖鉴定手段——这是涂片的致命弱点。极少数特例，细菌学真菌学领域涂片、非特异性染色直接确定菌种的情况：男性生殖道 PMN 内吞噬革兰阴性双球菌＝淋病奈瑟菌；有风险因素男性硬下疳分泌物，暗视野显微镜看到螺旋体＝梅毒螺旋体；脑脊液墨汁染色宽大荚膜出芽菌体＝新型隐球菌（特殊地区也有加替隐球菌）；狗咬患者脑组织查见内基小体＝狂犬病毒；有症状患者生殖道标本毛滴虫、肝脓肿患者脓液可见阿米巴。

③ 单纯涂片进行确诊，却没有培养的情况：细菌性阴道病。对成人女性，阴道分泌物没有针对性的泛泛培养没有意义，标本直接拒收。

④ 也有只能培养、一般不涂片的情况：经皮静脉血培养，静脉血常规不进行细菌涂片；血管内插管、假体，一般超声、振荡后直接培养。国际研究中有涂片的报道，但常规工作一般不做。

⑤ 也有涂片、培养都不能进行的情况。这一条不是技术上不可行，而是作为临床诊断不可以。成人患者腹泻后粪便标本，开具"粪便培养"是靶向培养，指沙门菌、志贺菌培养。如果临床不考虑二者，而开具没有针对性的"粪便培养"和（或）革兰染色，不可以。

⑥ 涂片其他需要说明的观念：一般而言，培养检查都要同时进行涂片检查。国内因为医嘱方式、医生观念、实验室人力配备、人员能力等因素，涂片远远少于培养检查，亟须改变。

⑦ 涂片灵敏度：按每个视野见到 1 个菌体以 $10^5/\text{mL}$ 为准，观察 100 个油镜视野时，浓度下限是 $10^3/\text{mL}$。常规工作，普通革兰染色一般观察 100 个视野，痰涂片抗酸染色阴性要看 300 个视野。病理学检查所见菌体是微生物学证据。有观念认为这不是微生物学证据，这个观念是错误的。对涂片观察的其他现象，如呼吸道标本的库什曼螺旋体、一些结晶成分等，不展开讨论了！

培养

培养的优点是获得菌体，可以基于菌体进行一系列后续检查。通过培养获得菌体、知道菌种后，后续可以进行一系列检查，如毒素、分型、耐药性等。标本⇒菌体⇒结果，这是临床微生物学特有的检验方式，国际上称之为基于培养的检查。其他检验医学分支、临床微生物学分离培养外的其他检查，都是直接检查，即标本⇒结果。由此可知，分离培养方式是临床微生物学的特征性标志。大多数情况下，分离培养获得病原体，是确诊性证据，甚至是感染性疾病诊断的金标准。涂片所见菌体，需要靠分离培养获得的菌体，来确定菌种。这是分离培养相比于普通非特异性染色涂片的最大优势。

① 培养灵敏度：按每次接种 $50\mu\text{L}$（实际三区划线时，一区为 $50\sim100\mu\text{L}$），看到 1 个菌落对应浓度是 20CFU/mL。只接种 $10\mu\text{L}$，也有 1000CFU/mL。所以，国际公认，培养比涂片灵敏。有人说，涂片前可以离心浓缩，其实培养一样可以；有人说涂片可以看 1000 个视野，这一方面已经不是常规工作了，另一方面培养也可以种 $500\mu\text{L}$ 嘛。这样说其实类似抬杠。其实回到普通工作场景，培养比涂片的灵敏度高，是自然结论，也是国际公认的。因为涂片比培养灵敏度

高，所以把涂片（粗）当作培养（细）的绝对前提，这是错误观念。

② 不能把涂片当作培养的绝对前提的原因：a. 涂片不知道菌种。如果涂片和培养无法对应，则涂片没法使用。比如吞噬的是革兰阴性杆菌，类似肠杆菌科菌体，而培养有好几种肠杆菌科菌落，此时根本无法对应。b. 涂片灵敏度比培养低。涂片与培养结果不一致怎么办？这时先排除是否有分析前错误、同时复片。在排除错误、复片结论一样的情况下，只能分别汇报，后续在临床层面综合判断。c. 其他现实因素：比如你看碟子，而合作的实验室同仁忘记涂片了，难道培养你不接着做？比如会诊时，病历里只有培养结果却没有涂片结果，参与会诊的微生物学同仁不予解释、判断？比如标本体积很少。标本体积少时，国际上是让医生进行排序，确定先后。如果医生把培养放在前面、涂片放在后面，而完成培养后已经没有标本进行涂片，难道之前培养的碟子扔掉？

通过上面分析可知，涂片和培养是平行的两个检查，不互为前提，但可以互相补充。一般而言，涂片不知道菌种，所以涂片对培养的依赖性，比培养对涂片的依赖性更大一些。

国内有时候把涂片的作用夸大了，具体指下面 2 种观念：不提临床诊断标准，空谈涂片的作用；把涂片当作培养的绝对前提。

另一方面我们面临的真实问题是：涂片送检的太少。原因：医嘱方式、医生观念、实验室人力配备、人员能力等因素导致。结构：有观点认为是培养送多了，涂片只是相对少。其实恰恰相反，培养送的也很少，只是涂片更少！解决涂片检查过少的方式：宣传、培训、沟通、会诊。行政手段、奖惩方式其实短期效果更好，但这不是专业探讨所应覆盖的。向临床传递信息时，一定要具体、明确、准确，不能模棱两可、盲目夸大。实际发生过下面的场景：医生听了微生物学老师宣传，说痰涂片特别有用、特别有用。之后他一方面增加了医嘱，一方面找诊断依据。而结果是既没有看到国际公认的诊断标准，同时回报的结果也无法使用，从而一头雾水、一片茫然。我们自己对其优点、不足一定要先行明了；对其在临床诊断标准中的地位、价值，一定要先行知晓。就具体患者的会诊而言，一定要有整体微生物学观念（比如日常做细菌，但会诊必须得有病毒性感染的分析）；多种微生物学证据（比如培养、涂片、病理、分子、免疫等；特异性炎症指标如 PCT），一定是和临床表现、炎症指标、器官功能指标、其他辅助检查指标（如影像学）等进行综合判断，切忌只说培养结果，或只说涂片结果。注意，我们是辅助，不是替代！是医生对患者负主要责任、最终责任；是医生唯一拥有处方权，实验室和临床药师都没有。

参考文献

［1］ Mitchell V，Galizia J P，Fournier L. Precise diagnosis of infection in burn wound biopsy speci-
mens. Combination of histologic technique，acridine orange staining，and culture. J Burn Care Reha-
bil，1989，10（3）：195-202.

［2］ Guarner J，Liu L，Bhatnagar J，et al. Neutrophilic bacterial meningitis：pathology and etiologic diag-
nosis of fatal cases. Mod Pathol，2013，26（8）：1076-1085.

7. 为什么说培养不必盲目求快？

临床细菌学、真菌学工作，也包括临床病毒学工作，有些比较耗时。最典型的例子是培养检查周期长。普通细菌培养费时间、分纯费时间、鉴定费时间、疑难菌株重复鉴定更是费时间……苛养菌、厌氧菌、慢生长分枝杆菌、一些慢生长真菌，更是慢上加慢……由此，业界形成了一种风气，谈时长而色巨变。无论业内、相关还是业外，竟然都认为费时间是临床微生物学的"原罪"！

首先，我们承认，培养确实慢。对于一个急性细菌性脑膜炎患者、一个侵袭性肺部曲霉菌病患者，培养确定病原的时效确实难以满足临床的要求。可能等到正式报告出来时，患者或者已经加重，或者已经仙去，大家只能望结果兴叹。不过，也要知道：慢，不是培养技术本身的错误。大家要懂得：尊重培养过程的时间要求，是尊重生物的生长特点——不能拔苗助长，也是尊重生物医学规律——不能主观替代。培养慢，是自然的客观存在，大家要尊重这个存在。

其次，临床微生物学界一直在求变。

思路之一是绕开培养，采用不同的替代方法。比如形态学——通过涂片、染色查见菌体、捕捉特征性形态表现；比如直接检查标本中的抗原（如乙型肝炎病毒表面抗原、新型隐球菌抗原）、核酸（如结核分枝杆菌核酸）、酶活性（如唾液酸酶检测）、代谢产物（如尿常规中的亚硝酸盐，如呼气试验）等；比如直接检查特异性免疫反应产物——抗体（如 HIV 抗体）、免疫细胞（如结核感染 T 淋巴细胞 γ 干扰素释放试验）等。

思路之二是换一个方式来展现培养的结果。典型例子：一是病毒培养。如果以细胞病变效应（CPE）来体现，则慢一些；如果采用小瓶培养（shell vial culture）并结合新型检测技术（如上清液 PCR 检查），则快。二是细菌学、真菌学领域质谱技术的引进，加快了鉴定速度，从而缩短了报告时间。

思路之三，业界也一直在积极寻找加快培养速度的新型方法。既有培养载体的改变，也有培养环境的改变。典型例子是结核分枝杆菌，传统的培养方法需要6～8周，改进后只需要4周左右，甚至更短。替代方法、新型方式等的存在与发展，说明业界一直在努力打破僵局。除了具体医疗机构的局部技术配置限制外，整体上我们必然受制于时代局限性。不能突破这个局限性，有哲学上的必然性，这不是某一个专业人员个体的错误，也不是专业技术本身的错误。

最后，最为重要的是，我们要知道培养获得分离株的重要性。

a. 从技术层面看，获得分离株，可以进行形态、毒力、分型、药敏等一系列后续研究。而获得分离株，是这些技术实施、参数获得的前提。

b. 从学科的角度看，基于分离株进行二次检查（从标本到分离株，再到结果），是临床微生物学不同于其他检验医学分支（都是标本到结果的直接检查）的最重要特征之一。而临床微生物学同时可以辅助诊断、治疗、控制（这也是区别于其他分支的最重要特征之一，其他分支要么只辅助诊断，要么只辅助治疗），三者部分或完全离不开基于分离株的二次检查。

c. 这也是尤需强调的一点，从临床意义看，培养所得的分离株种属信息，除了极其特殊的一些情况（如 Whipple 病病原体 *Tropheryma whipplei* 无法培养）外，很多时候都是确诊证据。这一条，无论如何强调都不过分。在新技术的不断冲击下，在对老技术的持续误解下，很多业界思考和行为都漠视了这一条基本规则。其实，微生物学发展砥砺百年，这一条临床微生物学规则始终没有变化。套用一个流行词语，这是元规则！比如侵袭性深部真菌感染确定诊断，很多专业人员会有意、无意地只写病理学证据，而忽视了培养证据，就是显证。类似情况，不能不说这是一个不应该有的遗憾！因为这意味着，阻碍专业认识、发展的因素——正是这些从业人员本身。

d. 从价值判断角度看，基于前述确诊证据的地位，培养获得的分离株衍生出下面2种作用：一是其他诊断方法进行比较时的金标准。很多时候我们进行方法学参数的计算，比如敏感性、阳性预测值，比较的金标准是确诊证据。于感染性疾病而言，一般是培养获得的分离株。二是其他诊断层面进行最终判断的金标准。感染性疾病的诊断分为拟诊断、极似诊断、确定诊断。对拟诊断、极似诊断进行的最终判断，有赖于确定诊断，有赖于金标准，有赖于分离株。

通过上面论述我们知道，培养之慢，有专业必然性，有替代方案，有不可替代的价值。那么，实际工作中，在不苛求快的前提下，我们对培养可以有哪些优化呢？

一是通盘考虑病原体，不要因为某些病原体生长慢而遗漏，比如分枝杆菌、厌氧菌。

二是针对这些病原体，选择、优化培养条件。因其慢，成其慢。

三是纯。为了获得纯分离株，需要传代。实际工作恰恰相反，为了求快，而放弃了分纯。大家要知道，国际很多实验室都是基于传代分离株进行后续操作。而非如国内，大多基于原始培养基菌落进行鉴定、药敏。

四是准。因为是确诊证据，准确比快速更为重要。具体而言，既是分离株要稳定，这也意味着传代；又是鉴定要可重复、可采纳多种方法同时进行。

五是随时准备复查、复核。这对菌株保藏、结果归档等，都有相应要求。

六是长时间积累后的总结。无论流行病学数据还是经验启示，这样的总结都别具意义。只有准确基础上的时间积累，这样的总结才有现实价值。

技术每天都在进步。终有一天，新型技术会使得培养的慢速不再有任何负面影响。而彼时彼刻，培养的不可替代性却会更加突出。也终有一天，我们会明白，慢是一种正向选择，是一种主动应对！我们会明白，慢了才会更加准确，才会有所积累，才会从容不迫，才会昭示未来！

8. 什么是平皿阅读？如何进行？

微生物学组的常规工作要看培养基生长情况。临床微生物学领域对此有一个专业术语，叫平皿阅读（plate reading）[1]——就是对平皿生长的解释。这是临床细菌学、真菌学的基础工作，天天都在进行。阅读平皿是一个承前启后的过程，前面是标本，后面是进一步检测、报告，彼此钩挂连横，需要通盘考量，反馈调整。

阅读平皿的前提

前提是标本和临床信息。所以在阅读之前，要核对二者。包括：姓名等个体信息、年龄性别、病房、诊断、抗生素使用、标本六点。标本本身最重要。

（1）姓名、病历号等　这些是患者的个体信息。细菌学真菌学工作与检验医学其他分支的不同之一是，要记忆人名。通过记忆人名来记忆之前患者的细菌学真菌学信息。当然完全记住很难，有个大致的印象即可。现在医院信息系统（HIS）和实验室信息系统（LIS）很发达，有了大致印象，在信息系统找到精确对应。由此同一患者同一标本近期的涂片、生长关联标本的信息等，乃至临床信息和其他实验室信息都会一目了然。

（2）年龄性别　这是患者与疾病相关联的自然生物属性，和感染有一定关联。儿科、妇产科的病原谱、感染特征同其他情况各不相同，看平皿前需要有所了解。

（3）病房也很重要　比如 ICU 病房，它是患者疾病严重程度的一个标志。门诊、入住普通病房、入住 ICU 是疾病严重程度的简单分层。很多分离株的处置，对 ICU 和非 ICU 是不同的。

（4）诊断　这是关键信息。检查单/LIS 中必须有诊断，没有的话可以通过医务处、信息中心进行解决。诊断栏目有信息时，要区分感染性疾病诊断和非感染性疾病诊断。比如尿液培养，如果诊断写尿路出血、尿异常等，这在严格意义上，是不合适的，接本环节应该厘清。再如咳痰标本，如果诊断是肺炎、慢性阻塞性肺疾病急性加重期（AECOPD）、慢性支气管炎急性加重（AECB）、（肺）囊性纤维化（CF）、支气管扩张感染等感染相关诊断，则正确。其他诊断则没有咳痰培养的适应证，接标本环节同样应该厘清。比如实际工作中我们遇到过心肌梗死、心功能衰竭等。

（5）抗生素使用　检查申请单必须有抗生素信息，如是否使用、化学通用名称等。使用抗生素时，阳性率会下降，相应平皿阅读的判断标准也应该有所调整。

（6）标本　首先明确标本的性质、看标本接收处置环节是否存在错误。标本性质是最关键信息，要和诊断相呼应。而上游标本处置环节如果有错误，要及时反馈调整。比如是否没有接种合适的平皿，接种方式是否正确，放置培养箱是否正确，不同操作人员是否统一，编号是否错误，培养基和检查申请单的对应是否有误等。之后按不同标本各自的流程，进行平皿阅读。比如肺组织需要研磨（怀疑毛霉不能研磨，需要剪开）定量培养、BALF 需要离心或不离心后定量培养、咳痰需要质量判断合格后半定量培养、血直接注入血培养瓶上机、清洁中段尿液不离心定量培养等。

平皿阅读

广义平皿阅读分三步：首先是生长记录，然后是鉴定思路，最后是结果记录和分析[2]。

（1）生长记录　培养时间、不同特征菌落的量和特征描述。

① 培养时间要记录，尤其对于血培养、真菌培养、厌氧菌培养等。血培养的培养时间和阳性报警时间紧密相联，要非常明确，并分别记录。何时报警、何时涂片报告、何时传代、传代后 24h 生长如何等，要一一记录。真菌培养的特点是周期长，24～48h 看一次平皿。如果不记录时间，则生长信息会交叉混乱。厌氧菌类似。厌氧菌培养是国内细菌室的短板。很多实验室名义上可以做厌氧菌培养，实际能力不尽如人意。通过检查单记录、平皿阅读即可见一斑。需要注意的

是时间的完整性。比如咳痰培养，24h 见到肺炎克雷伯菌，进行后续处理。原始平皿 72h 是否需要再看？这是实际工作的盲区。理论上讲需要再看，但实际上耗时很长，难以落实。另外需要注意的是，是否有来自医生的特殊要求。比如咳痰，如果医生注明关注奴卡菌，则培养时间要延长到至少 1 周。

② 菌落特征：这是临床细菌学、真菌学平皿阅读的关键。对菌落有超过 10 个以上的角度进行衡量，诸如大小、边缘、颜色、凹凸扁平、表面光滑粗糙、透明度、溶血、气味、干湿、移动等，阅读者在阅读之前，对常见菌种和关注菌种应有所了解[3]。注意区分假菌落（精液/积液的油滴、标本中的蛋白或黏液颗粒、培养基表面凹坑、划线时划起的琼脂碎屑等）。

③ 量：首先要明确是否需要定量，是半定量还是定量。血培养传代后，不需要定量（量是对原始标本微生物浓度的记录，血培养传代后培养的生长量与原始标本无关）。血管内插管、支气管肺泡灌洗液（BALF）、尿液标本需要定量。组织标本国际上是称重定量，国内一般做不到。其他标本需要半定量。三区划线、密涂的目的之一就是判断生长量。如果标本处置环节没有按相应标本要求进行接种，则需要反馈调整。比如尿液标本，应该定量，而进行了半定量，则是错误的。定量、半定量的规则见相关书籍。如果只有 1 个菌落生长，并且在一区，多数时候是可以按污染处理的。当然极其重要的标本，如脑脊液，1 个菌落也要充分重视，要与临床沟通。1 个菌落不在一区，尤其在划线之外者，几乎都是污染。

④ 血培养有多种分离株时，彼此的构成比要记录一下。

（2）鉴定思路

① 鉴定思路的前提是判断临床意义。有意义则进行下一步鉴定，没有意义则完成记录即可。比如咳痰中的甲型溶血链球菌，有多种不同分离株的情况下，都是按定植菌处理，记录即可，不必鉴定。而 BALF 中，如果甲型溶血链球菌是纯生长，而且浓度 $>10^4$ CFU/mL，则需要鉴定、药敏。而血液中的甲型溶血链球菌，则依赖于临床诊断。如果临床除外感染性心内膜炎（IE），则是污染的概率高于感染。如果临床诊断就是 IE，那甲型溶血链球菌几乎都是病原。甲型溶血链球菌是自体瓣膜（非人工瓣膜）非吸毒患者 IE 的最常见病原，构成比占到 2/3。此时分离，必须鉴定、药敏。这么理解很容易，举例也很简单。但现实可操作性却不好，临床意义判断是临床细菌学、真菌学工作的最难点之一。针对该难点，首先要知道不同临床诊断和不同标本下的病原谱。比如社区获得性肺炎（CAP）和医院获得性肺炎（HAP）不同；肺炎和 AECOPD 也不同[4,5]。第二要看严重程度和患者免疫力。病情严重、免疫力低下则病原谱会扩大。第三要看

菌种毒性。第四看生长情况，比如量、与正常菌群的比对。第五是与相同标本的涂片结果相结合。第六看相关标本的生长情况，如咳痰同时关注胸水等[6]。这六点容易吗？病原谱没有公认文献，细节彼此不同；患者状态除非一一核实，否则实验室难以知晓；条件致病菌毒性很难判断；生长情况和标本留取、送检、处理密切相关，不能把所见绝对化。这六点本身很难，而实际工作情况是，判断时往往不知道菌种。也许第二天鉴定出来，和前一天的推测完全不一致（这当然概率不大，取决于工作经验和快速技术手段），那前一天的判断也许完全没有意义。此外还要考虑抗生素使用等可能有些不太确定的信息。

需要强调的细节有三。其一，比如咳痰标本，可能病原（PP）与正常菌群（NF）生长的对比非常重要。PP（＋＋＋）～（＋＋＋＋），NF（－）～（＋），则PP有意义的概率高。反之，则有意义的概率低，此时一些菌种甚至可以不必鉴定、药敏。由此，对于体表分泌物、粪便等培养，正常菌群的描述、判断都很重要。现实存在的问题是，要么不报告正常菌群，要么不报告生长的量，这样是错误的[7,8]。其二，分离株的连续性。比如患者连续3天送检咳痰。第一天金黄色葡萄球菌（＋＋＋＋），没报革兰阴性菌。第二天肺炎克雷伯菌（＋＋＋＋），完全没有金黄色葡萄球菌。这样的结果会让临床莫衷一是。所以看平皿一要记忆患者姓名（要查查 LIS 记录），二要保持前后连续。剧烈变化时，要寻找原因〔临床自身、实验室内部（比如不同操作者平皿阅读之间的差异）〕。反复剧烈变化而不明原因，实验室结果可信性会大幅度下降。其三，不要随意判定为污染。比如脑脊液中出现杰氏棒杆菌。不能单纯根据临床指标正常或涂片未见菌体就断定为污染。一方面少数患者有感染但临床表现不典型；另一方面涂片灵敏度低，见到菌体可以佐证，未见却不能否定。判断污染的过程是复杂的综合性过程，不要人为简化轻易得出结论。

② 鉴定思路和操作。对于需要鉴定的菌落，要在检查单上写明需要进一步进行的试验项目。比如革兰阳性球菌怀疑肠球菌，则记录触酶、PYR 试验、ApiStrept 或 VITEK GP 等。一般药敏试验同时进行，则需要写明药敏培养基、抗生素选择、仪器卡片信息等。

操作环节注意实验要求、质量控制等，可以精益求精。操作环节需要知道两个细节。国际上规范的实验室都是传代后鉴定，一般不从原始培养基上挑取菌落鉴定。这样的优点是更准，不易污染；缺点是多了24h传代时间。目前国内是否按国际进行调整，我们建议暂按现状运行，原因：一是绝大多数原始平皿菌落的鉴定结果可靠；二是质谱技术在彻底改变鉴定流程，等质谱普及后，自然会形成新的规范。

另外，国际上进行鉴定、药敏后，相应剩余的菌悬液要传代到血平皿上，第二天看是否纯生长。不纯的话，之前相应试验宣告失败，待分纯后重新试验。

（3）结果记录和分析　当天记录快速实验结果，第二天或规定观察时间记录相应实验结果。综合性试验记录综合性结果，比如卡片鉴定，记录菌种、鉴定百分比等。单一实验记录阴阳性或其他特征。比如药敏试验，记录 MIC 或直径、耐药性定性、特殊耐药性等。

记录要真实、全面、细致，不要遗漏和改动。原则而言，"看到什么，记录什么，报告什么"。当然，为规避法律风险等可以轻微调整，但不能陷入主观或违背专业原则。

需要强调的是鉴定百分比。鉴定百分比不应该出现在最终临床报告上，但原始记录单上要有记录，以备核查。

结果分析：菌种、药敏信息出来后，向前要反馈分析之前的思路是否正确、原始培养基生长是否有新情况，向后要看患者综合信息、分级判断结果的临床意义[9]。

图示：检查单记录信息

① 尿液培养

a. 观察到　革兰阴性杆菌（中国蓝平皿蓝色菌落，大，湿润水滴样）纯生长，浓度 10^5 CFU/mL。

b. 鉴定思路　VITEK 2C GN＋AST GN09＋手工药敏（MH 琼脂，米诺环素、厄他培南、头孢哌酮舒巴坦等）。

c. 结果　大肠埃希菌（鉴定百分比 99%）、药敏结果、特殊耐药性（如 ESBLs、CRE）。

d. 报告　大肠埃希菌：浓度（略）、药敏（略）和特殊耐药性（略），结果评述和解释。

② 咳痰培养

a. 观察到　革兰阴性杆菌（中国蓝平皿红色菌落，大，边缘不整齐，划线生长，生姜气味，金属光泽）（＋＋＋＋），甲型溶血链球菌，凝固酶阴性葡萄球菌（＋）。

b. 鉴定思路　对革兰阴性杆菌：氧化酶＋VITEK 2C GN＋AST GN09＋手工药敏（MH 琼脂，多黏菌素、头孢哌酮舒巴坦等）。

c. 结果　氧化酶（＋）、铜绿假单胞菌（鉴定百分比 99%）、药敏结果……特殊耐药性（如 CRPA）。

d. 报告　甲型溶血链球菌（＋＋）、凝固酶阴性葡萄球菌（＋）、铜绿假单胞菌（＋＋＋＋）、药敏（略）和特殊耐药性（略）、质量判断结果、结果评述和解释。

（4）统一性　整个实验室中的流程，包括标本处置、平皿阅读，要强调：实验室内部（尤其是不同操作者之间）要一致、同类标本结果的前后要一致、分析中和分析后要一致。

① 实验室内部一致：有一些检查流程没有国际标准，不同实验室可以不一致，但需要在实验室内保持一致，并将可能影响结果的情况告知临床，取得临床和实验室的共识。不同操作者间要保持一致，否则结果波动很大，不可信。

② 同类标本结果的前后一致：首先有明确的 SOP 文件，其次是统一施行。在此前提下，近期连续送检标本的分离株，绝大多数的菌种、量是前后一致的。不一致时一定要找到原因。很多不一致的情况，必然存在错误或盲区。

③ 分析中和分析后一致：临床实验室是为临床诊断、治疗服务的。实验室结果要尽可能和患者病情相吻合、逻辑上尽量没有矛盾、和医生判断要尽量一致。比如分析中认为没有意义的分离株（因而没有进行鉴定、药敏试验），分析后认为意义很大，就出现了不一致的状况。

（5）危机值与临床沟通　脑脊液培养、血液培养等见到菌落，是微生物学实验室的危机值。完成革兰染色后要及时汇报临床、完成记录。其他标本遇到可疑之处，或者觉得需要沟通的地方，也要及时与临床取得联系。

阅读后的报告和应用

报告时把相应检查结果按规范方式录入 LIS，进而传输到 HIS 中。此时注意再一次综合判断结果的价值，是否有矛盾、错误之处，把分析中环节的错误消灭在实验室内。报告参见王辉教授的两个共识[10~12]。

分析后环节是检查结果在临床的应用环节，既包括结果的临床解释，也包括临床会诊对患者进行综合判断。此时仍然要综合判断报告的价值，是否有矛盾、错误之处。由此判断出分析中环节（包括平皿阅读）出现了矛盾、错误，是很遗憾的事情，甚至可能是医疗事故。此时对于错误真假、大小、有无已经发生的直接不良影响要仔细分析。

（1）真假　很多所谓的错误，并非真正的错误。比如患者没有肺炎，不考虑下呼吸道感染，送检咳痰培养，分离出肺炎克雷伯菌（＋＋＋）。此时的肺炎克雷伯菌是定植。如果临床认为是错误，则不是真正的错误，要向临床进行充分的解释工作（此时如果细究，实验室的错误应该是没有适应证的情况下，没有执行拒收，本来连培养都不必进行的）。再如，患者用了敏感药物没有好转，或者用耐药药物却治愈，临床认为报告错误，实际则可能分离株是定植（非常常见）；是感染时，90-60 规则告诉我们，敏感不必然成功，耐药不必然失败[10]。

（2）大小　真的错误，要判断错误大小。比如正常菌群半定量记录没有报告，这类错误不太大，影响有限。而 BALF 没有定量，则是比较大的错误。再如同一份标本分割送检（这种情况实际中有。当然这么做首先是临床错误，除了血培养可以分割标本外，其他标本一般都是一天 1 次，分割后多次送检本身是不合适的），结果彼此完全不同，也是较大的错误。而确定病原后，药敏试验错误，把本身耐药的药物报告为敏感，临床又使用了该药物导致疗程（可能）延长，这是公认的极端重要错误（very major error）。大的错误，要审慎处理。

（3）直接不良影响　如果没有发生，那错误尚可挽回。如果已经发生，则要依据医务处、院方等管理部门的判断，进行处置。相应技术漏洞需要弥补，以防止后续再错。

平皿阅读是临床微生物学常规工作内容之一。因为不够"高大上"，一些从业者可能认为非常不重要。而就专业而言，这是必须做好的基础工作，是临床诊治、专业科研与教学的基础。对此国内的实际情况非常不乐观，可以说部分实验室该环节非常混乱。本文试图对此进行分析、厘清，希望能对专业工作有所裨益。

参考文献

［1］ Connie R Mahon，Donald C Lehman，George Manuselis. Textbook of Diagnostic Microbiology. 4th ed. W. B. Saunders Company，2011.

［2］ 蔡文诚、蔡岳廷．实用临床微生物诊断学．第 10 版．北京：九州图书文物有限公司，2011.

［3］ 王辉，任健康，王明贵．临床微生物学检验．北京：人民卫生出版社，2015.

［4］ 中华医学会呼吸病学分会．中国成人社区获得性肺炎诊断和治疗指南（2016 年版）．中华结核和呼吸杂志，2016，（4）：253-279.

［5］ Baron E J，Miller J M，Weinstein M P，et al. A Guide to Utilization of the Microbiology Laboratory for Diagnosis of Infectious Diseases：2013 Recommendations by the Infectious Diseases Society of America（IDSA）and the American Society for Microbiology（ASM）. Clin Infect Dis，2013，57（4）：e22-e121.

［6］ 宁永忠，王启斌．痰细菌培养与肺炎．中华医学杂志，2015，40：3251-3255.

[7] Henry D Isenberg，et al. Clinical Microbiology Procedure Handbook. ASM press，2007.

[8] 宁永忠，李明，严岩 . 感染性疾病的微生物学 . 北京：化学工业出版社，2013.

[9] 宁永忠 . 细菌性感染性疾病的诊断分级 . 中华传染病杂志，2015，33（1）：49-52.

[10] 王辉，宁永忠，陈宏斌，等 . 常见细菌药物敏感性试验报告规范中国专家共识［J］. 中华检验医学
     杂志，2016（1）：18-22.

[11] 王辉，马筱玲，宁永忠，等 . 细菌与真菌涂片镜检和培养结果报告规范专家共识［J］. 中华检验医
     学杂志，2017，40（1）：17-30.

[12] 宁永忠 . 感染性疾病的理念 . 北京：化学工业出版社，2014.

[13] 宁永忠 . 懂病、懂微生物、懂药：感染性疾病的理念 . 第 2 版 . 北京：化学工业出版社，2022.

9. 常见的菌种鉴定错误有哪些？

　　容易鉴定错误的细菌——这个话题好。这里把《临床微生物学手册》第 11 版（MCM11）[1] 里面明确列出的信息，以及我们的经验，汇报给大家。后文内容限于细菌、真菌，不涉及病毒、寄生虫。错误判断本身不仅仅是菌种鉴定，也包括耐药性判断、毒力判断等。本文仅仅涉及菌种判断，不及其他。

这个话题的意义

　　（1）从科学而言，菌种鉴定错误，是人员能力、鉴定体系水平的客观体现。科学求真，错误自然需要戒除、避免。

　　（2）从临床而言，菌种鉴定错误会导致感染诊断错误，由此治疗错误的概率也很大。这个逻辑链条简单、明了。从实用性角度来看，此项最甚。

　　（3）从安全角度而言，菌种鉴定错误会增加实验室感染的风险。比如布鲁菌，感染剂量很低（不到 100 个菌体），如果鉴定错误，后续操作依然在开放性实验台进行，对操作者很危险。研究显示[2]，大多数实验室获得性布鲁菌病，是错误操作和错误鉴定所致。

　　（4）从学科角度而言，对错误鉴定的分析和细化会进一步促进分类、鉴定的发展。临床诊断领域有误诊学，似乎临床微生物学领域也可以有分支——错误鉴定学（misidentifiology）。"错误鉴定学"和"misidentifiology"是本文首创。

　　（5）从文章角度而言，对比较明确的容易鉴定错误的细菌，进行科研时要小心，作者、审稿专家要有意识地进行验证。弱弱地建议：公开发表论文时，少见或易错菌种分离株的菌种鉴定，应该至少用 2 个不同的方法来证明。

导致错误鉴定的原因

（1）分离株个体突变导致鉴定错误　细菌是生物体，变异是生物的本质属性。所以细菌的性状、蛋白、基因出现变化，是正常规律。实际遇到过触酶阴性的葡萄球菌！现在却明白了，这是概率。

（2）判断的依据单一或太少　微生物的鉴定一般是多种手段组合，切忌以单一或很少的反应证实或证伪。比如仅靠奥普托辛来鉴定肺炎链球菌。一般而言，任何试验的敏感性和特异性都不是100%，所以单一试验出现错误鉴定有理论上的必然性。

（3）鉴定体系（传统生物化学反应、质谱、分子生物学方法）的盲区

① 比如VITEK 2C，能做哪些菌、不能做哪些菌，说明书有明确范围界定。范围之外的菌种，鉴定不准或不出。而我们鉴定时，并不知道菌种，当然也不知道是否在说明书范围内。鉴定不出还好办，问题是仪器出了一个错误结果，鉴定概率或分数还不低，我们怎么办？是否有足够警惕性？

② 再如，质谱（MALDI-TOF MS）无法区分大肠埃希菌和志贺菌属，容易错误鉴定志贺菌属分离株。

③ 以16S rRNA基因序列为最重要的细菌鉴定根据[3]，有时称之为参考方法，有时为金方法。真菌亦有类似。注意，有例外，此时单靠该基因序列，会判断错误。

（4）专业认识的阶段性　从菌种分类发展的角度看，随着菌种分类的改变调整，之前以为鉴定正确的菌株，后续发现可能是错误的。

（5）操作者认识的局限性　有些菌株有特殊的鉴定思路，如果操作者不知道，则一开始就会进入误区。

（6）实际工作的感觉，革兰染色不确定的菌，容易鉴定错误，如阴道加德纳菌。

（7）可以避免的主观性错误——比如菌落的选取（不纯）、悬液的制作（浓度不对）、上机操作（上错卡）等。这本不应该发生，是我们应该避免的。

（8）实际工作的感觉，不符合一般生长规律的菌，容易鉴定错误。比如麦康凯、中国蓝不生长的革兰阴性杆菌，如HAECK菌群，上错了鉴定卡，会鉴定错误。另如中国蓝上生长革兰阳性菌，不染色，会上错鉴定卡，出现错误。

解决的办法

（1）多种方法的比较、取舍、综合，理性地接受单一技术或体系的局限性；有些问题随着系统升级就自然解决了。

（2）鉴定的实践经验——绝知此事要躬行！

（3）鉴定角度专业理论知识的积累、深化；熟悉专业名词的变更流变、内涵界定——这需要系列介绍文章。

（4）理性地接受分类学发展的过程：由粗到细。要有发展的眼光！

（5）可以避免的一般性错误，通过 SOP 规范、质控、查对、责任心、专业培训等，尽可能避免其发生。

在 MCM11 中，用"misidentify""confuse"等词检索，也尝试了"wrong identify""mistaken identify""Incorrectly identified"等。估计还有漏检；一些表达没有特定的词汇，无法通过词条检索来落实。

真菌

（1）念珠菌属（*Candida*）

① 光滑念珠菌红色菌落变体会和红酵母属（*Rhodotorula*）混淆。

② 葡萄牙念珠菌（*C. lusitaniae*）不典型分离株会和热带念珠菌混淆。

③ 季也蒙念珠菌（*C. guilliermondii*）、念珠菌其他种，误作无名念珠菌（*C. famata*）[4]。反之，无名念珠菌会误作季也蒙念珠菌（teleomorph *Meyerozyma guilliermondii*）[5]。

④ 耳念珠菌（*C. auris*）会误作希木龙念珠菌（*C. haemulonii*）[6]。

⑤ 非洲念珠菌（*C. africana*；*C. albicans* var. *africana*）：用 Vitek 2 系统鉴定，常常误作白念珠菌[7]。

⑥ 商品化的表型鉴定系统：对少见菌种分离株（如平常念珠菌 *C. inconspicua*），或常见菌种的个别分离株（如近平滑念珠菌、季也蒙念珠菌、克柔念珠菌），会出现鉴定错误[8,9]。

⑦ 微阵列技术：用 Prove-it Sepsis microarray assay（Mobidiag，Espoo，Finland）技术，在 53 株念珠菌中错误鉴定了 1 株近平滑念珠菌和 1 株葡萄牙念珠菌[10]。

⑧ 温州吴老师提到：用柯玛嘉的念珠菌显示培养基，近平滑念珠菌与白念珠菌、热带念珠菌还是比较好区分；不过会有把近平滑念珠菌鉴定为光滑念珠菌或克柔（淡粉色）念珠菌的可能。对于显色培养基，光滑念珠菌在 24h 时发紫，容易误判。

（2）曲霉菌属（Aspergillus）

① 自从发现了新种迟缓曲霉（A. lentulus），对"烟曲霉"的后续筛选性研究发现了误作为烟曲霉的病原假费新萨托亚菌（Neosartorya pseudofischeri）和宇田川新萨托亚菌（N. udagawe）[11,12]。

② 分子研究显示通过 morphotyping 鉴定的烟曲霉，经常有错误鉴定[13]。

（3）梭孢顶端瓶霉（Acrophialophora fusispora） 误作多育赛多孢霉（Scedosporium prolificans）[14]。

（4）假阿利什霉属/赛多孢霉属（Pseudallescheria/Scedosporium） 医学真菌学领域最常出现错误鉴定的菌。

（5）Medicopsis romeroi（以前名为罗梅罗刺壳孢，Pyrenochaeta romeroi） 会误作灰色陷球壳菌（Trematosphaeria grisea）。

（6）假足菌肿马杜拉菌（Madurella pseudomycetomatis）、热带马杜拉霉（Madurella tropicana）和费赫勒马杜拉霉（Madurella fahalii） 基于分子技术，发现之前有误作为足菌肿马杜拉菌（M. mycetomatis）的情况。

（7）白地霉（Geotrichum candidum，也有译作念珠状地丝菌）和威克汉姆无绿藻（Prototheca wickerhamii）不是酵母，但可以和几个酵母属混淆。

（8）马拉色菌属会和光滑念珠菌混淆 温州吴老师提到：二者镜下有细微差别，马拉色菌有明显的大小菌体相连，菌体非常圆；光滑念珠菌则多单个存在，椭圆形多。

（9）荚膜组织胞浆菌 导致非洲组织胞浆菌病时，组织切片中的菌体比经典荚膜组织胞浆菌要大 4 倍，偶尔会和芽生菌属混淆。

（10）短梗霉（Aureobasidium）会和 Hormonema 混淆。

阳性球菌

（1）葡萄球菌属

① 路邓葡萄球菌，玻片法凝固酶试验阳性，会误作金黄色葡萄球菌[15]。有

文章[16] 提到：路邓葡萄球菌携带 V 型 SCCmec，误作 MRSA。

② 假中间葡萄球菌凝固酶阳性，因乳胶凝集试验不准而误作凝固酶阴性葡萄球菌。按：2016 年 CLIS M100 给出了该菌折点。宣传材料中提到该菌会误作金黄色葡萄球菌、中间葡萄球菌。

（2）微球菌科（Micrococcaceae）、皮生球菌科（Dermacoccaceae）和葡萄球菌会彼此混淆。菌体形态、革兰染色、触酶结果相同。

（3）链球菌属（Streptococcus）

① 肺炎链球菌：奥普托辛耐药误作甲型溶血链球菌[17]。

② 假豕链球菌（S. pseudoporcinus）：因血清反应、CAMP 结果错误，而误作无乳链球菌。偏偏该菌多见于女性生殖道，所以有观点认为它可能被低估了。

③ 海豚链球菌（S. iniae）：该菌 PYR 阳性会误作化脓链球菌。

④ 以表型试验区分草绿色链球菌群，效果不好。

⑤ 和 16S rRNA 基因测序相比，VITEK 2 鉴定草绿色链球菌结果仅有 75％一致[18]，另一个研究更低，仅有 55％[19]。

⑥ 质谱可以鉴定化脓链球菌、无乳链球菌，但鉴定停乳链球菌效果不好[20]，也会把缓症链球菌（S. mitis）或口腔链球菌（S. oralis）误作肺炎链球菌，区分草绿色链球菌群也不理想。

按：实际工作中也有体会，草绿色链球菌难以鉴定到种。缓症链球菌、唾液链球菌容易鉴定错误。温州吴老师提到，VITEK2 GP 卡会将星座链球菌鉴定错。

（4）乏养球菌、颗粒链球菌　好友提到容易鉴定错误。

（5）懒惰狡诈球菌（Dolosigranulum pigrum）　有观点提到它与耳炎差异球菌，目前所有生化鉴定系统都分不开，可以测序。按：这一条 MCM11 没有列出，MCM11 提到该菌表型类似孪生球菌（Gemella）。

（6）乳球菌属（Lactococcus），PYR 阳性时误作肠球菌[21]，也可能误作链球菌。乳球菌属、漫游球菌属（Vagococcus）PYR 和 LAP 阳性、6.5％盐琼脂会生长，因此会和肠球菌、链球菌混淆。

（7）魏斯菌属（Weissella）　会误作明串珠菌（Leuconostocs）、乳杆菌（Lactobacilli）。

（8）气球菌属　浅绿色气球菌（Aerococcus viridans）是 α 溶血，和草绿色链球菌、肠球菌会混淆。尿气球菌（Aerococcus urinae）和血色气球菌（Aerococcus sanguinicola）是尿路病原，常常鉴定错误[22]。

（9）明串珠菌属（Leuconostoc）和变异链球菌（Streptococcus mutans）平

皿菌落，初始革兰染色会呈现杆状，容易误作阳性杆菌。肉汤增菌一般不会出现这种情况。

阳性杆菌

（1）一些阳性杆菌，会产生分支菌丝。这些菌丝有些在 48h 内不表现出来，导致鉴定错误。一些阳性杆菌 [如红球菌属（*Rhodococcus*）、皮杆菌属（*Dermabacter*）] 革兰染色为球状，会误作革兰阳性球菌。一些弱抗酸阳性的杆菌、需氧放线菌、快生长分枝杆菌可能会错误鉴定为棒状杆菌。

（2）棒杆菌属（*Corynebacterium*）

① 白喉棒杆菌的鉴定、毒力试验有难度。研究[23] 发现，23 个欧洲国家参考中心存在 21% 的错误鉴定、13% 的错误毒力结果。

② 无枝菌酸棒杆菌（*C. amycolatum*）生物化学反应多变，容易误作干燥棒杆菌（*C. xerosis*）、纹带棒杆菌（*C. striatum*）或极小棒杆菌（*C. minutissimum*）。20 世纪 90 年代之前的干燥棒杆菌（*C. xerosis*），几乎都是错误鉴定的无枝菌酸棒杆菌（*C. amycolatum*）。

③ 混淆棒杆菌（*C. confusum*）菌株会误作丙酸棒杆菌（*C. propinquum*）。API Coryne 鉴定条要孵育 48h。按：菌名即是提示。

④ 模拟棒杆菌（*C. imitans*）会误作白喉棒杆菌、极小棒杆菌（*C. minutissimum*）。按：菌名即是提示。

⑤ 马氏棒杆菌（*C. matruchotii*）有异质性，部分代表性菌株会误作坚硬棒杆菌（*C. durum*）。

⑥ 多耐棒杆菌（*C. resistens*），常规实验室会将之误作杰氏棒杆菌（*C. Jeikeium*）。

⑦ 结核硬脂酸棒杆菌（*C. tuberculostearicum*）：会有错误鉴定[24]。

（3）溶血隐秘杆菌　因为临床检查适应证类似，而且有 β 溶血，所以有时会误作化脓链球菌。该菌感染也会和猩红热、白喉混淆[25]。

（4）戈登菌属（*Gordonia*）　会误作奴卡菌属（*Nocardia*）或红球菌属（*Rhodococcus*）[26]。

（5）马红球菌（*Rhodococcus equi*）　2 例菌血症（伴肺脓肿）致死——多套血培养阳性，误作棒杆菌属菌种[27]。按：这值得我们警惕——不能笼统地不加分析地视棒杆菌属血液分离株为污染。实验室要准确鉴定，临床要认真分析。

（6）迪茨菌属（*Dietzia*）[28] 和冢村菌（*Tsukamurella*）[29] 初始鉴定易误作马红球菌。

（7）奴卡菌属 有文章[30] 报道了质谱数据库的重要性。更新前，43 株奴卡菌，仅 65％到种或属水平，15（35％）株错误鉴定；更新后，95％正确鉴定。按：我们实际工作中会有体会——放线菌、奴卡菌比较难鉴定。

（8）单核细胞增生李斯特菌 其革兰染色、形态、排列都和棒杆菌属类似（尤其是血培养阳性直接涂片）。

（9）猪红斑丹毒丝菌（*Erysipelothrix rhusiopathiae*） 会和棒杆菌属、链球菌属混淆，仔细观察菌体形态、触酶试验，可以区分。

（10）分枝杆菌属（*Mycobacterium*）

① 猿猴分枝杆菌（*M. simiae*）：以色列研究[31] 显示，囊性纤维化患者 NTM 分离株，40.5％是猿猴分枝杆菌，脓肿分枝杆菌（*M. abscessus*）为 31％，鸟胞内复合群（MAC）为 14.3％。如果不进行色素检测，没有经验的观察者会将之误作结核分枝杆菌。

② 志贺分枝杆菌（*M. shigaense*）：该菌有独特的 *hsp*65 和 *rpoB* 基因、独特的 ITS 区域。如果仅仅根据 16S rRNA 基因序列，则会误作猿猴分枝杆菌（*M. simiae*）[32]。

③ 亚洲分枝杆菌（*M. asiaticum*）：24 株传统方法鉴定为龟分枝杆菌（*M. chelonae*）或脓肿分枝杆菌，用焦磷酸测序分析（pyrosequencing analysis）得以正确鉴定[33]。

阴性菌

（1）肠杆菌科 有文章[34] 报道，质谱（MALDI-TOF MS）鉴定肠杆菌科细菌 965 株，代表 17 个属、40 个种，与参考方法一致率达 96.7％。83.8％正确到种，12.8％限于属。7 株属错误，3 株聚团泛菌误作肠杆菌属，1 株生癌肠杆菌（*Enterobacter cancerogenus*）误作产酸克雷伯菌（*Klebsiella oxytoca*），1 株赫氏埃希菌（*Escherichia hermannii*）误作克氏柠檬酸杆菌（*Citrobacter koseri*），1 株蜂房哈夫尼菌（*Hafnia alvei*）误作变形肥杆菌（*Obesumbacterium proteus*），1 株解鸟氨酸拉乌尔菌（*Raoultella ornithinolytica*）误作产气肠杆菌。8 株种错误。阴沟肠杆菌复合群内不同种，可以用质谱进行区分；植生拉乌尔菌（*Raoultella planticola*）、解鸟氨酸拉乌尔菌和产酸克雷伯菌的谱型相似。

（2）埃希菌属　有文章[35]报道，阿尔伯蒂埃希菌（*Escherichia albertii*）会被商品化鉴定系统误作蜂房哈夫尼菌、沙门菌、大肠埃希菌、鲁氏耶尔森菌（*Yersinia ruckeri*）（鱼类病原）。

（3）沙门菌属　商业化鉴定系统会错误鉴定该属菌种[36]。副伤寒 A 因为表型独特（H_2S 阴性、赖氨酸阴性、柠檬酸阴性），也容易误作大肠埃希菌。

（4）志贺菌属　不同的生物化学类商品化鉴定系统准确率仅仅为 50％～70％[36]。质谱的效果也不好，会误作大肠埃希菌[37,38]。

（5）普罗威登斯菌属　商品化鉴定系统的准确率在 79％～100％[39]，会误作摩根菌属、变形杆菌属。斯氏普罗威登斯菌（*P. stuartii*）会误作雷氏普罗威登斯菌（*P. rettgeri*）。

（6）摩根摩根菌　2h 快速鉴定系统，66％会鉴定错误。

（7）达尔豪斯艾弗里菌（*Averyella dalhousiensis*）是肠杆菌科成员。商品化鉴定系统数据库不包括该菌，会误作抗坏血酸克吕沃尔菌（*Kluyvera ascorbata*）或肠沙门菌。

（8）非共生光杆状菌（*Photorhabdus asymbiotica*）也是肠杆菌科。多数商品化鉴定系统数据库不包括该菌。

（9）鼠疫耶尔森菌　不建议采用自动化生物化学系统，因为数据库一般不包括该菌。有研究[40]报道，2 个分离株在多个自动化系统都出现鉴定错误，误作洛菲不动杆菌（MicroScan 鉴定系统）、浅黄假单胞菌（*Pseudomonas luteola*）和假结核耶尔森菌（Vitek-2 鉴定系统）、假结核耶尔森菌（Phoenix 鉴定系统）。患者出现疾病表现后，2～4 周没有确诊。

（10）气单胞菌属　水族馆气单胞菌（*Aeromonas aquariorum*）在 2008 年引起一场争议，因为其表型、基因型与嗜水气单胞菌达卡亚种（*A. hydrophila* subsp. *dhakensis*）相同。后来二者合并为达卡气单胞菌（*A. dhakensis* sp. nov. comb. nov.）。由此，文献中与严重伤口感染、脓毒症、腹泻相关的阿拉伯糖（arabinose）阴性、嗜水气单胞菌样菌群，可能是该菌[41]。另有文章[42]提到，一些少见的气单胞菌属菌种，会误作弧菌属。

（11）假单胞菌属　一些分离株的鉴定，尤其是囊性纤维化患者分离株，快速鉴定系统（按：指 24h 测试，不是 2h 测试）不是最优鉴定系统。有研究[43]显示，MicroScan 鉴定囊性纤维化患者分离株，孵育 24h 时只有 57％非黏液株、40％黏液株鉴定正确；孵育 48h 后正确率分别为 86％、83％；会误作产碱杆菌属（*Alcaligenes*）或荧光假单胞菌、恶臭假单胞菌。而非囊性纤维化分离株，准确率则为 94%。

（12）伯克霍尔德菌属（*Burkholderia*）

① 洋葱伯克霍尔德菌在囊性纤维化患者的分离株可见相关文献[44]。

② 商品化鉴定系统容易将唐菖蒲伯克霍尔德菌误作洋葱伯克霍尔德菌复合群[45]。有文章[46] 提到，如果对囊性纤维化患者伯克霍尔德菌属分离株进行遗传学分析，唐菖蒲伯克霍尔德菌累及感染会更为普遍，要比多数洋葱伯克霍尔德菌复合群菌种多。

③ 质谱会将泰国伯克霍尔德菌（*B. thailandensis*）误作类鼻疽伯克霍尔德菌（*B. pseudomallei*）[47]。

④ 鼻疽伯克霍尔德菌（*B. mallei*）在人类标本极其罕见，会误作类鼻疽伯克霍尔德菌和泰国伯克霍尔德菌。

⑤ 类鼻疽伯克霍尔德菌用 API 20NE 的错误鉴定参见相关文献[48]。

（13）嗜麦芽窄食单胞菌　早期有一例报道[49] 因为 DNase 反应 48h 孵育显示为阴性，而误判为洋葱伯克霍尔德菌，72h 转阳性。

（14）不动杆菌属　基于生物化学的商品化鉴定系统的鉴定常常困难重重。有文章[50] 显示，醋酸钙鲍曼不动杆菌复合群无法区分，而乌尔新不动杆菌（*Acinetobacter ursingii*）和逊德勒不动杆菌（*A. schindleri*）有鉴定错误[51]。另有研究鉴定 16 个菌种 76 个分离株，VITEK 2 只鉴定了 19 个分离株，Phoenix 仅鉴定 5 株。细小不动杆菌（*A. parvus*）可以分离自血液标本，不过会被 API 20NE 误作洛菲不动杆菌。

（15）少动鞘氨醇单胞菌　按：这个菌大家小心。上错鉴定卡，菌液浓度低，或弱反应、慢生长株，会出这个菌结果。遇到这个结果，一定要复核。玫瑰单胞菌也有类似情况。

（16）鲍特菌属　除支气管脓毒鲍特菌外，该菌属其他菌种临床分离株罕见，最好经参考实验室确证，以避免错误鉴定[52]。该文章提到，无脾患者菌血症，4 例霍姆鲍特菌（*Bordetella holmesii*）误作洛菲不动杆菌。百日咳鲍特菌会在 BCYEa 平皿生长。该菌并非胱氨酸依赖，菌落也有别于军团菌。因为血清学交叉反应，该菌有误作军团菌的报道[53]。

（17）弗朗西斯菌　土拉热弗朗西斯菌和新凶手弗朗西斯菌（*Francisella novicida*）的 16S rRNA 基因序列高度相似。新凶手弗朗西斯菌临床分离株会错误鉴定为土拉热弗朗西斯菌[54]。商品化生物化学鉴定系统，不推荐用于土拉热弗朗西斯菌的鉴定，因为错误鉴定概率很高，而且会形成气溶胶（WHO 2007 年土拉热病诊疗指南），该菌的考量和鉴定有赖于经验。早期文章[55] 有将土拉热弗朗西斯菌误作嗜肺军团菌的报道。

（18）龋齿罗氏菌（*Rothia dentocariosa*）会和人皮杆菌（*Dermabacter hominis*）、贪婪丙酸杆菌（*Propionibacterium avidum*）相混淆[56]。

（19）微小杆菌属（*Exiguobacterium*）会和微杆菌属（*Microbacteria*）混淆。

（20）奈瑟菌属　文章[57]报道，用 Vitek 2 的 NH 卡，一株淋病奈瑟菌误作灰色奈瑟菌（*Neisseria cinerea*，也作灰黄奈瑟菌），因为没有利用葡萄糖。按：这一条和我们的实际经验相一致，需要大家警惕；如果有快速抗原试验，可以加做。乳糖奈瑟菌（*Neisseria lactamica*）会和脑膜炎奈瑟菌混淆。

（21）紫色色杆菌（*Chromobacterium violaceum*）不产色素时，会与气单胞菌属菌种混淆。

（22）微生长单胞菌属（*Dysgonomonas*）会和口腔纤毛菌（*Leptotrichia buccalis*）混淆，VITEK 2 鉴定卡和质谱不能鉴定。

（23）心杆菌属　瓣膜心杆菌（*Cardiobacterium valvarum*）有自动鉴定系统错误鉴定的报道[58]。

（24）金杆菌属　自动化鉴定系统会将金氏金杆菌误作奈瑟菌属，需要菌落、镜下甄别。脱氮金杆菌（*Kingella denitrificans*）在淋病奈瑟菌选择培养基上会生长，因而误判，触酶可以进行区分。

（25）巴斯德菌属　很多分离株氧化酶结果在 30s 后出现，可能误作肠杆菌科。有文章[59]报道，Vitek 2 将咬伤巴斯德菌（*Pasteurella dagmatis*）误作侵肺巴斯德菌（*Pasteurella pneumotropica*）。

（26）布鲁菌　API 20NE 将其误作人苍白杆菌（*Ochrobactrum anthropi*）[60]；另外还会将其误作莫拉菌属菌种。实际用 VITEK 2，遇到过将其误作"玫瑰单胞菌"的情况。布鲁菌病的表现也变化多端，类似疾病包括伤寒热、风湿热、结核、疟疾、感染性单核细胞增多症、心内膜炎、组织胞浆菌病、强直性脊柱炎（ankylosing spondylitis）、肾盂肾炎、胆囊炎、血栓静脉炎、慢性疲劳综合征、胶原血管病、自身免疫性疾病、肿瘤……以至于该病极其容易误诊，被称作"错误病（the disease of mistakes）"。

（27）气单胞菌属会和弧菌属、邻单胞菌属混淆。

（28）弧菌属　河流弧菌（*Vibrio fluvialis*）和弗尼斯弧菌（*V. furnissii*）常常和豚鼠气单胞菌（*Aeromonas caviae*）混淆，后者在 TCBS 上生长。

（29）皮氏罗尔斯通菌（*Ralstonia pickettii*）　容易和荧光假单胞菌、洋葱伯克霍尔德菌群成员混淆。

（30）弯曲菌　黏膜弯曲菌（*Campylobacter mucosalis*）易误作简明弯曲菌

（*C. concisus*）[61]。

（31）螺杆菌属错误鉴定，见相关文章[62]，以同性恋螺旋杆菌（*Helico-bacter cinaedi*）为例。

厌氧菌

（1）厌氧菌　一些革兰阳性厌氧球菌（GPAC），尤其是不解糖嗜胨菌（*Peptoniphilus asaccharolyticus*）分离株，革兰染色会脱色为革兰阴性厌氧球菌（GNAC），比如韦荣菌，可以用药敏试验区分（万古霉素、卡那霉素、黏菌素）。

（2）消化链球菌属（*Peptostreptococcus*）　口消化链球菌（*P. stomatis*）会误作厌氧消化链球菌（*P. anaerobius*）[63]，该菌会导致空腔感染，比如牙槽脓肿、牙髓感染。有文章[64]显示，坏死性根管标本（root canal samples）中，1/4有该菌分离。

（3）嗜胨菌属　有文章[65]记载之前鉴定为不解糖嗜胨菌（*Peptoniphilus asaccharolyticus*）的多数分离株，实际是黑尔嗜胨菌（*P. harei*）。其他文章观点类似[66]。

（4）厌氧球菌属　16S rRNA 基因序列分析显示，鉴定为普雷沃厌氧球菌（*Anaerococcus prevotii*）或四联厌氧球菌（*A. tetradius*）者，大多数是阴道厌氧球菌（*A. vaginalis*）[67]。

（5）阴道陌生菌（*Atopobium vaginae*）　API Rapid ID 32A 和 RapID ANA II（Remel）将其误作麻疹孪生球菌（*Gemella morbillorum*）[68,69]。

（6）梭菌属（*Clostridium*）　传统方法的错误鉴定经 16S rRNA 基因序列得以纠正，比如菌血症分离株哈氏梭菌（*C. hathewayi*）、肠梭菌（*C. intestinale*）、共生梭菌（*C. symbiosum*）、致死性脓毒症分离株谲诈梭菌（*C. fallax*）、脓肿分离株速生梭菌（*C. celerecrescens*）。耐氧的梭菌，会和芽孢杆菌属、乳杆菌属混淆。

（7）芽孢杆菌属（*Bacillus*）　质谱错误鉴定很常见[70]。

（8）戴阿李斯特菌属（*Dialister*）　菌种会和韦荣球菌属（*Veillonella*）混淆。

（9）卟啉单胞菌属（*Porphyromonas*）　索氏卟啉单胞菌（*P. somerae*）和卡托卟啉单胞菌（*P. catoniae*）会误作普雷沃菌属（*Prevotella*）。

（10）沃兹沃思萨特菌（*Sutterella wadsworthensis*）常常误作纤细弯曲菌（*Campylobacter gracilis*）[71]。

参考文献

［1］ James H Jorgensen，Michael A Pfaller，Karen C Carroll，et al. Manual of clinical microbiology. 11th ed. American Society for Microbiology，2015.

［2］ Traxler R M，Guerra M A，Morrow M G，et al. Review of brucellosis cases from laboratory exposures in the United States in 2008 to 2011 and improved strategies for disease prevention. J Clin Microbiol，2013，51（9）：3132-6.

［3］ Petti C A，Polage C R，Schreckenberger P. The role of 16S rRNA gene sequencing in identification of microorganisms misidentified by conventional methods. J Clin Microbiol，2005，43（12）：6123-5.

［4］ Castanheira M，Woosley L N，Diekema D J，et al. Candida guilliermondii and other species of candida misidentified as Candida famata：assessment by vitek 2，DNA sequencing analysis，and matrix-assisted laser desorption ionization-time of flight mass spectrometry in two global antifungal surveillance programs. J Clin Microbiol，2013，51（1）：117-24.

［5］ Desnos-Ollivier M，Ragon M，Robert V，et al. Debaryomyces hansenii（Candida famata），a rare human fungal pathogen often misidentified as Pichia guilliermondii（Candida guilliermondii）. J Clin Microbiol. 2008，46（10）：3237-42.

［6］ Lee W G，Shin J H，Uh Y，et al. First three reported cases of nosocomial fungemia caused by Candida auris. J Clin Microbiol，2011，49（9）：3139-42.

［7］ Romeo O，Criseo G. Molecular epidemiology of *Candida albicans* and its closely related yeasts *Candida dubliniensis* and *Candida africana*. J Clin Microbiol，2009，47（1）：212-4.

［8］ Buchaille L，Freydière A M，Guinet R，et al. Evaluation of six commercial systems for identification of medically important yeasts. Eur J Clin Microbiol Infect Dis，1998，17（7）：479-88.

［9］ Graf B，Adam T，Zill E，et al. Evaluation of the VITEK 2 system for rapid identification of yeasts and yeast-like organisms. J Clin Microbiol，2000，38（5）：1782-5.

［10］ Aittakorpi A，Kuusela P，Koukila-Kähkölä P，et al. Accurate and rapid identification of Candida spp. frequently associated with fungemia by using PCR and the microarray-based Prove-it Sepsis assay. J Clin Microbiol，2012，50（11）：3635-40.

［11］ Balajee S A，Gribskov J，Brandt M，et al. Mistaken identity：Neosartorya pseudofischeri and its anamorph masquerading as Aspergillus fumigatus. J Clin Microbiol，2005；43（12）：5996-9.

［12］ Balajee S A，Kano R，Baddley J W，et al. Molecular identification of Aspergillus species collected for the Transplant-Associated Infection Surveillance Network. J Clin Microbiol，2009，47（10）：3138-41.

［13］ Balajee S A，Nickle D，Varga J，et al. Molecular studies reveal frequent misidentification of Aspergillus fumigatus by morphotyping. Eukaryot Cell，2006，5（10）：1705-12.

［14］ Guarro J，Gené J. *Acrophialophora fusispora* misidentified as *Scedosporium prolificans*. J Clin Microbiol，2002，40（9）：3544；author reply 3545.

[15] Frank K L, Del Pozo J L, Patel R. From clinical microbiology to infection pathogenesis: how daring to be different works for *Staphylococcus lugdunensis*. Clin Microbiol Rev, 2008, 21 (1): 111-33.

[16] Pereira E M, Schuenck R P, Nouér S A, et al. Methicillin-resistant *Staphylococcus lugdunensis* carrying SCCmec type V misidentified as MRSA. Braz J Infect Dis, 2011, 15 (3): 293-5.

[17] Richter S S, Heilmann K P, Dohrn C L, et al. Accuracy of phenotypic methods for identification of *Streptococcus pneumoniae* isolates included in surveillance programs. J Clin Microbiol, 2008, 46 (7): 2184-8.

[18] Haanperä M, Jalava J, Huovinen P, et al. Identification of alpha-hemolytic streptococci by pyrosequencing the 16S rRNA gene and by use of VITEK 2. J Clin Microbiol, 2007, 45 (3): 762-70.

[19] Teles C, Smith A, Ramage G, et al. Identification of clinically relevant viridans group streptococci by phenotypic and genotypic analysis. Eur J Clin Microbiol Infect Dis, 2011, 30 (2): 243-50.

[20] Schulthess B, Brodner K, Bloemberg G V, et al. Identification of Gram-positive cocci by use of matrix-assisted laser desorption ionization-time of flight mass spectrometry: comparison of different preparation methods and implementation of a practical algorithm for routine diagnostics. J Clin Microbiol, 2013, 51 (6): 1834-40.

[21] Fihman V, Raskine L, Barrou Z, et al. *Lactococcus* garvieae endocarditis: identification by 16S rRNA and sodA sequence analysis. J Infect, 2006, 52 (1): e3-6.

[22] Cattoir V, Kobal A, Legrand P. *Aerococcus urinae* and *Aerococcus sanguinicola*, two frequently misidentified uropathogens. Scand J Infect Dis, 2010, 42 (10): 775-80.

[23] Neal S E, Efstratiou A; DIPNET; International Diphtheria Reference Laboratories. International external quality assurance for laboratory diagnosis of diphtheria. J Clin Microbiol, 2009, 47 (12): 4037-42.

[24] Hinic V, Lang C, Weisser M, et al. *Corynebacterium tuberculostearicum*: a potentially misidentified and multiresistant Corynebacterium species isolated from clinical specimens. J Clin Microbiol, 2012, 50 (8): 2561-7.

[25] Kain K C, Noble M A, Barteluk R L, et al. Arcanobacterium hemolyticum infection: confused with scarlet fever and diphtheria. J Emerg Med, 1991, 9 (1-2): 33-5.

[26] Blaschke A J, Bender J, Byington C L, et al. *Gordonia* species: emerging pathogens in pediatric patients that are identified by 16S ribosomal RNA gene sequencing. Clin Infect Dis, 2007, 45 (4): 483-6.

[27] Tuon F F, Siciliano R F, Al-Musawi T, et al. *Rhodococcus equi* bacteremia with lung abscess misdiagnosed as corynebacterium: a report of 2 cases. Clinics (Sao Paulo), 2007, 62 (6): 795-8.

[28] Niwa H, Lasker B A, Hinrikson H P, et al. Characterization of human clinical isolates of *Dietzia* species previously misidentified as Rhodococcus equi. Eur J Clin Microbiol Infect Dis, 2012, 31 (5): 811-20.

[29] Liu C Y, Lai C C, Lee M R, et al. Clinical characteristics of infections caused by *Tsukamurella* spp. and antimicrobial susceptibilities of the isolates. Int J Antimicrob Agents, 2011, 38 (6): 534-7.

[30] Verroken A, Janssens M, Berhin C, et al. Evaluation of matrix-assisted laser desorption ionization-time of flight mass spectrometry for identification of *nocardia* species. J Clin Microbiol, 2010, 48 (11): 4015-21.

[31] Levy I, Grisaru-Soen G, Lerner-Geva L, et al. Multicenter cross-sectional study of nontuberculous *mycobacterial infections* among cystic fibrosis patients, Israel. Emerg Infect Dis, 2008, 14 (3): 378-84.

[32] Nakanaga K, Hoshino Y, Wakabayashi M, et al. *Mycobacterium shigaense* sp. nov., a novel slowly growing scotochromogenic mycobacterium that produced nodules in an erythroderma patient with severe cellular immunodeficiency and a history of Hodgkin's disease. J Dermatol, 2012, 39 (4): 389-96.

[33] Grech M, Carter R, Thomson R. Clinical significance of *Mycobacterium asiaticum* isolates in Queensland, Australia. J Clin Microbiol, 2010, 48 (1): 162-7.

[34] Richter S S, Sercia L, Branda J A, et al. Identification of Enterobacteriaceae by matrix-assisted laser desorption/ionization time-of-flight mass spectrometry using the VITEK MS system. Eur J Clin Microbiol Infect Dis, 2013, 32 (12): 1571-8.

[35] Abbott S L, O'Connor J, Robin T, et al. Biochemical properties of a newly described *Escherichia* species, *Escherichia albertii*. J Clin Microbiol, 2003, 41 (10): 4852-4.

[36] O'Hara C M. Evaluation of the Phoenix 100 ID/AST system and NID panel for identification of Enterobacteriaceae, Vibrionaceae, and commonly isolated nonenteric gram-negative bacilli. J Clin Microbiol, 2006, 44 (3): 928-33.

[37] He Y, Li H, Lu X, et al. Mass spectrometry biotyper system identifies enteric bacterial pathogens directly from colonies grown on selective stool culture media. J Clin Microbiol, 2010, 48 (11): 3888-92.

[38] Dubois D, Grare M, Prere M F, et al. Performances of the Vitek MS matrix-assisted laser desorption ionization-time of flight mass spectrometry system for rapid identification of bacteria in routine clinical microbiology. J Clin Microbiol, 2012, 50 (8): 2568-76.

[39] He Y, Li H, Lu X, et al. Mass spectrometry biotyper system identifies enteric bacterial pathogens directly from colonies grown on selective stool culture media. J Clin Microbiol, 2010, 48 (11): 3888-92.

[40] Tourdjman M, Ibraheem M, Brett M, et al. Misidentification of Yersinia pestis by automated systems, resulting in delayed diagnoses of human plague infections—Oregon and New Mexico, 2010-2011. Clin Infect Dis, 2012, 55 (7): e58-60.

[41] Aravena-Román M, Harnett G B, Riley T V, et al. *Aeromonas aquariorum* is widely distributed in clinical and environmental specimens and can be misidentified as *Aeromonas hydrophila*. J Clin Microbiol, 2011, 49 (8): 3006-8.

[42] Abbott S L, Seli L S, Catino M Jr, et al. Misidentification of unusual *Aeromonas* species as members of the genus Vibrio: a continuing problem. J Clin Microbiol, 1998, 36 (4): 1103-4.

[43] Saiman L, Burns J L, Larone D, et al. Evaluation of MicroScan Autoscan for identification of *Pseudomonas*

aeruginosa isolates from cystic fibrosis patients. J Clin Microbiol，2003，41（1）：492-4.

[44] McMenamin J D，Zaccone T M，Coenye T，et al. Misidentification of *Burkholderia cepacia* in US cystic fibrosis treatment centers：an analysis of 1，051 recent sputum isolates. Chest，2000，117（6）：1661-5.

[45] Shelly D B，Spilker T，Gracely E J，et al. Utility of commercial systems for identification of *Burkholderia cepacia* complex from cystic fibrosis sputum culture. J Clin Microbiol，2000，38（8）：3112-5.

[46] Lipuma J J. The changing microbial epidemiology in cystic fibrosis. Clin Microbiol Rev，2010，23（2）：299-323.

[47] Lau S K，Tang B S，Curreem S O，et al. Matrix-assisted laser desorption ionization-time of flight mass spectrometry for rapid identification of *Burkholderia pseudomallei*：importance of expanding databases with pathogens endemic to different localities. J Clin Microbiol，2012，50（9）：3142-3.

[48] Inglis T J，Chiang D，Lee G S，et al. Potential misidentification of *Burkholderia pseudomallei* by API 20NE. Pathology，1998，30（1）：62-4.

[49] Burdge D R，Noble M A，Campbell M E，et al. *Xanthomonas maltophilia* misidentified as *Pseudomonas cepacia* in cultures of sputum from patients with cystic fibrosis：a diagnostic pitfall with major clinical implications. Clin Infect Dis，1995，20（2）：445-8.

[50] Petti C A，Polage C R，Schreckenberger P. The role of 16S rRNA gene sequencing in identification of microorganisms misidentified by conventional methods. J Clin Microbiol，2005，43（12）：6123-5.

[51] Dortet L，Legrand P，Soussy C J，et al. Bacterial identification，clinical significance，and antimicrobial susceptibilities of *Acinetobacter ursingii* and *Acinetobacter schindleri*，two frequently misidentified opportunistic pathogens. J Clin Microbiol，2006，44（12）：4471-8.

[52] Panagopoulos M I，Saint Jean M，Brun D，et al. *Bordetella holmesii* bacteremia in asplenic children：report of four cases initially misidentified as *Acinetobacter lwoffii*. J Clin Microbiol，2010，48（10）：3762-4.

[53] Ng V，Weir L，York M K，et al. *Bordetella pertussis* versus non-*L. pneumophila Legionella* spp.：a continuing diagnostic challenge. J Clin Microbiol，1992，30（12）：3300-1.

[54] Brett M，Doppalapudi A，Respicio-Kingry LB，et al. *Francisella novicida* bacteremia after a near-drowning accident. J Clin Microbiol，2012，50（8）：2826-9.

[55] Westerman E L，McDonald J. *Tularemia pneumonia* mimicking legionnaires' disease：isolation of organism on CYE agar and successful treatment with erythromycin. South Med J，1983，76（9）：1169-70.

[56] von Graevenitz A. *Rothia dentocariosa*：taxonomy and differential diagnosis. Clin Microbiol Infect，2004，10（5）：399-402.

[57] Valenza G，Ruoff C，Vogel U，et al. Microbiological evaluation of the new VITEK 2 *Neisseria-Haemophilus* identification card. J Clin Microbiol，2007，45（11）：3493-7.

[58] Geissdörfer W，Tandler R，Schlundt C，et al. Fatal bioprosthetic aortic valve endocarditis due to *Cardiobacterium valvarum*. J Clin Microbiol，2007，45（7）：2324-6.

[59] Guillard T, Duval V, Jobart R, et al. Dog bite wound infection by *Pasteurella dagmatis* misidentified as *Pasteurella pneumotropica* by automated system Vitek 2. Diagn Microbiol Infect Dis, 2009, 65 (3): 347-8.

[60] Elsaghir AAF, James E A. Misidentification of *Brucella melitensis* as *Ochrobactrum anthropi* by API 20NE. J Med Microbiol, 2003, 52 (Pt 5): 441-442.

[61] On S L. Confirmation of human *Campylobacter concisus* isolates misidentified as *Campylobacter mucosalis* and suggestions for improved differentiation between the two species. J Clin Microbiol, 1994, 32 (9): 2305-6.

[62] Vandamme P, Harrington C S, Jalava K, et al. Misidentifying helicobacters: the *Helicobacter cinaedi* example. J Clin Microbiol, 2000, 38 (6): 2261-6.

[63] Downes J, Wade W G. *Peptostreptococcus stomatis* sp. nov., isolated from the human oral cavity. Int J Syst Evol Microbiol, 2006, 56 (Pt 4): 751-754.

[64] Rôças I N, Siqueira J F Jr. Root canal microbiota of teeth with chronic apical periodontitis. J Clin Microbiol, 2008, 46 (11): 3599-606.

[65] Veloo A C, Welling G W, Degener J E. Mistaken identity of *Peptoniphilus asaccharolyticus*. J Clin Microbiol, 2011, 49 (3): 1189.

[66] Wildeboer-Veloo A C, Harmsen H J, Welling G W, et al. Development of 16S rRNA-based probes for the identification of Gram-positive anaerobic cocci isolated from human clinical specimens. Clin Microbiol Infect, 2007, 13 (10): 985-92.

[67] Song Y, Liu C, McTeague M, et al. 16S ribosomal DNA sequence-based analysis of clinically significant gram-positive anaerobic cocci. J Clin Microbiol, 2003, 41 (4): 1363-9.

[68] Ferris M J, Masztal A, Aldridge K E, et al. Association of *Atopobium vaginae*, a recently described metronidazole resistant anaerobe, with bacterial vaginosis. BMC Infect Dis, 2004, 13: 4: 5.

[69] Geissdörfer W, Böhmer C, Pelz K, et al. Tuboovarian abscess caused by *Atopobium vaginae* following transvaginal oocyte recovery. J Clin Microbiol, 2003, 41 (6): 2788-90.

[70] Böhme K, Fernández-No I C, Pazos M, et al. Identification and classification of seafood-borne pathogenic and spoilage bacteria: 16S rRNA sequencing versus MALDI-TOF MS fingerprinting. Electrophoresis, 2013, 34 (6): 877-87.

[71] Molitoris E, Wexler H M, Finegold S M. Sources and antimicrobial susceptibilities of *Campylobacter gracilis* and *Sutterella wadsworthensis*. Clin Infect Dis, 1997, 25 Suppl 2: S264-5.

10. 路邓葡萄球菌的致病性如何？有什么临床意义？

葡萄球菌种类繁多，达数十个种。和人类密切相关的，也达十余个种。其中金黄色葡萄球菌毒力最强，表皮葡萄球菌、溶血葡萄球菌最常见。记忆里，路邓葡萄球菌毒力也很强；腐生葡萄球菌国际上是尿路感染常见病原，国内尿路罕见；伴随着 CLSI M100 S26[1] 的发布，假中间葡萄球菌也走入了我们的视野。其他是大量的凝固酶阴性葡萄球菌（CoNS），比如山羊葡萄球菌、人葡萄球菌、中间葡萄球菌、沃氏葡萄球菌等。

路邓葡萄球菌的拉丁文名称是 *Staphylococcus lugdunensis*，种名源自法国城市里昂（Lyon）。在里昂，人类第一次分离、明确了路邓葡萄球菌。

PPID7[2]

（1）感染性心内膜炎（IE）一章，提到路邓葡萄球菌是自体瓣膜感染性心内膜炎病原之一。

（2）金黄色葡萄球菌一章，明言毒性最强者，人类是金黄色葡萄球菌和路邓葡萄球菌，动物是金黄色葡萄球菌和中间葡萄球菌。鉴定方面：路邓葡萄球菌的鉴定会和金黄色葡萄球菌混淆，区分路邓葡萄球菌的试验包括 PYR 阳性、鸟氨酸脱羧酶阳性。其中表 196-1 按频率把 CoNS 分为常见和罕见两类。常见类包括表皮葡萄球菌、溶血葡萄球菌、路邓葡萄球菌和腐生葡萄球菌。从临床表现看，路邓葡萄球菌类似金黄色葡萄球菌，会导致自体瓣膜 IE、假体瓣膜 IE、皮肤软组织感染、菌血症、眼部感染、尿路感染、中枢感染、骨关节感染和腹膜炎。耐药：对 β-内酰胺酶耐药的只有 25%，甲氧西林耐药的少见。

MCM11[3]

（1）分布　是人体正常菌群成员。该菌常见于下肢和腹股沟。

（2）鉴定　玻片凝集需要使用人血浆。乳胶凝集可信度低。

（3）变异　慢性骨髓炎、脓肿、假体感染、囊性纤维化患者气道有微小菌落变异。

（4）独特　在 CoNS 中，路邓葡萄球菌非常独特，毒力类似金黄色葡萄球菌。该菌导致的菌血症，要仔细排除 IE，避免自体瓣膜感染的漏诊。

（5）药敏　该菌有特殊考虑，见 CLSI M100 S26。

最重要综述[4]

（1）提到了命名。

（2）因为是 CoNS，但类似金黄色葡萄球菌，所以可以把路邓葡萄球菌比喻为披着羊皮的狼！

（3）临床感染　除了 PPID8 所列 9 个感染外，其他感染包括起搏器相关 IE、心肌炎、毒素休克综合征（TSS）、急性口腔感染（脓肿、口腔感染导致的骨髓炎）。

（4）在致病性方面讨论了毒素、溶血素、agr 位点、对溶菌酶的抵抗、黏附蛋白（vWF 结合蛋白、纤维蛋白结合蛋白）、生物膜等。按：看来 10 年前，国际上关于该菌的基础研究就很丰富了。

PubMed 检索近年文献的临床相关信息

（1）中国香港研究[5] 显示，路邓葡萄球菌有多重耐药克隆株分离。

（2）法国研究[6] 显示，88 个假体关节葡萄球菌感染，其中路邓葡萄球菌 28 个、金黄色葡萄球菌 30 个、表皮葡萄球菌 30 个。

（3）西班牙研究[7] 报道，宫内节育器放置后有路邓葡萄球菌和沃氏葡萄球菌菌血症病例。

（4）中国台湾研究[8] 显示，社区和院内路邓葡萄球菌感染有诸多不同，包括临床表现、结局、耐药性、分子特征等。

（5）日本研究[9] 的关于该菌儿童菌血症，8 个分离株中 7 个是感染，阳性预测值 87.5％。按：如果其他证据证实这个结果有共性，那路邓葡萄球菌血培养分离株的实验室规则要改写。

（6）中国台湾研究[10] 显示，血液分离共 81 株，其中 41 株是菌血症，阳性预测值 50.6％。

（7）日本研究[11] 报道，新生儿尿路感染 1 例。

（8）英国研究[12] 显示，质谱技术比传统技术会检出更多的路邓葡萄球菌。

（9）中国香港研究[13] 评价路邓葡萄球菌选择培养基的效果比普通羊血琼脂好。

（10）中国宁波报道[14] 该菌导致化脓性中耳炎 1 例。

（11）爱尔兰报道[15] 羊水培养分离该菌 1 例。

（12）美国报道[16] 该菌导致 IE 2 例，达托霉素治疗有效。

（13）美国研究[17] 文章不大，却出自 Mayo Clinic。题目非常有意思：Clinical significance of a single *Staphylococcus lugdunensis*—positive blood culture. 对，单瓶路邓葡萄球菌，怎么办？29 个病例，13（45％）个认为是感染。按：该文前面背景部分提到单套，但正式研究部分没有提套。原文：we therefore examined outcomes of patients with a single S. *lugdunensis*—positive blood culture. 可以理解为单瓶，因为是 single culture，而非 single set。

（14）韩国研究[18] 63 个血液分离株，15（23.8％）个是真正的菌血症。

（15）瑞典研究[19] 路邓葡萄球菌菌血症时，半数和 IE 有关。按：临床分离该菌，要么找原发部位，必须考虑心脏瓣膜；要么防止继发，要预防 IE。

（16）美国研究[20] 显示，20 个血培养分离株，6（30％）个是菌血症。

上面污染、阳性预测值信息：血培养分离路邓葡萄球菌，使菌血症的阳性预测值从 23.8％到 87.5％，荟萃结果（7＋41＋13＋15＋6）/（8＋81＋29＋63＋20）＝82/201＝40.8％。这比普通 CoNS（10％）高。当然这里标准不同，有儿科患者，有单瓶阳性，但该菌阳性预测值比普通 CoNS 高，应该是定论。

基础医学领域有趣的文献《鼻腔内的战争——路邓葡萄球菌产生一种新型抗生素去除其他定植细菌》[21] 提到，路邓葡萄球菌产生路邓素（lugdunin），是一种新型环肽类抗生素（thiazolidine-containing cyclic peptide antibiotic），可以抑制金黄色葡萄球菌的定植。

综合上面信息可知：

① 路邓葡萄球菌的毒力可与金黄色葡萄球菌相"媲美"，能够引起一系列感染，可谓"披着羊皮的狼！"。

② 路邓葡萄球菌所致感染的范围还在扩大，陆续有新的病种病例。

③ 有选择培养基，分离效果更好。

④ 质谱鉴定更好。

⑤ 传统鉴定时会与金黄色葡萄球菌混淆。

⑥ 血培养分离株，确定感染的比例比其他 CoNS 高。

⑦ 确定菌血症，一定要除外 IE。有报道真正菌血症时，半数有 IE。

参考文献

[1] Clinical and Laboratory Standards Institute. Performance Standards for Antimicrobial Susceptibility Testing：Twenty-Fifth Informational Supplement. CLSI document M100-S26（ISBN 1-56238-989-0［Print］；ISBN 1-56238-990-4［Electronic］）. Clinical and Laboratory Standards Institute，950 West Valley Road，Suite 2500，Wayne，Pennsylvania 19087 USA，2016.

[2] Gerald L Mandell，John E Bennett，Raphael Dolin. Mandell，Douglas，Bennett's Principles and Practice of Infectious Diseases. 7th ed. Saunders，2010.

[3] James H Jorgensen，Michael A Pfaller，Karen C Carroll，et al. Manual of clinical microbiology. 11th ed. American Society for Microbiology，2015.

[4] Frank K L，Del Pozo J L，Patel R. From clinical microbiology to infection pathogenesis：how daring to be different works for *Staphylococcus lugdunensis*. Clin Microbiol Rev，2008，21（1）：111-33.

[5] Ho P L，Liu M C，Chow K H，et al. Emergence of ileS2-Carrying，Multidrug-Resistant Plasmids in *Staphylococcus lugdunensis*. Antimicrob Agents Chemother，2016，60（10）：6411-4.

[6] Lourtet-Hascoët J，Bicart-See A，Félicé M P，et al. *Staphylococcus lugdunensis*，a serious pathogen in periprosthetic joint infections：comparison to *Staphylococcus aureus* and *Staphylococcus epidermidis*. Int J Infect Dis，2016，51：56-61.

[7] Prado Mel E，Gil López M，Rojas Ramírez A B. Bacteriemia por *Staphylococcus* warneri y Staphylococcus lugdunensis tras manipulación de dispositivo intrauterino［*Staphylococcus warneri* and *Staphylococcus lugdunensis* bacteriemia after handling intrauterine device］. Med Clin（Barc），2016，147（4）：e21.

[8] Yeh C F，Chang S C，Cheng C W，et al. Clinical Features，Outcomes，and Molecular Characteristics of Community-and Health Care-Associated Staphylococcus lugdunensis Infections. J Clin Microbiol，2016，54（8）：2051-7.

[9] Sato M，Kubota N，Horiuchi A，et al. Frequency，clinical manifestations，and outcomes of *Staphylococcus lugdunensis* Bacteremia in children. J Infect Chemother，2016，22（5）：298-302.

[10] Lin J F，Cheng C W，Kuo A J，et al. Clinical experience and microbiologic characteristics of invasive *Staphylococcus lugdunensis* infection in a tertiary center in northern Taiwan. J Microbiol Immunol Infect，2015，48（4）：406-12.

[11] Hayakawa I，Hataya H，Yamanouchi H，et al. Neonatal *Staphylococcus lugdunensis* urinary tract infection. Pediatr Int，2015，57（4）：783-5.

[12] Elamin W F，Ball D，Millar M. Unbiased species-level identification of clinical isolates of coagulase-negative *Staphylococci*：does it change the perspective on *Staphylococcus lugdunensis*? J Clin Microbiol，2015；53（1）：292-4.

[13] Ho P L，Leung S M，Tse H，et al. Novel selective medium for isolation of *Staphylococcus lugdunensis* from wound specimens. J Clin Microbiol，2014，52（7）：2633-6.

[14] Lu Y，Wang Y，Ling B，et al. Catalase-negative *Staphylococcus lugdunensi* s strain with a novel point mutation in the catalase gene isolated from a patient with chronic suppurative otitis media. J Clin Microbiol，2013，51（4）：1310-2.

[15] Marchocki Z，Collins K，Lehane E，et al. *Staphylococcus lugdunensis* cultured from the amniotic fluid at Caesarean Section. PLoS One，2013，8（2）：e56373.

[16] Stair B，Vessels B，Overholser E，et al. Successful daptomycin treatment for *Staphylococcus lugdunensis* endocarditis. Am J Med Sci，2012；344（1）：64-6.

[17] Fadel H J，Patel R，Vetter E A，et al. Clinical significance of a single *Staphylococcus lugdunensis*-positive blood culture. J Clin Microbiol，2011，49（4）：1697-9.

[18] Choi S H，Chung J W，Lee E J，et al. Incidence，characteristics，and outcomes of *Staphylococcus lugdunensis* bacteremia. J Clin Microbiol，2010，48（9）：3346-9.

[19] Zinkernagel A S，Zinkernagel M S，Elzi M V，et al. Significance of *Staphylococcus lugdunensis* bacteremia：report of 28 cases and review of the literature. Infection，2008，36（4）：314-21.

[20] Ebright J R，Penugonda N，Brown W. Clinical experience with *Staphylococcus lugdunensis* bacteremia：a retrospective analysis. Diagn Microbiol Infect Dis，2004，48（1）：17-21.

[21] Zipperer A，Konnerth M C，Laux C，et al. Human commensals producing a novel antibiotic impair pathogen colonization. Nature，2016，535（7613）：511-6.

11. 什么是血培养阴性的心内膜炎？有什么特点？

感染性心内膜炎（infective endocarditis，IE）备受瞩目，固定词条用 infective，而非 infectious。随着血培养技术的成熟，大量心内膜炎患者得以确诊。因此，血培养阴性的心内膜炎（blood culture-negative endocarditis，BCNE）逐渐成为业界的焦点、难题，参见近期重要综述[1,2]。

定义

2015ESC 指南提到，BCNE 指感染性心内膜炎时，通常所用血培养没有致病病原生长。

构成比

BCNE 占所有 IE 患者的构成比，报道的数值差别很大。巴西报道确诊 IE 且进行瓣膜手术[3]：此比例高达 40%。早期人工瓣膜心内膜炎（early prosthetic valve endocarditis）[4]：此比例达 14%～30%。瑞典研究[5]：10 年，2509 个 IE 病程中，BCNE 占 12%。

原因

BCNE 的原因复杂，主要原因有 3 种（下面前 3 种），次要原因较多。具体包括：

（1）抗生素治疗导致细菌不生长[6]：链球菌是非吸毒自体瓣膜 IE 的主要病原，多数对抗生素敏感。如果在使用抗生素后采集血液标本，容易培养阴性。此种现象也见于葡萄球菌、肠球菌。之前使用抗生素的比例：

① 确诊 IE 且进行瓣膜手术[7]：74%；

② 最终没有确定病原的患者中，2/3 用了抗生素[8]。

（2）苛养菌：比如 HACEK 菌群、缺陷链球菌［包括孪生球菌属（Gemella）、颗粒链菌属（Granulicatella）、乏养菌属（Abiotrophia）］、痤疮丙酸杆菌、厌氧菌、布鲁菌属等。脑膜炎奈瑟菌、淋病奈瑟菌所致 IE 罕见，二者也属于苛养菌。这些苛养菌、厌氧菌在环境条件不适合时，不会生长；在传统血液培养瓶中，也常常不生长。

（3）胞内病原：这类病原在普通血培养瓶内完全不生长，有文献把这种情况称为真正的 BCNE[9]。主要是一些细胞内细菌（intra-cellular bacteria），如巴通体、伯氏考克斯体、惠普尔养障体，也包括立克次体、衣原体和病毒。

（4）细菌产生自溶酶：比如肺炎链球菌。疑似自溶时，如果涂片看到菌体有所指引，还好分析。如果涂片也未见，则可以用肺炎链球菌抗原试剂检测一下血培养液体，或者用针对肺炎链球菌的核酸扩增实验来判断。可参考 PPID7[10] 上关于肺炎链球菌 IE 的描写。1945 年以前，该菌构成比高达 10%，但现在只有 1%～3%。其中，40% 患者是嗜酒者；70% 患者并发脑膜炎。

（5）疾病末期采集标本：尤其是慢性病程（＞3 个月），在疾病末期采集标本，容易培养阴性。

（6）右侧心内膜炎有影响[11]。

（7）其他相关因素：正确采集血培养标本；采用更新的诊断技术来确诊 IE。和血培养相关的诸多环节包括适应证、时机、抗生素使用、培养环境、分离方式、鉴定方法等，都与血培养结果有关，出现纰漏会导致血培养阴性。

（8）非感染性心内膜炎：罕见，比如消瘦型心内膜炎（marantic endocarditis）、系统性疾病相关心内膜炎（如狼疮、白塞病）[12]；副肿瘤表现（paraneoplastic manifestation）[13]。

（9）类似心内膜炎的其他疾病：比如室间隔缺损、后壁梗死血栓等。

严格意义上讲，（8）（9）不是感染性心内膜炎，但在疾病确诊之前，这些疑似疾病会干扰判断。

病原

（1）2015ESC 指南列出了 BCNE 的罕见病原，包括布鲁菌、伯氏考克斯体、巴通体、惠普尔养障体、支原体、军团菌、真菌。

（2）热病 43 引用法国研究[14]，列出了 BCNE 的病原构成。348 例经血清学、培养、组织病理、分子生物学检测，构成比如下：伯氏考克斯体 48%；巴通体 28%；乏养菌、人型支原体及嗜肺军团菌、惠普尔养障体等共 1%；其余病原体不明，多数已经使用抗生素。按：其余病原体比例为 23%，近 1/4。

（3）巴西报道确诊 IE 且进行瓣膜手术患者[15]：39 个患者通过 PCR 确定的病原包括口腔群链球菌（oralis group streptococci）54%、金黄色葡萄球菌 7.7%、解没食子群链球菌（gallolyticus group streptococci）5.1%、伯氏考克斯体 2.5%、根瘤菌属（Rhizobium sp.）2.5%。

（4）中国 1 例病例[16]：Q 热。

（5）法国文章[17]：2001—2009 年 BCNE 718 例，研究其中的早期人工瓣膜心内膜炎（early prosthetic valve endocarditis）患者 31 例，并与同期 22 例血培养阳性早期瓣膜心内膜炎患者、628 例社区获得自体瓣膜 BCNE 患者相比。31 例中 10 例确定病原（32%）。三群中真菌构成比分别是 16%、4.5% 和 0.5%（$P<0.001$）。31 例中，进行外科手术时确定病原的比例高〔9/21（43%）vs 1/10（10%），$P=0.07$〕、未确定病原时复发比例高〔9/21（43%）vs 1/10（10%），$P=0.07$〕。结论：早期人工瓣膜心内膜炎时，真菌比例高，考虑特殊方法如 PCR 或瓣膜组织检查，考虑经验治疗覆盖。

（6）法国文章[18]：759 例 BCNE 患者，476（62.7%）例有微生物病原，19（2.5%）例有非感染性病因。按：1/3 的患者没有找到原因。

（7）西班牙 1 例病例[19]：瓣膜组织、血培养同时分离出烟曲霉菌，不过 GM 试验阴性。患者最后死于曲霉菌播散性感染。

（8）法国 1 例病例[20]：病原是文森巴通体阿如波亚种（Bartonella vinsonii subsp. arupensis）。

（9）英国文章[21]：某医院 1975—2000 年 63 例 BCNE，49% 确定了病原。其中，有 1 例为鹦鹉热衣原体，有 3 例在瓣膜内可见大量革兰阳性球菌，但培养阴性。

（10）1 例[22] 早期人工瓣膜 BCNE，沃氏葡萄球菌为病原。

（11）法国 1 例病例[23]：病原是文森巴通体伯格霍夫亚种（*Bartonella vinsonii* subsp. *berkhoffii*）。

检测方法

法国文章[24]：759 例 BCNE 患者，476 例（62.7%）有微生物病原，19 例（2.5%）有非感染性病因。血液标本确定了 362 例患者（47.7%）病原，血清学检查确定了 355 例，主要是 Q 热和巴通体，广谱 PCR、巴通体特异性蛋白免疫印迹（western blot）确定 7 个病原。瓣膜组织 PCR 确定了 109 个病原，主要是链球菌、惠普尔养障体、巴通体和真菌。引物延伸富集反应（primer extension enrichment reaction）和免疫组化确定 5 个病原。没有病毒、衣原体。组织学或抗核抗体检查确定了非感染病因：19 例（2.5%）。该文章建议检测策略为：血清学检查伯氏考克斯体、巴通体；抗核抗体和类风湿因子；血液标本特异性PCR 查惠普尔养障体、巴通体、真菌；瓣膜组织：16S/18S rRNA PCR。按：这个策略好，值得关注。上面排序是按技术难易程度确定的，不是按构成比确定。

西班牙文章[25]：5 例巴通体感染确诊，血清学检查时，2 例与衣原体有交叉反应，2 例与伯氏考克斯体有交叉反应。

和血培养阳性患者相比较

巴西研究[26]：确诊 IE 且进行瓣膜手术患者共 131 例。和 BCNE 相比，血培养阳性心内膜炎的发热（$P=0.06$，OR 4.7，CI 0.91～24.38）和血栓性并发症（$P=0.003$，OR 3.3，CI 1.55～6.82）更多，而新出现的急性反流（$P=0.05$，OR 0.3，CI 0.098～0.996）、心衰更少（$P=0.02$，OR 0.3，CI 0.13～0.79）。

西班牙文章[27]：1996—2001 年，749 例病例中 BCNE 组 106 例，培养阳性组 643 例。这两组病例比较，下列 6 个方面彼此相似：年龄、性别、基础性疾病；之前抗生素使用的比例；从发病到诊断的时间间隔；住院期间的临床过程（clinical course）；发展为心衰、肾衰、脓毒性休克；需要外科手术（57.5% vs

55.5%；$P=0.697$）、病死率（25.5% vs 30.6%；$P=0.282$）。

西班牙文章[28]：长期随访老年患者，50 例血培养阳性、10 例 BCNE，这两组病例临床特征、超声心动特征、病死率、外科干预的需要、易感因素、感染部位相似，长期预后也相似。

其他信息

德国 2 例病例[29]：中年男性患者，IE 之前有关节痛，确诊惠普尔养障体。作者综述后建议，伴关节痛 BCNE 一定要查该菌。

日本 1 例病例[30]：怀疑 IE 入院，但血培养阴性，初期经胸壁超声心动、经食管超声心动都未见赘生物，考虑除外 IE。后来重复超声心动显示有反流、瓣周脓肿。免疫学检查确定病原是汉塞巴通体。按：此例提示，疾病的典型表现需要时间来呈现。

瑞典 10 年研究[31]：IE 病死率 10.7%，BCNE 病死率 4.6%。BCNE 中女性病死率高于男性。接受氨基糖苷类治疗时，BCNE 患者病死率低（3% vs 13%，OR 0.2）。

此外，需要特别强调一下血培养检查的规范性。血培养自身做得不规范，必然会导致更多患者无法确诊，这需要临床、实验室共同努力才能改善局面。同时，也需要强调培养技术的重要性，很多时候，这是感染性疾病病原学诊断的金标准。

参考文献

[1] Katsouli A，Massad M G. Current issues in the diagnosis and management of blood culture-negative infective and non-infective endocarditis. Ann Thorac Surg，2013，95（4）：1467-74.

[2] Tattevin P，Watt G，Revest M，et al. Update on blood culture-negative endocarditis. Med Mal Infect，2015，45（1-2）：1-8.

[3] Lamas C C，Fournier P E，Zappa M，et al. Diagnosis of blood culture-negative endocarditis and clinical comparison between blood culture-negative and blood culture-positive cases. Infection，2016，44（4）：459-66.

[4] Thuny F，Fournier P E，Casalta J P，et al. Investigation of blood culture-negative early prosthetic valve endocarditis reveals high prevalence of fungi. Heart，2010，96（10）：743-7.

[5] Werner M, Andersson R, Olaison L, et al. A 10-year survey of blood culture negative endocarditis in Sweden: aminoglycoside therapy is important for survival. Scand J Infect Dis, 2008, 40 (4): 279-85.

[6] Tunkel A R, Kaye D. Endocarditis with negative blood cultures. N Engl J Med, 1992, 326 (18): 1215-7.

[7] Lamas C C, Fournier P E, Zappa M, et al. Diagnosis of blood culture-negative endocarditis and clinical comparison between blood culture-negative and blood culture-positive cases. Infection, 2016, 44 (4): 459-66.

[8] Lamas C C, Eykyn S J. Blood culture negative endocarditis: analysis of 63 cases presenting over 25 years. Heart, 2003, 89 (3): 258-62.

[9] Tattevin P, Watt G, Revest M, et al. Update on blood culture-negative endocarditis. Med Mal Infect, 2015, 45 (1-2): 1-8.

[10] Gerald L Mandell, John E Bennett, Raphael Dolin. Mandell, Douglas, Bennett's Principles and Practice of Infectious Diseases. 7thed. Saunders, 2010.

[11] Houpikian P, Raoult D. Blood culture-negative endocarditis in a reference center: etiologic diagnosis of 348 cases. Medicine (Baltimore), 2005, 84 (3): 162-173.

[12] Tattevin P, Watt G, Revest M, et al. Update on blood culture-negative endocarditis. Med Mal Infect, 2015, 45 (1-2): 1-8.

[13] Katsouli A, Massad M G. Current issues in the diagnosis and management of blood culture-negative infective and non-infective endocarditis. Ann Thorac Surg, 2013, 95 (4): 1467-74.

[14] Houpikian P, Raoult D. Blood culture-negative endocarditis in a reference center: etiologic diagnosis of 348 cases. Medicine (Baltimore), 2005, 84 (3): 162-173.

[15] Lamas C C, Fournier P E, Zappa M, et al. Diagnosis of blood culture-negative endocarditis and clinical comparison between blood culture-negative and blood culture-positive cases. Infection, 2016, 44 (4): 459-66.

[16] Wang H, Li T. Q fever endocarditis-a neglected pathogen of blood culture negative endocarditis. Zhonghua Nei Ke Za Zhi, 2014, 53 (3): 164-5. Chinese.

[17] Thuny F, Fournier P E, Casalta J P, et al. Investigation of blood culture-negative early prosthetic valve endocarditis reveals high prevalence of fungi. Heart, 2010, 96 (10): 743-7.

[18] Katsouli A, Massad M G. Current issues in the diagnosis and management of blood culture-negative infective and non-infective endocarditis. Ann Thorac Surg, 2013, 95 (4): 1467-74.

[19] Pemán J, Ortiz R, Osseyran F, et al. Endocarditis por Aspergillus fumigatus en válvula nativa con hemocultivo positivo y galactomanano negativo. Descripción de un caso y revisión de la literatura [Native valve Aspergillus fumigatus endocarditis with blood culture positive and negative for galactomannan antigen. Case report and literature review]. Rev Iberoam Micol, 2007, 24 (2): 157-60.

[20] Fenollar F, Sire S, Raoult D. Bartonella vinsonii subsp. arupensis as an agent of blood culture-negative endocarditis in a human. J Clin Microbiol, 2005, 43 (2): 945-7.

[21] Lamas C C, Eykyn S J. Blood culture negative endocarditis: analysis of 63 cases presenting over 25

years. Heart，2003，89（3）：258-62.

[22] Abgrall S，Meimoun P，Buu-Hoi A，et al. Early prosthetic valve endocarditis due to Staphylococcus warneri with negative blood culture. J Infect，2001，42（2）：166.

[23] Roux V，Eykyn S J，Wyllie S，et al. Bartonella vinsonii subsp. berkhoffii as an agent of afebrile blood culture-negative endocarditis in a human. J Clin Microbiol，2000，38（4）：1698-700.

[24] Fournier P E，Thuny F，Richet H，et al. Comprehensive diagnostic strategy for blood culture-negative endocarditis：a prospective study of 819 new cases. Clin Infect Dis，2010，51（2）：131-40.

[25] Martín L，Vidal L，Campins A，et al. Bartonella as a cause of blood culture-negative endocarditis. Description of five cases. Rev Esp Cardiol，2009，62（6）：694-7.

[26] Lamas C C，Fournier P E，Zappa M，et al. Diagnosis of blood culture-negative endocarditis and clinical comparison between blood culture-negative and blood culture-positive cases. Infection，2016，44（4）：459-66.

[27] Ferrera C，Vilacosta I，Fernández C，et al. Reassessment of blood culture-negative endocarditis：its profile is similar to that of blood culture-positive endocarditis. Rev Esp Cardiol（Engl Ed），2012，65（10）：891-900.

[28] Pérez de Isla L，Zamorano J，Lennie V，et al. Negative blood culture infective endocarditis in the elderly：long-term follow-up. Gerontology，2007，53（5）：245-9.

[29] Alozie A，Zimpfer A，Köller K，et al. Arthralgia and blood culture-negative endocarditis in middle Age Men suggest tropheryma whipplei infection：report of two cases and review of the literature. BMC Infect Dis，2015，15：339.

[30] Sumatani I，Kagiyama N，Saito C，et al. Infective endocarditis with negative blood culture and negative echocardiographic findings. J Echocardiogr，2015，13（2）：66-8.

[31] Werner M，Andersson R，Olaison L，et al. A 10-year survey of blood culture negative endocarditis in Sweden：aminoglycoside therapy is important for survival. Scand J Infect Dis，2008，40（4）：279-85.

12. 脑脊液培养分离株，考虑污染吗？

细菌学领域常常讨论血培养污染，自然可以思考，那脑脊液（cerebrospinal fluid，CSF）、胸腹水、关节液的污染呢？本文单就脑脊液进行探讨，而且只讨论经皮穿刺采集脑脊液的情况；留置导管（引流、分流）后经导管取材，有污染很正常——这也不是严格意义上的脑脊液，这只是引流液、分流液，本文不予展开探讨。

首先是逻辑推测肯定有污染：

（1）先看血培养。经皮穿刺采集血液时，即便是严格正规消毒，皮肤消毒后仍会残留活菌，而皮肤毛囊内的细菌，包括厌氧菌，根本没有消毒。所以血培养国际上要求污染率低于3％，却从来没有要求为0。不要求为0，就是因为逻辑上看是必然，把0作为要求是过分的。

（2）脑脊液等正常无菌体液，经皮穿刺时，消毒要比经皮穿刺静脉血严格细致得多，但毛囊没有办法。所以，污染概率会比血培养低，但也必然会有。

（3）甚至可以悄悄地问，有没有本来不是感染，经皮穿刺把细菌带入无菌腔内，进而引起感染的情况呢？逻辑上肯定有，以全球几十亿人口之巨，现实也肯定发生过。

那么实际呢？印象中，公开讨论罕有涉及，文献书籍似未提及。我们先看看书籍记录。

MCM11[1]

按：推测 CSF 污染谱与血培养污染类似。血培养公认污染菌有 7 种，下面依次列出。

（1）标本采集章节 CSF 部分（p294）：和所有临床标本一样，即使是采集自假定无菌部位的标本，偶尔也会有污染菌生长。腰穿后第一管，最可能有少量皮肤定植菌，可用于化学检查，第二管可以用于微生物学检查。按：MCM11 也认为会有污染。

（2）葡萄球菌一章，CoNS 只提到分流感染，没有提到原发性感染和污染。

（3）链球菌一章，脑膜炎病原包括 GAS、B 组链球菌（GBS）、肺炎链球菌、解没食子酸链球菌巴斯德亚种（*S. gallolyticus* subsp. *pasteurianus*）、唾液链球菌（*S. salivarius*）。唾液链球菌：反复报道此菌可以导致菌血症、心内膜炎、脑膜炎（有时是医源性的）。少见链球菌导致脑膜炎的包括猪链球菌（*S. suis*）、海豚链球菌（*S. iniae*）（操作鱼类）。按：上述病原之外的链球菌，要仔细分别是污染还是感染。

（4）微球菌部分没有涉及脑膜炎。

（5）气球菌部分没有涉及脑膜炎，提到绿色气球菌常常是临床标本培养的污染菌。

（6）棒杆菌属：常见疾病列表没有脑膜炎（原书表 2），正文也没有讨论脑脊液。

（7）丙酸杆菌属：可以引起中枢感染，但没有展开，也没有提及污染。

（8）芽孢杆菌属：导致脑膜炎的有炭疽芽孢杆菌、枯草芽孢杆菌（外伤后）、*Bacillus circulans*、*Bacillus alvei*（目前名字 *Paenibacillus alvei*）。

PPID7

PPID7[2] 没有涉及污染菌问题。原文表 84-1 列出了细菌病原：流感嗜血杆菌、脑膜炎奈瑟菌、肺炎链球菌、单核细胞增生李斯特菌、大肠埃希菌、GBS、痤疮丙酸杆菌、金黄色葡萄球菌、表皮葡萄球菌、肠球菌属、肺炎克雷伯菌、铜绿假单胞菌、沙门菌属、不动杆菌属、草绿色链球菌、牛链球菌（*Streptococcus bovis*）、坏死梭杆菌（*Fusobacterium necrophorum*）、嗜麦芽窄食单胞菌、GAS、猪链球菌（*Streptococcus suis*）、多杀巴斯德菌、犬咬二氧化碳嗜纤维菌（*Capnocytophaga canimorsus*）、奴卡菌属、结核分枝杆菌。按：上面的表皮葡萄球菌、草绿色链球菌、痤疮丙酸杆菌要小心，因为它们既有可能是病原，又有可能是污染。

PPPID3

PPPID3[3]：未及。

PubMed

书籍如此，直接的论文文献呢？检索 PubMed 数据库：先用（cerebrospinal fluid）and（contamination or contaminated）检索，在题目或摘要中出现的，共480篇，仅仅在题目中出现的有 41 篇，几乎没有有价值的信息。大家知道限定题目的检索方式，会丢失太多信息，我们用下面方式补充。以 7 种血培养公认污染菌检索：（cerebrospinal fluid）and（staphylococcus or corynebacterium or Propionibacterium or Aerococcus or micrococcus or Bacillus or streptococcus），限定在题目出现，总共 128 篇，有价值的信息，依然不多。再用（"cerebrospinal fluid" or meningitis）and（microbiology or microbiological or etiology or etiological or etiologic or bacteriology or bacteriological or pathogen or pathogenic）and（profile or diagnosis or diagnostic）检索，限定题目，共 96 篇，也只是透露一点信息。

PubMed 有价值信息的汇总：

（1）明确涉及污染的是一篇美国研究[4]：手卫生干预前后脑脊液和血液培养分离污染的 CoNS 的比较。干预前后手卫生依从性大幅度提高（从 47.4% 到 85.4%，$P=0.001$），污染发生则下降了 [每千个患者日从 （4.2±2.4） 到 （1.9±1.8），$P=0.042$]。这篇文献得细看原文，不知道单纯脑脊液 CoNS 的污染比例是多少。

（2）巴基斯坦研究[5]：儿童急性细菌性脑膜炎，CoNS 5.5%，肺炎链球菌 2.5%。按：CoNS 里估计有污染。

（3）中国北京儿童医院研究[6]，用不同 PCR 和培养方法确定病原。PCR 确定一株表皮葡萄球菌。

（4）中国浙医报道[7]，对多重耐药山羊葡萄球菌（Staphylococcus caprae）菌株 9557 进行了全基因组测序。该菌分离自脑脊液。

（5）美国研究[8]：针对 PMN 炎症性脑膜炎或脑膜脑炎，117 例诊断脑膜炎或脑膜脑炎，金黄色葡萄球菌外有 1 例 CoNS、1 例肠球菌。

（6）巴西研究[9]：一家小型医院有 103 例细菌性脑膜炎患者，金黄色葡萄球菌和表皮葡萄球菌占 9.7%。

（7）日本报道[10]：1 例 2 岁脑脓肿患者，病原是中间葡萄球菌。

（8）美国报道[11]：造血干细胞移植受者慢性脑膜炎，CSF 标本高通量测序显示为痤疮丙酸杆菌感染，6 周针对性治疗有效。该文提到对慢性脑膜炎病原学传统诊断尝试的意义。

（9）第 17 例棒杆菌属导致脑脊液分流后感染[12]：此文没有鉴定到种，提到疑似杰氏棒杆菌。按：此文对经皮采集标本情况的提示，即分流感染尚且如此之少，经皮感染会更少；如果有分离，污染概率高。

（10）西班牙报道[13]：脑脊液漏导致无乳链球菌急性脑膜炎。按：有解剖问题在，一切都可能致病。

（11）西班牙报道[14]：儿科患者脑脊液分离解没食子酸链球菌巴斯德亚种（*Streptococcus gallolyticus* subsp. *pasteurianus*）。患者因呼吸道感染有反复住院，此次有该菌脑膜炎、菌血症。此为该菌首例脑膜炎患者。

（12）越南报道[15]：238 个脑膜炎患者脑脊液，101（42.4%）个 PCR 检查猪链球菌血清型 2（*Streptococcus suis* serotype 2，SS2）阳性，55（23%）个培养 SS2 阳性。在越南成人中，SS2 脑膜炎比肺炎链球菌和脑膜炎奈瑟菌脑膜炎之和还多。

（13）有报道[16] 提到，1 例婴儿牛链球菌（*Streptococcus bovis*）脑膜炎，CSF 嗜酸性粒细胞增多。

（14）有报道[17]，1 例外伤 16 年后，脑脊液鼻漏（cerebrospinal fluid rhinorrhea）导致似马链球菌（*Streptococcus equisimilis*）脑膜炎。

（15）法国研究[18]：从脑脊液分离新菌种马赛芽孢杆菌（*Bacillus massiliensis* sp. nov.）。该菌初次分离时革兰染色是阴性。

（16）英国报道[19]：1 例蜡样芽孢杆菌（*Bacillus cereus*）脑膜炎，并发脑脊液漏（fistula）。

（17）病例报道[20] 题目：早产儿坏死性小肠结肠炎时，脑脊液分离第三梭菌（*Clostridium tertium*）是污染还是感染？

我们的初衷是想寻找类似痤疮丙酸杆菌在血液中分离株的阳性预测值（有说大约 10%）一类的数据。结果没有找到。目前明确的信息包括：

（1）肯定会有污染，这是必须考虑的问题。

（2）PPID7 中把表皮葡萄球菌、痤疮丙酸杆菌、草绿色链球菌列为病原谱成员。这意味着分析时要仔细甄别。上面 PubMed 文献提示，表皮葡萄球菌占所有细菌病原的构成比大约为 1%。

（3）表皮葡萄球菌之外其他 CoNS：PPID7 中没有列出，但有的文献和表皮葡萄球菌放在一起统一考虑[21]。建议如果是人体常见分离株，视同表皮葡萄球菌。

（4）微球菌属、气球菌属、棒杆菌属、芽孢杆菌属，污染概率高，不能随意确定为感染。

（5）没有阳性预测值的具体数值。

（6）除了明确的实验室内污染外，所有分离株都要回报临床，在临床层面综合判断。

其他收获：痤疮丙酸杆菌需要厌氧培养。对于慢性脑膜炎，需要常规做厌氧培养。下文将会提到，分流感染也需要常规厌氧培养。越南的猪链球菌脑膜炎很多。有解剖结构异常时，一切皆有可能！

另：阅读过程中发现的其他与本文主题无关但有意义的话题。

（1）瑞典研究[22]：25 个肺炎链球菌脑膜炎患者，都在抗生素使用前抽取脑脊液，44% 通过脑脊液培养，58% 通过血培养，100% 通过 PCR 确诊。广谱 PCR 的阳性窗口：1~3 天 PCR 阳性率 89%，4~6 天 70%，7~10 天 33%。

（2）泰国报道[23]：10 月龄女童，肺炎链球菌脑膜炎，脑脊液以淋巴细胞升高为主，占 90%。

（3）西班牙研究[24]：利福平和克林霉素包埋导管进行脑脊液分流，可以防止葡萄球菌感染。

（4）瑞典研究[25]：237 个儿科患者（0~15 岁），474 次手术，有 34 个疑似或证实的脑室内感染、5 个远端感染。病原是皮肤细菌，包括 CoNS 19 人、金黄色葡萄球菌 7 人、痤疮丙酸杆菌 6 人。文章建议，脑脊液分流感染常规需要增加厌氧菌培养，参见相关文献[26]。

（5）有研究[27] 针对 CSF 分流术。一般报道术后感染率 8%~27%，该研究报道为 3.1%，并对污染进行了分析。

（6）日本报道[28]：肺炎链球菌导致脑膜炎，CSF 中细胞没有升高。

（7）美国研究[29]：题目是聚维酮碘（povidone-iodine）污染，导致 CSF 中总蛋白测定受到感染。

（8）美国研究[30]：题目是聚维酮碘消毒时污染 CSF，导致脑膜炎奈瑟菌 A 群和 Y 群乳胶凝集试验假阳性。

（9）印度研究[31]：用 PCR 结合 EIA 的方法，检测脑膜炎培养阴性的脑脊液标本。11 个患者临床诊断脑膜炎，培养阴性、乳胶凝集阴性，而 PCR-EIA 有 5 例阳性。

（10）印度研究[32]：氯己定残留，可能影响 CSF 电解质等项目检测。

（11）一篇文章[33] 提到郭霍杆菌（Koch's bacillus），就是结核分枝杆菌！

参考文献

［1］ James H Jorgensen，Michael A Pfaller，Karen C Carroll，et al. Manual of clinical microbiology. 11th ed. American Society for Microbiology，2015.

［2］ Gerald L Mandell，John E Bennett，Raphael Dolin. Mandell，Douglas，Bennett's Principles and Practice of Infectious Diseases. 7th ed. Saunders，2010.

［3］ Sarah S Long，Larry K Pickering a，Charles G Prober. Principles and Practice of Pediatric Infectious Diseases：Expert Consult. 3rd ed. Saunders，2008.

［4］ Sharek P J，Benitz W E，Abel N J，et al. Effect of an evidence-based hand washing policy on hand washing rates and false-positive coagulase negative staphylococcus blood and cerebrospinal fluid culture rates in a level III NICU. J Perinatol，2002，22（2）：137-43.

［5］ Bari A，Zeeshan F，Zafar A，et al. Childhood Acute Bacterial Meningitis：Clinical Spectrum，Bacteriological Profile and Outcome. J Coll Physicians Surg Pak，2016，26（10）：822-826.

［6］ Wang Y，Guo G，Wang H，et al. Comparative study of bacteriological culture and real-time fluorescence quantitative PCR（RT-PCR）and multiplex PCR-based reverse line blot（mPCR/RLB）hybridization assay in the diagnosis of bacterial neonatal meningitis. BMC Pediatr，2014，14：224.

［7］ Zheng B，Jiang X，Li A，et al. Whole-Genome Sequence of Multidrug-Resistant Staphylococcus caprae Strain 9557，Isolated from Cerebrospinal Fluid. Genome Announc，2015，3（4）：e00718-15.

［8］ Guarner J，Liu L，Bhatnagar J，et al. Neutrophilic bacterial meningitis：pathology and etiologic diagnosis of fatal cases. Mod Pathol，2013，26（8）：1076-85.

［9］ Elias M L，Almeida S D，Câmara A A. Perfil etiológico das meningites bacterianas em um hospital de pequeno porte［Etiological profile of bacterial meningitis in a small hospital］. J Pediatr（Rio J），1998，74（1）：45-8.

［10］ Saijo M，Murono K，Hirano Y，et al.［A patient with Streptococcus intermedius brain abscess treated with high dose penicillin G—susceptibility of the isolate to penicillin G and the concentration of penicillin G in cerebrospinal fluid］. Kansenshogaku Zasshi，1998，72（4）：414-7.

［11］ Wylie K M，Blanco-Guzman M，Wylie T N，et al. High-throughput sequencing of cerebrospinal fluid for diagnosis of chronic Propionibacterium acnes meningitis in an allogeneic stem cell transplant recipient. Transpl Infect Dis, 2016, 18 (2): 227-33.

[12] Miura F K, Andrade A F, Randi B A, et al. Cerebrospinal fluid shunt infection caused by Corynebacterium sp: case report and review. Brain Inj, 2014, 28 (9): 1223-5.

[13] González B, Labatut T, Soto A, et al. Meningitis bacteriana aguda por *Streptococcus agalactiae* en una mujer no embarazada asociada a una fistula de LCR: comunicación de un caso [Acute bacterial meningitis by Streptococcus agalactiae in a non pregnant woman associated to a cerebrospinal fluid leak: a case report]. Rev Chilena Infectol, 2013, 30 (6): 665-8.

[14] Vélez Balestro L M, Baroni M R, Ochoteco M C, et al. *Streptococcus gallolyticus subsp. pasteurianus* en liquido cefalorraquídeo de un paciente pediátrico [*Streptococcus gallolyticus subsp. pasteurianus* isolated from cerebrospinal fluid in a pediatric patient]. Rev Argent Microbiol, 2013, 45 (4): 254-6.

[15] Nga T V, Nghia H D, Tu le T P, et al. Real-time PCR for detection of *Streptococcus suis* serotype 2 in cerebrospinal fluid of human patients with meningitis. Diagn Microbiol Infect Dis, 2011, 70 (4): 461-7.

[16] Al-Arishi H, Frayha H H, Yaneza A L, et al. Isolated cerebrospinal fluid eosinophilia due to *Streptococcus* bovis meningitis in an infant. Int J Infect Dis, 2002, 6 (4): 323-5.

[17] Fandiño J. Fistula de liquido cefalorraquídeo y meningitis por estreptococo equisimilis 16 años después de un traumatismo craneoencefálico [Cerebrospinal fluid rhinorrhea and *Streptococcus* equisimilis-related meningitis 16 years after a head injury]. Neurocirugia (Astur), 2002, 13 (4): 316-20.

[18] Glazunova OO, Raoult D, Roux V. Bacillus massiliensis sp. nov., isolated from cerebrospinal fluid. Int J Syst Evol Microbiol, 2006, 56 (Pt 7): 1485-1488.

[19] Marshman L A, Hardwidge C, Donaldson PM. Bacillus cereus meningitis complicating cerebrospinal fluid fistula repair and spinal drainage. Br J Neurosurg, 2000, 14 (6): 580-2.

[20] Cheah F C, Lim K E, Boo N Y. Clostridium tertium in cerebrospinal fluid of a premature neonate with necrotizing enterocolitis: contamination or real? Acta Paediatr, 2001, 90 (6): 704-5.

[21] Karanika M, Vasilopoulou V A, Katsioulis A T, et al. Diagnostic clinical and laboratory findings in response to predetermining bacterial pathogen: data from the Meningitis Registry. PLoS One, 2009, 4 (7): e6426.

[22] Brink M, Welinder-Olsson C, Hagberg L. Time window for positive cerebrospinal fluid broad-range bacterial PCR and *Streptococcus* pneumoniae immunochromatographic test in acute bacterial meningitis. Infect Dis (Lond), 2015, 47 (12): 869-77.

[23] Samakoses R, Suwanpakdee D, Watanaveeradej V, et al. Cerebrospinal fluid lymphocytosis in an infant with acute *Streptococcus* pneumoniae meningitis: a case report. J Med Assoc Thai, 2010, 93 Suppl 5: S49-52.

[24] Gutiérrez-González R, Boto G R, Fernández-Pérez C, et al. Protective effect of rifampicin and clindamycin impregnated devices against *Staphylococcus* spp. infection after cerebrospinal fluid diversion procedures. BMC Neurol, 2010, 10: 93.

[25] Arnell K，Cesarini K，Lagerqvist-Widh A，et al. Cerebrospinal fluid shunt infections in children over a 13-year period: anaerobic cultures and comparison of clinical signs of infection with Propionibacterium acnes and with other bacteria. J Neurosurg Pediatr，2008，1（5）：366-72.

[26] Thompson T P，Albright A L. Propionibacterium [correction of Proprionibacterium] acnes infections of cerebrospinal fluid shunts. Childs Nerv Syst，1998，14（8）：378-80.

[27] Strömblad L G，Schalén C，Steen A，et al. Bacterial contamination in cerebrospinal fluid shunt surgery. Scand J Infect Dis，1987，19（2）：211-4.

[28] Sato R，Nasu M，Yagi R，et al. *Streptococcus* pneumoniae meningitis without pleocytosis of the cerebrospinal fluid. Am J Emerg Med，2016，34（5）：941，e1-2.

[29] Gounden V，Sacks D B，Zhao Z. Interference of cerebrospinal fluid total protein measurement by povidone-iodine contamination. Clin Chim Acta，2015，440：3-5.

[30] D'Amato R F，Hochstein L，Fay E A. False-positive latex agglutination test for Neisseria meningitidis groups A and Y caused by povidone-iodine antiseptic contamination of cerebrospinal fluid. J Clin Microbiol，1990，28（9）：2134-5.

[31] Cherian T，Lalitha M K，Manoharan A，et al. PCR-Enzyme immunoassay for detection of *Streptococcus* pneumoniae DNA in cerebrospinal fluid samples from patients with culture-negative meningitis. J Clin Microbiol，1998，36（12）：3605-8.

[32] Kar A M，Seth T D，Kapahalia B S，et al. Contamination of hexachlorocyclohexane residues: a possible factor for the altered levels of electrolytes and trace elements in the cerebrospinal fluid of epileptic. Indian J Med Sci，1986，40（1）：1-5.

[33] Tatomirović Z，Bokun R，Trajković Z. Citoloske karakteristike likvora kod bolesnika sa seroznim meningitisom uzrokovanim enterovirusim，mumps virusom i bacilom Koch [Cytologic characteristics of cerebrospinal fluid in patients with serous meningitis caused by enteroviruses，mumps virus or Koch's bacillus]. Vojnosanit Pregl，1995，52（4）：349-54.

13. 下呼吸道标本常规培养分离株，如何判断？

感染性疾病的确诊要素中，病原学信息是第一位的、是最重要的。某种意义上讲，感染性疾病的确定诊断，就是微生物学诊断。本文想和大家讨论的是呼吸道标本微生物学分析中，常规培养部分如何进行后续处理的问题。常规培养判断分离株致病性时，背景知识是不同诊断下的各自病原谱、流行病学因素（当地特点、当时特点、此人特点）、各个标本的污染谱/定植谱。对特定患者标本，需要考虑的是肺部表现/诊断、免疫力、标本种类、菌种、生长量等因素，以及结果解释、验证方式。这些因素多样变化，需要综合考量，有一定难度。

肺部表现和临床诊断是实验室容易忽略的前提

（1）接标本环节，要关注的感染诊断包括肺炎、急性支气管炎（注意，此时做普通呼吸道分泌物培养或咳痰培养，没有意义）、AECB、ABECOPD、肺脓肿、CF、支气管扩张感染等。目前呼吸机相关支气管炎的进展，也值得关注。没有感染相关诊断，标本可以考虑拒收。没有感染诊断，接标本环节也没有拒收，后续如何报告？——经常有这样的提问，但这是永远也没有答案的问题。

实际工作中遇到最多的问题是，疑似肺炎，但在没有完成临床诊断或临床诊断不成立的情况下，送检咳痰标本。表现为咳痰标本涂片或培养常规化，无适应证随意送检。个中缘由各有不同，如果是为了应付抗菌药物专项整治检查，就不合适了。

（2）平皿阅读环节，感染诊断不同，实验室的后续判断也自然不同。实际工作中肺炎病原谱比较明确，但范围较大；ABECOPD病原谱只部分明确。类似二者的情况都不太好现实操作。

（3）不同诊断的国际指南差别很大（表2-2）。比如CAP，国际指南很多；而其他有的诊断则没有指南。

表2-2　病原谱一般信息

	CAP	HAP	免疫低下肺炎	细支气管炎和喘息性支气管炎	支气管炎	AECB	ABECOPD	CF	肺脓肿	支气管扩张感染
病原谱	明确	明确	比较明确	比较明确	明确	部分明确	部分明确	明确	比较明确	比较明确
指南	1,3	1,2,4	1,2	无	1,2	1	5	1	1,2	未见
热病43版表1	按年龄分列	单列	单列，包括HIV感染者	单列，针对5岁以下	分5岁以下、青少年成人、社区暴发百日咳3种情况	单列	未单列	单列	单列	单列

注：HAP包括医院获得性肺炎、呼吸机相关肺炎、保健相关肺炎。
指南1：IDSA/ASM 2013微生物学检查指南，该指南似乎仅仅针对成人患者。
指南2：CDC/NHSN 2008医院感染诊断标准。
指南3：IDSA&ATS 2007成人CAP指南。
指南4：ATS 2005 HAP指南。
指南5：GOLD指南。
热病：全文热病指热病43版。

免疫力正常和免疫力低下时，肺炎病原谱不同

免疫低下时，病原谱更广，条件致病菌更多，概率更高。美国CDC/NHSN 2008医院感染诊断标准[1]、IDSA/ASM 2013微生物学检查指南[2] 中，免疫低下患者都是单列；热病手册中HIV阳性者单列，即因此原因。实际工作面临的难题是如何界定免疫力低下。这个问题主要是临床医生面对，与我们看平皿也息息相关。典型患者容易判断（见EORTC/MSG指南[3]）。不典型患者，从实验室角度看，可以考虑放宽标准进行病原学检查。

下呼吸道感染时的标本与关联标本

种类极多，从咳痰，到抽吸痰，到BALF或PSB，到肺组织，不一而足。

而其处理、判断也各不相同。需要注意的是上呼吸道标本，如口水、唾液、鼻拭子、咽拭子、鼻咽洗液，一般对于细菌性病原来讲，这是不合格标本。注意 24h 痰不再适用。支气管洗液不是支气管肺泡灌洗液（BALF）。支气管洗液于肺炎而言，不如 BALF。咳痰（质量判断合格）和抽吸痰可以定量，也可以半定量。平皿阅读之前的因素要考虑是否蛋白酶消化（不消化则很多标本不均匀，结果变异性大）、半定量时接种量多少（没有统一标准，一般是接种 $10\mu L$；实验室内部一定要统一）。阈值：定量时没有确定，$10^6\,CFU/mL$ 和 $10^7\,CFU/mL$；半定量阈值则较为模糊。CMPH2007 指南提到 3 个因素：①纯生长，无论多少，都鉴定；②特殊菌种，无论多少，都鉴定；③不纯，可能致病菌中重度生长［（＋＋＋）～（＋＋＋＋）］且比正常菌群量多，才鉴定。BALF、PSB 是国际公认的肺炎病原学诊断标本。要鼓励临床医生大胆采集积极送检。BALF 的临床操作无法统一，注入液体的体积影响回收液体中微生物及其成分的浓度。BALF 国际上有质量判断标准，一般实验室没有常规执行（如果进行了判断，不合格，也不要拒收——因为是珍贵标本，报告单注明细胞数即可）。BALF 不是无菌标本，只是相较咳痰而言，污染较少而已。质量标准、阈值的存在，污染不言而喻。BALF 实验室内操作也没有完全统一。是否离心浓缩，接种量需要规范。这方面国内相关学会应该给出专业建议，而实验室内不同操作者之间则必须统一。二者细菌性分离株阈值公认的分别是 $10^4\,CFU/mL$ 和 $10^3\,CFU/mL$。当然也要考虑质量（没有常规化）、菌种、正常菌群（也会污染）。注意，病毒、真菌无阈值。

按：

BALF 临床操作：注入液体量必然因人而异（表现、位置、耐受度等），很难统一。BALF 的微生物学操作：原则上是明确统一的——定量（这样浓缩、稀释、接种体积都需要记录，最后折算浓度）。具体方式不同文献不一样。笔者建议：①对复杂病例和重点关注病例，先涂片看细菌浓度，通过镜下浓度推测原液浓度，再确定接种前是稀释还是浓缩、接种体积；②羊血琼脂不要只接种一个体积，可以多个体积梯度接种，比如 $10\mu L$、$100\mu L$、$250\mu L$（一般不能更大，否则培养基可能无法完全吸收水分）；③培养至少 3 天，如果可以，更长一些——因为是珍贵标本。

肺组织：细菌性分离株阈值公认的为 $\geqslant 10^4\,CFU/g$ 组织。国内罕有定量处理。

关联标本：主要是胸水、血液。二者的分离株污染概率小，对咳痰、抽吸痰等污染标本，有反馈指示作用。注意胸水不是胸腔引流液，引流管置于 72h 后，引流液结果很难解释。注意血液标本要注意感染源。血培养阳性不必然源自肺部感染。

菌落观察和菌种判断

这是临床微生物学实验室最直接的观察和判断。初次看到菌落时，我们头脑中会形成菌种预期。我们会把预期的菌种与患者诊断对应的病原谱相比较，与污染谱/定植谱相比较，从而决定下一步是否鉴定到菌种。

（1）判断是否错误：在质谱技术应用之前，菌种预期高度依赖经验。如果判断错误，则后续操作都是错误的。比如肺炎链球菌和其他甲型溶血性链球菌的区别，典型时非常容易区别。不典型者，如果把肺炎链球菌误认为甲型溶血链球菌，则会漏检。反之，则浪费了资源。在质谱技术应用后，这个问题已经极大弱化了。因为快速和低成本，判断不清时都会选择先行质谱鉴定，再做后续判断（菌种意义、是否药敏）。

（2）病原谱、定植/污染谱信息：这要费些精力去总结、记忆，现实中要灵活应用。指南1中列出了基本的病原（见表2-3），表中也汇集了其他指南信息，见相应标识。注意这些信息多数是国际信息，不完全适合国内情况。

（3）构成比：构成比中占优的微生物优先处理，经验治疗优先考虑。指南1的缺点是没有列出构成比，热病中有所提及。当然这方面数据不太全，不同文献也不一致。对CAP而言，国内的构成比中，肺炎支原体占比较高，经验治疗必须覆盖。对HAP而言，国内一般认为前四位是铜绿假单胞菌、肠杆菌目、鲍曼不动杆菌、金黄色葡萄球菌，但各自具体百分比尚无可信资料。

（4）污染谱，主要是口咽部定植菌。CMPH2007[4] 中列出了正常微生物群（normal microbiota）。正常呼吸道微生物群为：草绿色链球菌群、普通定植的奈瑟菌属、脑膜炎奈瑟菌、假白喉棒杆菌、血浆凝固酶阴性葡萄球菌、罗氏菌属（Rothia）、F群链球菌、厌氧菌、嗜血杆菌属（不包括流感嗜血杆菌）、肠球菌属、念珠菌属、艾肯菌属（Eikenella）、放线杆菌属（Actinobacillus）、二氧化碳嗜纤维菌属（Capnocytophaga）、莫拉菌属（Moraxella）。因此，CAP咳痰普通培养中，在并非纯分离的情况下，下列常见菌种都是定植，不必鉴定、药敏，即使（＋＋＋＋）也不必鉴定药敏：血浆凝固酶阴性葡萄球菌、甲型溶血性链球菌（除外肺炎链球菌）、肠球菌属、微球菌属、棒状杆菌（主要是棒杆菌属，也包括其他棒状杆菌）、奈瑟菌属、念珠菌属等。临床需要这些菌种信息时，建议升级标本，不用咳痰。CMPH2007[4]（3.11.2.9）给出了下呼吸道标本培养建议。该信息是一个巨大表格，此处不再引用（宁永忠，等．感染性疾病的微生物学．北京：化学工业出版社，2013：111）。这里概括如下。

表2-3 不同肺部感染的基本病原

诊断	可培养细菌（咳痰、抽吸痰标本）	可培养的细菌（非咳痰、抽吸痰）	常规不培养的细菌	结核分枝杆菌（TB）和非结核分枝杆菌（NTM）	病毒	真菌	寄生虫
急性气管炎、细支气管炎	无	百日咳博德特菌（鼻咽部抽吸子）	肺炎支原体（热病：5%），肺炎衣原体（热病：5%）	无	流感病毒、腺病毒、呼吸道合胞病毒（RSV）、冠状病毒、人偏肺病毒、副流感病毒、鼻病毒。热病：细支气管炎和喘息性支气管炎时RSV50%，副流感病毒25%；青少年成人急性支气管炎多为病毒	无	无
AECB	流感嗜血杆菌（未分型）、卡他莫拉菌、肺炎链球菌。热病提到三者有争议	无	肺炎支原体（<1%），肺炎衣原体（热病：5%）	无	鼻病毒、冠状病毒、副流感病毒（最常见是PIV3）、流感病毒、RSV、人偏肺病毒、腺病毒。热病：病毒20%~50%	无	无
AECOPD	按国际文献目前只明确了肺炎链球菌、流感嗜血杆菌、卡他莫拉菌、铜绿假单胞菌	无	无	无	病毒为主	无	无
支气管扩张	热病：流感嗜血杆菌、铜绿假单胞菌；肺炎链球菌、金黄色葡萄球菌罕见	—	—	热病：胞内分枝杆菌		热病：曲霉菌	—
CAP（<1月龄）	热病：GBS、李斯特菌、金黄色葡萄球菌、大肠埃希菌、铜绿假单胞菌	—	热病：沙眼衣原体、梅毒螺旋体	—	热病：CMV、风疹病毒、HSV	—	—

诊断	可培养的细菌（咳痰、抽吸标本）	可培养的细菌（非咳痰、抽吸标本）	常规不培养的细菌	结核分枝杆菌（TB）和非结核分枝杆菌（NTM）	病毒	真菌	寄生虫
CAP（1月龄～3月龄）	热病:肺炎链球菌、金黄色葡萄球菌（罕见）	热病:百日咳博德特菌	热病:沙眼衣原体	—	热病:RSV、副流感病毒3、人偏肺病毒	—	—
CAP（3月龄～18岁）	热病:流感嗜血杆菌、肺炎链球菌、黄色葡萄球菌（罕见）	—	热病:支原体	—	热病:RSV、人偏肺病毒、鼻病毒、流感病毒、腺病毒、副流感病毒	—	—
CAP（成人）	肺炎链球菌、金黄色葡萄球菌、流感嗜血杆菌、铜绿假单胞菌。指南3:土拉热弗朗西斯菌、鼠疫耶尔森菌、炭疽芽孢杆菌、类鼻疽伯克霍尔德菌、不动杆菌属、百日咳博德特菌。按:注意指南1没有写卡他莫拉菌;热病中有写。热病中的特殊细菌包括放线菌、奴卡菌	军团菌属（诱导痰、支气管镜标本、BCYE培养基、混合于厌氧菌）（见于吸入性肺炎:支气管镜PSB标本）	肺炎支原体、肺炎衣原体。指南3:鹦鹉热衣原体、贝氏考克斯体	有。热病:所有患者都要考虑结核可能	流感病毒A/B、RSV、腺病毒、副流感病毒1～4、人偏肺病毒、肠病毒、鼻病毒、冠状病毒、疑似病毒。热病:肺炎时、非典型(间质性)肺炎病毒为流感病毒、偏肺病毒、SARS、汉坦病毒、副流感病毒、RSV	荚膜组织胞浆菌、粗球孢子菌、芽生菌	卫氏并殖吸虫
HAP	铜绿假单胞菌、大肠埃希菌、肺炎克雷伯菌、肠杆菌属、黏质沙雷菌、不动杆菌属、金黄色葡萄球菌、流感嗜血杆菌、肺炎链球菌。指南1:变形杆菌属。指南4:肠杆菌。按:指南1的CAP与HAP病原的表述不同	军团菌属（诱导痰、支气管抽吸物、BALF、PSB、肺组织、BCYE培养基）、混合于厌氧菌（见于吸入性肺炎:支气管镜PSB标本、肺组织）	无	无	流感病毒A/B、副流感病毒、腺病毒、RSV	曲霉菌属	无

13. 下呼吸道标本常规培养分离株，如何判断？

续表

诊断	可培养的细菌（咳痰、抽吸标本）	可培养的细菌（非咳痰、抽吸痰）	常规不培养的细菌	结核分枝杆菌（TB）和非结核分枝杆菌（NTM）	病毒	真菌	寄生虫
免疫受损肺炎	除丁上面 CAP 和 HAP 病原外，其他考虑：沙门菌属（非伤寒菌）、脑膜脓增伊丽莎白菌、单核李斯特菌、奴卡菌和其他需氧放线菌、马红球菌	上面 CAP 和 HAP 病原	上面 CAP 和 HAP 病原	TB；鸟胞内分枝杆菌复合群、堪萨斯分枝杆菌、嗜血分枝杆菌（M. xenopi）、蟾蜍分枝杆菌（M. haemophilum）、快生长菌如脓肿分枝杆菌	呼吸道病毒、CMV、HSV	伊氏肺孢子菌、新型隐球菌、曲霉菌属、镰刀菌属、接合菌（如根霉属、毛霉属、犁头霉属）、荚膜组织胞浆菌、粗球孢子菌、皮炎芽生菌	冈地弓形虫、微孢子虫、隐孢子虫、粪类圆线虫
CF	金黄色葡萄球菌、流感嗜血杆菌、肺炎链球菌、肠道无色杆菌属、洋葱伯克霍尔德菌复合群、无发酵糖革兰阴性菌、机会性唐菖蒲伯克霍尔德菌、罗尔斯顿菌属、嗜铜菌属和泛菌属。按：指南 1 包含铜绿假单胞菌，但没有强调	无	无	脓肿分枝杆菌、鸟分枝杆菌复合群	RSV、流感病毒、腺病毒、副流感病毒、鼻病毒、冠状病毒、人偏肺病毒	曲霉菌属、篾多孢菌属、毛霉菌属	无

注：未标注信息源自指南 1；指南 1 中菌种只要在咳痰抽吸痰中可以分离，则其他呼吸道标本不再列。

① 呼吸道正常微生物群一般不鉴定，只有呈纯生长时，才进行鉴定和药物敏感试验，无论多少［（＋）～（＋＋＋＋）］。

② 下列菌种正常情况下可以在上呼吸道定植，如果它们的生长等于或少于呼吸道正常微生物群的生长，一般视为定植。只有呈中重度生长［（＋＋＋）～（＋＋＋＋）］，并且多于呼吸道正常微生物群生长时，才进行鉴定和药物敏感试验。包括 A 群 β 溶血性链球菌（化脓链球菌）、肺炎链球菌、流感嗜血杆菌、金黄色葡萄球菌、卡他莫拉菌、脑膜炎奈瑟菌、B/C/G 群 β 溶血性链球菌、棒杆菌属。

③ 咳痰和抽吸痰标本不能做厌氧菌培养，PSB 可以。

④ 肠杆菌科分离株，1 种或 2 种生长时，如果其生长等于或少于呼吸道正常微生物群的生长，则不必鉴定，除非患者处于免疫受损/抑制状态。如果呈中重度生长［（＋＋＋）～（＋＋＋＋）］，并且多于呼吸道正常微生物群生长时，则进行鉴定和药物敏感试验。

⑤ 下列革兰阴性杆菌只有 1 种生长时，无论多少，都要进行鉴定和药物敏感试验。包括巴斯德菌属、铜绿假单胞菌、其他非发酵菌（支气管炎脓毒博德特菌、嗜麦芽窄食单胞菌、不动杆菌属、洋葱博克霍尔德菌等）。

⑥ 如果上面两类革兰阴性杆菌中不同菌种混合生长，即 3 种或 3 种以上同时生长，如果其生长等于或少于呼吸道正常微生物群的生长，则不必鉴定。如果呈中重度生长［（＋＋＋）～（＋＋＋＋）］，并且多于呼吸道正常微生物群生长，则对最多的两种优势菌进行鉴定和药物敏感试验。如果患者在 ICU 或处于免疫受损/抑制状态，则都进行鉴定和药物敏感试验。

⑦ 下列革兰阳性菌，无论多少，都要进行鉴定和药物敏感试验。包括马红球菌（*Rhodococcus equi*）、需氧的放线菌［奴卡菌属、链霉菌属（*Streptomyces*）］。

⑧ 下列真菌，无论多少，都要鉴定。包括新型隐球菌、非腐生性的丝状真菌［如曲霉菌属、毛霉属（*Mucor*）、引起系统性真菌病的菌种］。

验证方式与结果解释

验证方式包括关联标本结果、更好标本的结果、病理学信息、流行病学信息等。关联标本指血液和胸水结果可以验证呼吸道分离株的地位。BALF、组织培养可以定量分析，其价值远比咳痰高。病理学检查见组织细胞、炎症细胞和菌体同时出现，则菌体必为感染，可以据以验证。局地当时的流行病学信息，可以提示判断，比如院内感染的情况。注意由治疗效果反推病原要非常谨慎。由广谱药物反推基本没有意义。实际遇到过 CAP 时反复调换药物，最后万古霉素见效，临床认为是社区获得性甲氧西林耐药金黄色葡萄球菌肺炎（CAMRSA）感染的例子，让人哭笑不得。注意，因为咳痰标本阳性预测值低，在没有可信验证方式时，确定病原要慎重，不能盲目、随意。

解释：注意诊断、病原谱、阈值、菌种、生长量、与正常菌群的比较、预测值、敏感性等。比如咳痰分离株于 HAP 而言,阳性预测值很低,分离了也不见得是病原。而阴性预测值高,比如反复没有金黄色葡萄球菌分离,则金黄色葡萄球菌导致的 HAP 可以排除,甚至可以停止专门针对金黄色葡萄球菌的药物。

检验报告存在的问题

最大的问题是,把培养检查与药敏试验混为一体,二者是不同的检查,需要分列、明示不同。混为一体后,容易漠视培养,或造成理解混乱。

(1)培养:没有质量判断结果(建议添加,偶尔遇到不合格标本要求后续处理,可以明示);没有正常菌群及其生长量(必须有);除报告菌种外,没有其他可能致病菌(probable pathogen,PP)的可能菌种信息、生长量(必须有);PP 没有生长量(必须有),或以半定量反推报告定量结果(建议不这样做)。

(2)药敏:A 组是必做、必报告,但不是临床首选药物——报告单打印"若敏感优先选用",都是错误的。天然耐药不应该测试,测试了报告耐药还好,报告敏感则大错。标本不匹配,比如某药物在肺部没有分布,做了药敏也没有意义。或者某些药物只用于尿路感染,呼吸道标本不必进行药敏。折点过旧、不匹配、缺失;没有测 MIC,用纸片扩散法结果反推 MIC,这样做是错误的。关联报告了剂量、用法等,而该信息源自 VITEK 软件国际的剂量、用法,不适合国内。

(3)评价:评价最好有针对性,千篇一律则没有太大作用。评价和检查结果不能矛盾。

细菌学真菌学报告请阅读王辉教授的两个共识[5,6],并尽量落实。

(4)结果连续性:比如连续 3 天培养结果,分离株种属变化巨大。例如第一天 kpn(++++),没有其他。第二天 sau(++++),没有肺炎克雷伯菌。这会让临床莫衷一是,最终实验室信誉受损。再如,药敏先报了耐药株,短时间内又报告敏感株。注意这种情况不必然是错误,需要分析。可能原始标本中敏感株、耐药株都有,要仔细甄别并对临床有所解释。而如果是实验室操作错误导致前后不一致,则属人为因素,完全不应该发生。

上述问题是实际遇到的问题,可能挂一漏万。

虽然现代西方医学有了百年以上的长足发展,现实中仍然有诸多难题尚无答案。比如感染性疾病病原学检查的适应证,这在血流感染时血培养检查、肺炎呼吸道分泌物病原检查都是难题。再如经验治疗覆盖面,100% 覆盖不可能,那覆盖百分比是多少、少见菌是否需要覆盖、调整治疗时是否必须覆盖这些都无定论。又如菌血症后血培养转阴的标本抽取时间、转阴后治疗时间等,也多无明确建议。

参考文献

[1] Horan T C，Andrus M，Dudeck M A. CDC/NHSN surveillance definition of health care-associated in-fection and criteria for specific types of infections in the acute care setting. Am J Infect Control，2008，36（5）：309-32.

[2] Baron E J，Miller J M，Weinstein M P，et al. A Guide to Utilization of the Microbiology Laboratory for Diagnosis of Infectious Diseases：2013 Recommendations by the Infectious Diseases Society of America（IDSA）and the American Society for Microbiology（ASM）. Clin Infect Dis，2013，57（4）：e22-e121.

[3] De Pauw B，Walsh T J，Donnelly J P，et al. Revised definitions of invasive fungal disease from the European Organization for Research and Treatment of Cancer/Invasive Fungal Infections Cooperative Group and the National Institute of Allergy and Infectious Diseases Mycoses Study Group（EORTC/MSG）Consensus Group. Clin Infect Dis，2008，46（12）：1813-21.

[4] Henry D Isenberg，et al. Clinical Microbiology Procedure Handbook. 3rd ed. ASM press，2007.

[5] 王辉，马筱玲，宁永忠，等 . 细菌与真菌涂片镜检和培养结果报告规范专家共识 [J]. 中华检验医学杂志，2017，40（1）：17-30.

[6] 王辉，宁永忠，陈宏斌，等 . 常见细菌药物敏感性试验报告规范中国专家共识 [J]. 中华检验医学杂志，2016，（1）：18-22.

14. 肠球菌能引起肺炎吗？

竟然遇到了《肠球菌导致的肺炎》一文，对其临床表现、诊断、治疗等进行了整体性综述。乍一看，似乎言之凿凿。

十多年前，我们也遇到了一个病例报告，印象深刻。题目是：万古霉素耐药肠球菌（VRE）引起的社区获得性肺炎，替考拉宁治疗有效。当时讨论发现，三个概率极小事件同时发生：肠球菌几乎不引起肺炎，社区罕有 VRE，VRE 治疗罕用替考拉宁。后两个概率极小，暂且不谈。那么，肠球菌到底能不能引起肺炎呢？我们来看一下文献。

首先，自然是 MCM11[1]。该书第 23 章是肠球菌内容，整章没有涉及肺炎。显然，如果肠球菌引起很多肺炎，不可能没有撰写。

再看临床书籍。PPID8[2] 第 69 章为急性肺炎。这一章有表格 69-1A（p824）。表格中粪肠球菌（EFA）位列 "uncommon" 一栏。如果我们知道，位列 "common" 一栏的金黄色葡萄球菌只占社区获得性肺炎（CAP）的 1％左右，我们可以推测，假设有肠球菌肺炎，其构成比如何。这一章正文也没有提及肠球菌。第 202 章，肠球菌（p2333），提及肠球菌时只有一句话："Enterococcal pneumonia and spontaneous empyema are also uncommon but have been occasionally described." 依然是 "uncommon"，只是 "偶尔" 有描述。

PPPID3[3] 中，第 36 章为急性肺炎和并发症，提到了肠球菌中出现 VRE，对治疗构成进行调整，但没有直接讨论肺部感染。第 120 章为肠球菌，没有涉及肺炎。

PubMed 中用 enterococcus and pneumonia 检索，仅仅出现 499 个。题目中用 enterococcus and pneumonia 检索，仅仅 11 篇。题目中用 enterococcus and（pneumonia or "lower respiratory tract infection"）检索呢？依然 11 篇。其中与我们主题完全对应的有 9 篇：

（1）中国深圳病例报道[4]：有患者（男，52 岁，2007 年诊断为急性白血病）在 10 个月内肺炎复发 5 次（2011 年）。气道分泌物分离出利奈唑胺耐药粪肠球菌（EFA）。这篇文章侧重于实验室——耐药性、同源性等。按：该文微生物学诊断部分，我们认为有不足。只是肺炎患者气道分泌物先后分离出该菌，有涂片描述（大量 WBC，上皮细胞很少，阳性球菌成链状），但无病原学整体分析。将气道分泌物肠球菌直接判断为肺炎病原，并不严谨。

（2）法国病例报道[5]：67 岁免疫抑制患者，EFA 导致坏死性肺炎。

（3）日本病例报道[6]：屎肠球菌（EFM）肺炎。男，73 岁，溺水，治疗性体温降低，24h 后出现肺炎。痰两次分离出 EFM。按：对于痰这一点不能苟同。

（4）美国病例报道[7]：第 1 例 HIV 阳性患者 VRE 肺炎，并发脓胸、肺脓肿。细针穿刺肺组织培养、胸水、肺脓肿脓液培养，都是万古霉素耐药屎肠球菌。按：此例实际证据非常充分，病原学地位牢不可破。

（5）日本病例报道[8]：1 例门诊患者 CAP，病原是多重耐药 EFM。患者前一年接受了血液透析。万古霉素治愈后，院内又继发 MRSA 肺炎，最终治愈。

（6）西班牙语文章[9] 题目是：肠球菌导致 CAP——需要考虑吗？

（7）西班牙语文章[10]：EFM 导致 CAP，估计是上面这篇 1995 年文章的引子。

（8）荷兰在最权威杂志[11] 报道了抗微生物药物选择性肠道去定植时并发 EFA 肺炎。虽然是 24 年前的报道，而且只是一篇小文章（A4 纸不到 1 页），但其实际过程的严谨和审慎，非常值得我们细看。共报道了 8 例患者，其中肺炎 6 例。8 例的口咽部培养都是 EFA 阳性，气道分泌物培养 3 例阳性，保护性毛刷（PSB）或支气管肺泡灌洗液（BALF）在 6 例肺炎中 5 例阳性，血培养 5 例阳性（2 例没有进行血培养）。肺炎诊断成立，口咽部、气道分泌物、PSB 或 BALF、血同时阳性者，共有 2 例。多层次标本指向同一病原，而且多患者有暴发趋势，病原学诊断自然可信无疑。

（9）60 年前古老文章[12] 病例报道：1 例 2 月龄小儿出现肠球菌肺炎、脓毒血症（septicemia）。

通过上面信息我们知道，肠球菌肺炎罕见——几近于无。我们建议如下：

（1）从上面文献可知，患者一般都是免疫低下状态。

（2）肺炎临床诊断一定明确无误，鉴别诊断不流于形式，各方面检查到位。考虑病原地位的前提是临床诊断，要知道，肺炎和 AECOPD 都不一样。

（3）病原学诊断要有整体微生物学观念——不要单单局限于普通常见细菌，少见细菌（尤其是普通培养基无生长的）、病毒（医院获得性肺炎也有）、真菌

（高风险患者）、寄生虫（流行区）要整体性通盘考虑，并落实到证据层面。

（4）咳痰、抽吸痰标本分离株：纯生长（非选择培养基充分生长，纯度在90％以上）才回报临床（注意，此时也不一定是病原；纯生长罕见，我们从业多年，也没有见到过肠球菌纯生长）。此外，痰标本肠球菌分离株不必进行鉴定、药敏，连提示都不必，按甲型溶血性链球菌、奈瑟菌属等正常菌群成员理解即可。重复强调一遍，一般而言，痰培养一律不报肠球菌！！！

（5）支气管肺泡灌洗液（BALF）、保护性毛刷（PSB）分离株：阈值以上浓度，正常回报。

（6）肺组织标本分离株：阈值以上浓度或涂片显示侵袭的情况下，正常回报。

（7）临床确诊肠球菌肺炎时要极其慎重，不能随意敲定！临床诊断明确的前提下，一定要有充分证据进行说明，同时有充分的证据排除其他病原。一定要经得住业界的考验。

参考文献

［1］ James H Jorgensen，Michael A Pfaller，Karen C Carroll，et al. Manual of clinical microbiology. 11th edition. American Society for Microbiology，2015.

［2］ Gerald L Mandell，John E Bennett，Raphael Dolin. Mandell，Douglas，Bennett's Principles and Practice of Infectious Diseases. 7th ed. Saunders，2010.

［3］ Sarah S Long，Larry K Pickering a，Charles G Prober. Principles and Practice of Pediatric Infectious Diseases：Expert Consult. 3rd ed. Saunders，2008.

［4］ Yu ZJ，Chen Z，Cheng H，et al. Recurrent linezolid-resistant *Enterococcus faecalis* infection in a patient with pneumonia. Int J Infect Dis，2015，30：49-51.

［5］ Carabalona J F，Ledochowski S，Rulliat E. Pneumopathie infectieuse nécrosante à *Enterococcus faecalis* chez un patient immunodéprimé de 67ans［Necrotizing pneumonia due to *Enterococcus faecalis* in an immunocompromised patient of 67 years］. Ann Fr Anesth Reanim，2013，32（12）：887-8.

［6］ Kimura Y，Kobayashi I. ［A case of pneumonia due to *Enterococcus faecium* after near drowing］. Kansenshogaku Zasshi，2011，85（4）：380-3.

［7］ Vanschooneveld T，Mindru C，Madariaga M G. *Enterococcus* pneumonia complicated with empyema and lung abscess in an HIV-positive patient. Case report and review of the literature. Int J STD AIDS，2009，20（9）：659-61.

［8］ Morii K，Takechi T，Shimizu Y. ［A critical pneumonia by multidrug-resistant *Enterococcus faecium* in a chronic hemodialysis patient. A case report］. Kansenshogaku Zasshi，2002，76（12）：1035-9.

[9] Molinos L, Gullón J A, Riesgo C. Neumonia extrahospitalaria por enterococo. Una entidad por considerar? [Community acquired pneumonia due to *Enterococcus*. An entity for consideration?]. Enferm Infecc Microbiol Clin, 1995, 13 (5): 319.

[10] Portero J L, Porcel J M, Ruiz A, et al. Neumonía extrahospitalaria por *Enterococcus faecium* [Community-acquired pneumonia caused by *Enterococcus faecium*]. Med Clin (Barc), 1994, 102 (8): 316-7.

[11] Bonten M J, van Tiel F H, van der Geest S, et al. *Enterococcus faecalis* pneumonia complicating topical antimicrobial prophylaxis. N Engl J Med, 1993, 328 (3): 209-10.

[12] Levy W, Turnauer E. *Enterococcus* pneumonia and septicemia in a two-month-old infant. J Pediatr, 1955, 47 (6): 746-9.

15. 呼吸道分离的纹带棒杆菌有意义吗?

大家讨论纹带棒杆菌（*Corynebacterium striatum*）在肺炎患者呼吸道分离时，临床意义如何?

先说译名。*Corynebacterium* 翻译为棒杆菌属，不建议翻译为棒状杆菌属。棒状杆菌是 coryneform rod/coryneform bacterium 专用，状与 "form" 对应明确。棒状杆菌不是严格意义的属名种名，范围比棒杆菌属大，包括了棒杆菌属。

书籍

（1）MCM11[1]——棒状杆菌一章：重要机会病原比如无枝菌酸棒杆菌（*C. amycolatum*）、纹带棒杆菌和人皮杆菌（*D. hominis*）是人体皮肤微生物组成员，不过基本没有从健康个体咽拭子中分离过。硝酸盐还原酶阴性的纹带棒杆菌，一定要排除模仿棒杆菌（*C. simulans*）。注意：nitrate 是硝酸盐，nitrite 是亚硝酸盐，差一个字母。模仿棒杆菌是从纹带棒杆菌分离出来的，表型区别就是硝酸盐还原酶。其他容易混淆的菌种还有干燥棒杆菌（*C. xerosis*）。MCM11 的第 492 页专门有一段论述，是为纹带棒杆菌列传：皮肤微生物组成员；能够在院内传播或暴发，菌落似小的凝固酶阴性菌葡萄球菌；API 可以鉴定，不过多数需要额外的试验；CAMP 阳性，但没有其他种强；对 O129 全部敏感；报道过对大环内酯类、林可酰胺类、喹诺酮类、四环素类耐药；有多重耐药菌株的暴发。第497 页针对棒杆菌属，有结果评价、解释、报告的论述。内容较多，各位可以一览。

（2）CMPH3[2]：未及。

（3）PPID7[3]：疾病部分（Section C pleuropulmonary and bronchial infections），未及。菌部分，表206-1社区感染部分，未及。表206-2医院感染部分，"肺炎"下列有：无枝菌酸棒杆菌（*C. amycolatum*）、干燥棒杆菌（*C. xerosis*）、纹带棒杆菌、解脲棒杆菌（*C. urealyticum*）；其他疾病包括插管相关性血流感染（CRBSI）、自体/人工瓣膜心内膜炎、术后感染。第2697页也有专论：它在临床微生物学实验室很常见，很容易错误鉴定，很多其实是无枝菌酸棒杆菌（*C. amycolatum*）；皮肤、黏膜成员；毒力未知；一个大型调查中有150个标本分离出棒杆菌，其中纹带棒杆菌11株，仅有1株认为是感染；有患者间传播的证据；无菌部位分离此菌确认为感染者也罕见，通常与人体内装置或免疫低下相关；病例报告包括心内膜炎、脑膜炎、肺脓肿、关节炎、椎骨骨髓炎；有COPD暴发报道；该菌对青霉素耐药，对其他β内酰胺类敏感；对万古霉素敏感；对氨基糖苷类可变。

（4）PPPID3[4]：疾病部分，未及。菌部分，表131-1列出纹带棒杆菌为医院肺炎的病原。提到和无枝菌酸棒杆菌（*C. amycolatum*）容易混淆。

按：通过上面描述可知，该菌很常见，容易错误鉴定——都得有额外试验；是公认的医院内感染病原体，可以引起肺炎、COPD感染，但确定感染有难度；有多重耐药。

指南

2005 IDSA/ATS的HAP/VAP/HCAP指南[5]、2016 IDSA/ATS的HAP/VAP指南[6]、2016 GOLD指南[7]：均未及。

PubMed

用如下词条检索："Corynebacterium striatum" and（pneumonia or "pulmonary infection" or "low respiratory tract infection" or "chronic obstructive pulmonary disease" or COPD or LRTI），只有13个结果，可能会漏掉一些，比如棒杆菌属没有涉及菌种的文章。

（1）西班牙文章[8]：38个月期间，84.7%的患者诊断为COPD。72个标本中 71 个是呼吸道标本，主要是咳痰、抽吸痰。41（56.9%）个标本中，纹带棒杆菌是纯生长；19（26.4%）个另有铜绿假单胞菌；6（8.3%）个另有嗜麦芽窄食单胞菌。44 个患者有 1 个分离株；12 个患者有 2 个分离株；6 个患者有 3 个分离株；2 个患者有 4 个分离株。按：此文没有实验室处理标准，除纯生长外，不知道多个菌种彼此生长情况。此文是流行病学调查，可以纳入定植的患者。另外，本文的患者数我们没有核对明白。

（2）比利时文章[9]：题目是院内暴发多重耐药。定植还是感染的诊断标准依据是 CDC2008 年标准[10]。菌株入选标准是：无菌体液分离株；有菌部位的纯生长或优势菌生长（predominant culture growth）。8 个月期间 10 个患者 24 个分离株。7 个定植，3 个感染。其中 2 例肺炎，同时有铜绿假单胞菌分离。1 例肺炎加脓胸，只有纹带棒杆菌。

（3）西班牙文章[11]：棒杆菌属非白喉菌种的呼吸道病原地位。10 个下呼吸道感染患者，诊断是肺炎和 AECOPD，分离株是纹带棒杆菌、丙酸棒杆菌（C. propinquum）、假白喉棒杆菌（C. pseudodiphtheriticum）。呼吸道标本染色：PMN 伴革兰阳性杆菌，形态与棒杆菌属符合。72% 的标本是棒杆菌属纯生长。微生物学诊断的关键是：脓性呼吸道标本，革兰染色见优势（predominance）形态，培养基上大量生长（abundant growth）。

（4）罗马尼亚报道[12]：心血管外科呼吸机相关肺炎（VAP）研究，1527 个手术患者，28 个 VAP。按：最常见病原列出了白念珠菌，看来文章质量不太好，而且没有把棒杆菌定种，以 C. striatum/amycolatum 方式表示。没有全文，不必评价。

（5）西班牙个例报道[13]：HIV 患者纹带棒杆菌肺炎，没有摘要没有全文。

（6）西班牙报道[14]：COPD 患者纹带棒杆菌院内暴发。一共 21 个 AECOPD 患者，其中 8 个患者 11 个分离株集中在 1 个月内。标本是咳痰，标本经过质量判断。在摘要中明写了是感染，但正文没有涉及如何区分定植和感染。

（7）美国个例报道[15]：心脏移植受者多重耐药纹带棒杆菌肺炎。这是第一例实体器官移植后纹带棒杆菌肺炎报道。移植后 3 年，58 岁男性，双侧肺炎肺栓塞。痰和 BALF 涂片：大量均一的革兰阳性杆菌；培养是纯生长。

（8）西班牙个例报道[16]：AIDS 患者纹带棒杆菌导致肺炎，没有摘要没有全文。

（9）个例报道[17]：纹带棒杆菌引起致死性肺部感染，没有摘要没有全文。

（10）早期综述 Corynebacterium striatum：a diphtheroid with pathogenic potential[18] 可以关注。

按：通过（2）（3）（7）等文章可知，实验室处理规则是明确的。在准确鉴定的前提下：①临床诊断是肺炎或 AECOPD。②质量合格。③脓性性状。④涂片：优势形态棒状杆菌，形态均一或伴 PMN 更能说明问题。⑤痰或 BALF 培养：纯生长，或优势菌生长，或大量生长。上面①②③⑤条同时具备（伴或不伴④，不伴④指鉴定后不是该菌的情况，另论），则报告临床。此外，免疫低下患者要更加关注。BALF 可以使用阈值 10^4 CFU/mL。使用时可以降低一个数量级。有聚集倾向或暴发萌芽时，要特别小心。所有分离株都要回报临床。血液分离株：该菌是皮肤正常定植菌，所以会有采血污染。多套中单瓶阳性，污染可能性大。多套中多瓶阳性，感染可能性大。所以，呼吸道分离是极似诊断证据。那临床面临这样的证据，如何判断呢？当然是在实验室基础上，通过临床表现、炎症指标、影像学、经验治疗效果综合判断。适用诊断标准：前面文章提到 2008 年 CDC 标准，目前有新版本。所以目前的适用标准为 CDC 新诊断标准、2016 IDSA/ATS VAP/HAP 诊断标准、2016 GOLD 诊断标准。

　　行文至此，估计大家也意识到了，该菌和金黄色葡萄球菌、铜绿假单胞菌、肺炎克雷伯菌是一样的，分离标准一致、临床意义——极似诊断层面证据一致、临床判断标准一致，也有多重耐药，也有暴发！只是该菌比起铜绿假单胞菌，不那么常见！——可以这么说，"纹带棒杆菌差不多是革兰阳性的铜绿假单胞菌"。总之，该菌呼吸道分离株实验室规则明确，临床判断有灵活性，不能一概而论！

参考文献

［1］　James H Jorgensen，Michael A Pfaller，Karen C Carroll，et al. Manual of clinical microbiology. 11th edition. American Society for Microbiology，2015.

［2］　Henry D Isenberg，et al. Clinical Microbiology Procedure Handbook. ASM press，2007.

［3］　Gerald L Mandell，John E Bennett，Raphael Dolin. Mandell，Douglas，Bennett's Principles and Practice of Infectious Diseases. 7th ed. Saunders，2010.

［4］　Sarah S Long，Larry K Pickering a，Charles G Prober. Principles and Practice of Pediatric Infectious Diseases：Expert Consult. 3rd ed. Saunders，2008.

［5］　American Thoracic Society；Infectious Diseases Society of America. Guidelines for the management of adults with hospital-acquired，ventilator-associated，and healthcare-associated pneumonia. Am J Respir Crit Care Med，2005，171（4）：388-416.

［6］　Kalil A C，Metersky M L，Klompas M，et al. Executive Summary：Management of Adults With Hospital-acquired and Ventilator-associated Pneumonia：2016 Clinical Practice Guidelines by the Infectious Diseases Society of America and the American Thoracic Society. Clin Infect Dis，2016，63（5）：

575-82.

［7］ http：//www. goldcopd. org.

［8］ Renom F，Gomila M，Garau M，et al. Respiratory infection by *Corynebacterium striatum*：epidemiological and clinical determinants. New Microbes New Infect，2014，2（4）：106-14.

［9］ Verroken A，Bauraing C，Deplano A，et al. Epidemiological investigation of a nosocomial outbreak of multidrug-resistant *Corynebacterium striatum* at one Belgian university hospital. Clin Microbiol Infect，2014，20（1）：44-50.

［10］ Horan T C，Andrus M，Dudeck M A. CDC/NHSN surveillance definition of health care-associated infection and criteria for specific types of infections in the acute care setting. Am J Infect Control，2008，36（5）：309-332.

［11］ Diez-Aguilar M，Ruiz-Garbajosa P，Fernández-Olmos A，et al. Non-diphtheriae *Corynebacterium* species：an emerging respiratory pathogen. Eur J Clin Microbiol Infect Dis，2013，32（6）：769-72.

［12］ Serban R I，Dan M，Pânzaru C V，et al. Etiology of ventilator-associated pneumonia at the Cardiovascular Surgery Clinic of Iaşi. Rev Med Chir Soc Med Nat Iasi，2012，116（1）：15-21.

［13］ Roig-Rico P，Safont-Gaso P，Marin-Tordera D，et al. *Corynebacterium striatum* pneumonia in an HIV patient［J］. Enferm Infecc Microbiol Clin，2011，29（5）：402.

［14］ Renom F，Garau M，Rubi M，et al. Nosocomial outbreak of *Corynebacterium striatum* infection in patients with chronic obstructive pulmonary disease. J Clin Microbiol，2007，45（6）：2064-7.

［15］ Tarr P E，Stock F，Cooke R H，et al. Multidrug-resistant *Corynebacterium striatum* pneumonia in a heart transplant recipient. Transpl Infect Dis，2003，5（1）：53-8.

［16］ Creagh R，Saavedra J M，Rodriguez F J，et al. Pneumonia casued by *Corynebacterium striatum* in a patient with AIDS. Enferm Infecc Microbiol Clin，2000，18（6）：297-8.

［17］ Martinez-Martinez L，Suárez A I，Ortega M C，et al. Fatal pulmonary infection caused by *Corynebacterium striatum*. Clin Infect Dis，1994，19（4）：806-7.

［18］ Watkins D A，Chahine A，Creger R J，et al. *Corynebacterium striatum*：a diphtheroid with pathogenic potential. Clin Infect Dis，1993，17：21-25.

16. 呼吸道标本中流感嗜血杆菌如何处理?

有一个观点：呼吸道标本中的所有流感嗜血杆菌（Hin），都要进行鉴定、药敏，都要回报临床。日常工作中，这样执行最简单，也可以锻炼技术——自然不必深究。那么严谨工作，该当如何呢？有这个说法吗？可以作为准确规则吗？

我们把标本限定为痰。因为肺组织是无菌部位，都要回报。BALF 有阈值，相对好办，低于阈值可以不报！唯有痰——咳痰和抽吸痰半定量时，麻烦多一点，看看文献如何阐述！

因为呼吸道标本出现 Hin 的文章太多了，所以我们没有查 PubMed。印象里，IDSA 2005 和 2016 VAP 指南、2007 CAP 指南也没有这样的说法。下面是一些书籍的相关论述。

（1）CMPH3[1] 给出的方案非常简单。①痰半定量，少于或等于正常微生物群；PSB 或 BALF 定量，少于 10^3 CFU/mL。这两种情况不鉴定，报告正常微生物群。②痰半定量，中度或重度生长，而且多于正常微生物群；PSB 或 BALF 定量，等于或多于 10^3 CFU/mL 和 10^4 CFU/mL。这两种情况要进行鉴定、药敏。③纯生长，而且涂片时形态相符，与 PMN 相关：进行鉴定、药敏。

CMPH3 的方式适用于大多数条件致病菌。Hin 优势生长，或纯——判断简单，操作容易，希望大家重视！

（2）MCM11[2] 没有文章开头的说法。文中提到，Hin 也是正常健康个体上呼吸道黏膜的正常微生物群成员。不过，b 型 Hin 在上呼吸道的无症状定植罕见，在疫苗使用前健康儿童携带率仅仅 2%～5%，使用后更是低到 0.06%。未分型 Hin（即非 b 型的 Hin）和副流感嗜血杆菌是可培养嗜血杆菌的主体，见于超过 90% 的健康个体鼻咽部。源自正常有菌部位的嗜血杆菌分离株，其临床意义需要考量，某些部位这一点尤其需要注意，例如呼吸道。此时，分离株的数量——无论是绝对数量还是相对于其他正常菌群的相对数量，对判断临床意义而言价值有限。比较同一部位前后分离株的数量可能有一定意义。代表一个特定感染疾病病程变化的多个标本的重复结果，可能对临床意义有提示。此外也必须明确，有时候可能无法确知特定分离株的临床意义。

大家初看可能会以为上面一段话是对 CMPH3 的否定，实际上二者并不矛盾。CMPH3 是实验室规则，阐明那样的情况需要上报。而 MCM11 写的是临床意义判断。这意味着，报告上来的菌需要在临床层面综合判断其临床意义，其中有一些仅仅是定植。我们把这种证据，称为极似诊断层面证据。

（3）PPPID3[3]，没有文章开头的说法。文中提到 Hin 是上呼吸道正常微生物群成员，确定其病原学地位极具挑战。鼓膜穿刺液、鼻窦抽吸液、支气管或肺抽吸物、支气管镜标本、BALF 可以给出确定诊断。不过这些标本可能仅限于持续性或反复性感染，或仅仅针对免疫低下患者。

（4）PPID7[4]，没有文章开头的说法。文中提到非 b 型的未分型 Hin：AE-COPD 和 CAP 的病因难以确定，未分型 Hin 在痰里的存在对二者是一个提示（suggestive），而非确诊证据，因为无病者气道也有该菌。该菌是 AECOPD 最常见细菌性病因，在 CAP 的构成比较小。血液分离株无一例外都是感染。

b 型 Hin：提到脑脊液、血清、无菌体液、尿液中该抗原的检测有助于诊断。很神奇，PPID7 嗜血杆菌属一章诊断部分，竟然没有论述 b 型 Hin 导致的肺炎。

我们必须区分一下患者群、诊断和病原谱。以热病 43 为例，婴儿、儿童细支气管炎：病原谱不包括 Hin；婴儿、儿童支气管炎及青少年成人急性支气管炎病原谱不包括 Hin；慢性支气管炎急性加重的病原谱有 Hin，不过注明对此有争议；气管扩张病原谱有 Hin；在肺炎中其病原谱不包括 Hin（新生儿<1 月龄、1～3 月龄小儿、吸入肺炎、慢性肺炎），病原谱包括 Hin（3 月龄到 18 岁、成人 CAP、CF 急性加重、脓胸）。

虽然上述病原谱不能绝对化，但至少从另一个角度说明，所有痰里分离株都回报，在某些临床诊断下可能是没有意义的。

（5）HPA B57[5]：没有文章开头的说法。

（6）EMCM1[6]：没有文章开头的说法。

通过上面信息我们知道，实验室规则相对简单：有适应证且标本质量判断合格且生长符合 CMPH 标准，即可回报临床。没有适应证，或不合格，或不符合 CMPH 标准，可以不报告临床。这说明，文章一开始讨论的话题——痰中所有 Hin 都要回报临床，没有出处！逻辑上也是不正确的。

大家可能自然会问，痰中分离株回报后，如何把极似诊断证据推向确诊呢？具备下列几点之一即可。①胸水有分离株；血液或转移感染的脓肿有分离株，确定肺是唯一感染源。②涂片见到大量单一菌体符合嗜血杆菌。③和吞噬相符且超过吞噬阈值、判断无歧义、与培养对应无歧义。④BALF 或 PSB 超过阈值。⑤肺组织有分离株。⑥抗原阳性。当然这是就临床实践而言。从科研角度看，其中部分标准尚需斟酌。

如果仅仅是极似诊断而没有确诊，治疗可以覆盖吗？对重症肺炎当然可以，这毫无疑义！

参考文献

［1］ Lynne S Garcia，et al. Clinical Microbiology Procedure Handbook. 3rd ed. ASM press，2010.

［2］ James H Jorgensen，Michael A Pfaller，Karen C Carroll，et al. Manual of clinical microbiology. 11th edition. American Society for Microbiology，2015.

［3］ Sarah S Long，Larry K Pickering a，Charles G Prober. Principles and Practice of Pediatric Infectious Diseases：Expert Consult ［M］. 3rd ed. Saunders，2008.

［4］ Gerald L Mandell，John E Bennett，Raphael Dolin. Mandell，Douglas，Bennett's Principles and Practice of Infectious Diseases ［M］. 7th ed. Saunders，2010.

［5］ http：//www. hpa. org. uk/

［6］ Giuseppe Cornaglia，René J Courcol. European Manual of Clinical Microbiology. ESCMID&SFM，2012.

17. 儿童下呼吸道分离的副流感嗜血杆菌有临床意义吗?

《女童阴道分泌物中的流感嗜血杆菌》(见后文)发布后讨论时,有同道问及呼吸道标本中的副流感嗜血杆菌 (Hpi)。对于成人肺炎患者,答案是明确的:呼吸道标本基本不考虑 Hpi。Hpi 会导致肺炎,仅限于个案报道,而且非常非常少。实际工作中,呼吸道标本不必筛选 Hpi,除了特例——咳痰或抽吸痰纯生长、BALF 高于阈值的生长等情况。此时可以回报临床,结合临床表现、其他证据以及经验治疗效果进行分析。但对于儿童,怎么样呢?

这里把该题目——儿童下呼吸道感染 (LRTI)(包括肺炎)呼吸道标本中的 Hpi——的信息汇总一下,大家一起学习!

书籍

(1) MCM11[1] 嗜血杆菌章节:超过 90% 健康人咽部标本可培养微生物中有未分型流感嗜血杆菌和 Hpi (p668)。Hpi 主要定植在口腔和咽部,鼻腔少 (p670)。对于一些病例,考虑这是慢性支气管炎急性加重的病因 (p670)。无其他 LRTI 相关表述。

(2) PPID7[2]。疾病章节:整个 section C (pleuropulmonary and bronchial infections) 没有出现过 Hpi。菌章节:Hpi 是人上呼吸道正常菌群,嗜血杆菌属中 75% 是 Hpi (p2917)。其他嗜血杆菌罕有 (rare) 导致 LRTI (p2918)。

(3) PPPID3[3] 是儿科感染的权威书籍之一。疾病章节:section D 是 LRTI,整个章节无 Hpi。菌章节:关于疾病的介绍中,未及 LRTI 和肺炎。

（4）热病 43[4]：儿童呼吸道感染部分未及 Hpi。

（5）尼尔森儿科学第 20 版[5] 是儿科临床医学综合性书籍。疾病章节：未及 Hpi。菌章节：194 和 195 是流感嗜血杆菌和杜克雷嗜血杆菌，没有 Hpi 章节。

PubMed

检索词："Haemophilus parainfluenzae" and（pneumonia or "lower respiratory tract infection"）and（child or children or pediatric or young）。结果是 49 个。可能有漏检，比如 pleuropulmonary infection 或 bronchial infection，或者年龄约束条件。49 个里大部分和我们的目的无关——都是研究某药物的清除效果；大家知道，这包括定植的清除，不意味着感染。相关信息只有 5 篇，具体如下：

（1）中国研究：CAP 住院儿童[6] 中 Hpi 是主要病原（40.8%）。也有其他文献将该菌列为病原[7]。也有文献使用分离株（12.1%），回避了矛盾[8]。

（2）日本研究[9]：按病原统计，其构成比占 3.8%。

（3）南非研究[10]：疾病包括肺炎、细支气管炎（bronchiolitis）和急性支气管炎，病原构成比中 Hpi 是 6.8%。这是唯一有一点价值的文献——也仅仅是流行病学统计。

书籍基本未及，文献等于没有。结论也非常明确——儿童呼吸道标本 Hpi 分离株，基本不必考虑。

例外的情况：此时回报临床，在临床层面进行综合分析，也不必然是感染。在肺炎/LRTI 临床诊断成立的前提下，例外情况如下：

（1）咳痰/抽吸痰纯生长。注意，纯生长不能只看加或不加万古霉素的巧克力琼脂，同时得看羊血琼脂、中国蓝/麦康凯琼脂。比如加万古霉素的巧克力琼脂只有 Hpi 生长，但其他平皿有葡萄球菌生长时，对于 Hpi 而言，这不意味着纯生长。

（2）BALF、PSB 高于阈值浓度的生长，无其他可能致病菌。

（3）肺组织分离。

（4）肺脓肿，脓液有分离；不包括引流液。

（5）肺部感染伴胸水，胸水有分离，同时呼吸道标本有分离；不包括引流液。

（6）肺部感染导致血流感染（除外其他部位感染），血液有分离，同时呼吸道标本有分离。

（7）无菌标本 PCR 或抗原抗体阳性，并除外其他病原。

而当不是纯菌或不是优势菌、不是阈值以上浓度细菌时，一般情况基本可以不考虑该病原的致病性，故而不必回报。

另有一篇文献[11] 值得注意。这是人体试验，分析感染鼻病毒后上呼吸道菌群的变化。6 例健康人感染鼻病毒后，结果 Hpi 和奈瑟菌属明显增加，金黄色葡萄球菌轻度增加。这个试验提示我们，分离株中 Hpi 的大幅度增加（纯生长或优势菌）也许是继发表现。采集标本的时机很重要——疾病后期或经治后，Hpi 的高浓度并不必然是病原，可能只是菌群调整后的继发表现。

参考文献

［1］ James H Jorgensen，Michael A Pfaller，Karen C Carroll，et al. Manual of clinical microbiology. 11th edition. American Society for Microbiology，2015.

［2］ Gerald L Mandell，John E Bennett，Raphael Dolin. Mandell，Douglas，Bennett's Principles and Practice of Infectious Diseases. 7th ed. Saunders，2010.

［3］ Sarah S Long，Larry K Pickering a，Charles G Prober. Principles and Practice of Pediatric Infectious Diseases：Expert Consult. 3rd ed. Saunders，2008.

［4］ （美）桑福德著. 热病：桑福德抗微生物治疗指南. 新译第 43 版. 范洪伟译. 北京：中国协和医科大学出版社，2013.

［5］ Robert M Kliegman. Nelson Textbook of Pediatrics. 20th ed. Elsevier，2015.

［6］ Peng Y，Shu C，Fu Z，et al. Pathogen detection of 1613 cases of hospitalized children with community acquired pneumonia. Zhongguo Dang Dai Er Ke Za Zhi，2015，17（11）：1193-1199.

［7］ Ji W，Chen Z R，Zhou W F，et al. Etiology of acute respiratory tract infection in hospitalized children in Suzhou from 2005 to 2011. Zhonghua Yu Fang Yi Xue Za Zhi，2013，47（6）：497-503.

［8］ Guo J，Cui Z Z，Huang Y，et al. Distribution and drug resistance of the isolated bacteria from children with acute respiratory infection. Zhongguo Dang Dai Er Ke Za Zhi. 2008，10（5）：579-82.

［9］ Numazaki K，Chiba S，Umetsu M，et al. Etiological agents of lower respiratory tract infections in Japanese children. In Vivo，2004，18（1）：67-71.

［10］ Klein M. Multicenter trial of cefpodoxime proxetil vs. amoxicillin-clavulanate in acute lower respiratory tract infections in childhood. International Study Group. Pediatr Infect Dis J，1995，14（4 Suppl）：S19-22.

［11］ Hofstra J J，Matamoros S，van de Pol M A，et al. Changes in microbiota during experimental human Rhinovirus infection. BMC Infect Dis，2015，15：336.

18. 呼吸道标本分离的食酸代夫特菌是否导致肺炎？痰分离株怎么处理？

食酸代夫特菌（*Delftia acidovorans*）罕见，国内有翻译作代尔夫特菌、代夫特菌。原名 *Comamonas acidovorans*，是需氧非发酵菌，革兰阴性杆菌，属于假单胞菌 rRNA 同源群Ⅲ。该菌是环境菌。罕有临床致病。

（1）MCM11[1] 对该菌临床意义的描述很少。该菌可以导致菌血症、心内膜炎、眼部感染、化脓性耳炎。代夫特菌属的菌种可见于一系列临床标本，包括血液系统恶性疾病患者的血液。食酸代夫特菌也可以从囊性纤维化患者痰标本中分离，不过对囊性纤维化肺部疾病的临床意义不明。按：如果囊性纤维化呼吸道中其分离意义不明，那免疫正常者当不会有该菌导致的肺部感染。

（2）PPID8[2]：对该菌导致的感染有所报道——可导致角膜炎和其他眼部感染、插管相关性菌血症、酒精肝、静脉吸毒时心内膜炎、中耳炎、腹膜透析患者腹膜炎、AIDS 患者肺炎、免疫正常患者的慢性脓胸。有一次该菌导致菌血症的暴发，与污染的压力监测装置相关，不过没有提供临床和流行病学信息。一个儿童终末期肾病患者进行血液透析，出现该菌导致的反复的插管相关性感染。一个新种（*D. tsuruhatensis*）也导致插管相关性感染。

（3）PubMed 中用 "Delftia acidovorans" and（pneumonia or "respiratory infection" or "respiratory tract infection" or "chronic obstructive pulmonary disease"）检索，结果只有 1 篇。土耳其病例报道[3]：B 细胞淋巴细胞性白血病患者，该菌导致肺炎，抗生素治疗有效。摘要反复强调免疫正常者也会感染该菌。

另有两篇很神奇——关于呼吸道分离株，但没有写肺炎的诊断。

（1）巴西文章[4]：21 个成人住院患者，气道抽吸物分离出 24 株，都是纯培养，浓度在 10^6 CFU/mL。多黏菌素、氨基糖苷类耐药；磺胺、喹诺酮类耐药性多样；β内酰胺类敏感。脉冲场凝胶电泳（PFGE）分 4 群，最多的一群有 10 株，提示可能有克隆传播。按：从耐药性看，随着多黏菌素的使用，该菌分离株会增加。

（2）印度 1 例病例报道[5]：该菌导致 4 岁儿童致命性脓胸。该儿童免疫力正常，支气管抽吸物有该菌分离。该文提到，该菌还可以导致插管相关性菌血症、角膜溃疡、中耳炎。

因为报道很少——仅有的报道还模棱两可，对该菌痰培养分离株，我们建议：

（1）没有临床肺炎诊断，或标本不合格，不必回报临床。

（2）有临床肺炎诊断且标本合格时，痰或气道抽吸物分离株（＋＋＋）或（＋＋＋＋），正常菌群仅仅（＋）或（＋＋），该菌是唯一优势菌，则回报菌种加药敏。有其他肺炎常见病原如金黄色葡萄球菌、肺炎克雷伯菌也是优势菌时，该菌回报（不必药敏），但不是优先考虑，治疗可以不覆盖。免疫低下，或重症肺炎，或经验治疗没有覆盖且无效时，治疗可以覆盖。

（3）有临床肺炎诊断且标本合格时，痰或气道抽吸物纯培养且浓度高时，回报菌种加药敏。治疗信息同上一点。

（4）临床需要确定该菌临床意义时，要求临床升级标本，送 BALF 或肺组织标本。

（5）可以用关联信息证实，比如血培养、胸水培养、高比例吞噬现象等。

PubMed 中题目出现"Delftia acidovorans"共 44 次，大部分是生物工程菌株研究，临床研究不多。相关信息包括：

（1）加拿大文章[6]：生物膜菌株对氯己定耐受的蛋白质组分析。结果发现涉及多种机制：cell envelope（且可能是 TolQ）、全代谢调节。文章提到该菌可导致菌血症、脓胸、细菌性心内膜炎、眼部感染、尿路感染。

（2）尿路感染见西班牙文章[7]。

（3）美国文章[8]：该菌 Cs1-4 全基因组测序结果。该菌源自土壤，可以降解菲类。参见模式菌株 2167 全基因组测序[9]。

（4）意大利文章[10]：该菌 DSM39 株经基因工程重组，可以产生聚羟基脂肪酸酯。

（5）加拿大文章[11]：研究生物膜中该菌对氯己定耐受时的显微镜特点、光谱（spectroscopic）特点。

（6）西班牙文章[12]：该菌和铜绿假单胞菌导致鳗鱼感染。

（7）日本 1 例报道[13]：有机磷中毒后该菌导致菌血症。患者免疫力正常，同时腹泻、高热、胃痛，增强 CT 显示小肠壁肿胀，推测是小肠内细菌移位导致菌血症，8 天抗生素治愈。

（8）新加坡 1 例报道[14]：隐形眼镜佩戴者角膜炎，涉及脑膜脓毒黄杆菌、食酸代夫特菌。

（9）美国 1 例报道[15]：静脉吸毒者该菌导致急性感染性心内膜炎。

（10）英国 1 例报道[16]：该菌导致插管相关性脓毒症。

（11）美国 1 例报道[17]：该菌导致血液透析患者反复出现插管相关性菌血症。头孢菌素治疗无效，不过没有得到试验证实。

（12）日本 1 例报道[18]：11 岁女孩，转移性神经母细胞瘤。该菌导致患者反复出现插管相关性菌血症，广谱头孢菌素无效。

参考文献

[1] James H Jorgensen，Michael A Pfaller，Karen C Carroll，et al. Manual of clinical microbiology. 11th edition. American Society for Microbiology，2015：795.

[2] Gerald L Mandell，John E Bennett，Raphael Dolin. Mandell，Douglas，Bennett's Principles and Practice of Infectious Diseases. 8th ed. Saunders，2014：2676.

[3] Bilgin H，Sarmis A，Tigen E，et al. *Delftia acidovorans*：A rare pathogen in immunocompetent and immunocompromised patients. Can J Infect Dis Med Microbiol，2015，26（5）：277-9.

[4] Camargo C H，Ferreira A M，Javaroni E，et al. Microbiological characterization of *Delftia acidovorans* clinical isolates from patients in an intensive care unit in Brazil. Diagn Microbiol Infect Dis，2014，80（4）：330-3.

[5] Khan S，Sistla S，Dhodapkar R，et al. Fatal *Delftia acidovorans* infection in an immunocompetent patient with empyema. Asian Pac J Trop Biomed，2012，2（11）：923-4.

[6] Rema T，Medihala P，Lawrence JR，et al. Proteomic Analyses of Chlorhexidine Tolerance Mechanisms in *Delftia acidovorans* Biofilms. mSphere，2016，1（1）：e00017-15.

[7] Calzada M，Roig M，Martinez-Toldos M C，et al. Infección urinaria asociada a *Delftia acidovorans* [Urinary tract infection associated with *Delftia acidovorans*]. Rev Esp Quimioter，2015，28（6）：326-7.

[8] Shetty AR，de Gannes V，Obi C C，et al. Complete genome sequence of the phenanthrene-degrading soil bacterium *Delftia acidovorans* Cs1-4. Stand Genomic Sci，2015，10：55.

[9] Davenport K W，Daligault H E，Minogue T D，et al. Draft Genome Assembly of *Delftia acidovorans* Type Strain 2167. Genome Announc，2014，2（5）：e00917-14.

[10] Romanelli M G，Povolo S，Favaro L，et al. Engineering *Delftia acidovorans* DSM39 to produce polyhydroxyalkanoates from slaughterhouse waste. Int J Biol Macromol，2014，71：21-7.

[11] Rema T, Lawrence J R, Dynes J J, et al. Microscopic and spectroscopic analyses of chlorhexidine tolerance in *Delftia acidovorans* biofilms. Antimicrob Agents Chemother, 2014, 58 (10): 5673-86.

[12] Andree K B, Rodgers C J, Furones D, et al. Co-infection with *Pseudomonas anguilliseptica* and *Delftia acidovorans* in the European eel, *Anguilla anguilla* (L.): a case history of an illegally trafficked protected species. J Fish Dis, 2013, 36 (7): 647-56.

[13] Hagiya H, Murase T, Sugiyama J, et al. *Delftia acidovorans* bacteremia caused by bacterial translocation after organophosphorus poisoning in an immunocompetent adult patient. J Infect Chemother. 2013; 19 (2): 338-41.

[14] Ray M, Lim D K. A rare polymicrobial keratitis involving *Chryseobacterium meningosepticum* and *Delftia acidovorans* in a cosmetic contact lens wearer. Eye Contact Lens, 2013, 39 (2): 192-3.

[15] Mahmood S, Taylor K E, Overman T L, et al. Acute infective endocarditis caused by *Delftia acidovorans*, a rare pathogen complicating intravenous drug use. J Clin Microbiol, 2012, 50 (11): 3799-800.

[16] Lang K J, Chinzowu T, Cann K J. *Delftia acidovorans* as an Unusual Causative Organism in Line-Related Sepsis. Indian J Microbiol, 2012, 52 (1): 102-3.

[17] Chotikanatis K, Bäcker M, Rosas-Garcia G, et al. Recurrent intravascular-catheter-related bacteremia caused by *Delftia acidovorans* in a hemodialysis patient. J Clin Microbiol, 2011, 49 (9): 3418-21.

[18] Kawamura I, Yagi T, Hatakeyama K, et al. Recurrent vascular catheter-related bacteremia caused by *Delftia acidovorans* with different antimicrobial susceptibility profiles. J Infect Chemother, 2011, 17 (1): 111-3.

19. 肉芽肿性乳腺炎中，克罗彭施泰特棒杆菌有什么临床意义？如何处理？

大家讨论乳腺炎患者乳腺组织分离出克罗彭施泰特棒杆菌（*Corynebacterium kroppenstedtii*，Ckr）。

关于译名：种名 *kroppenstedtii* 的译名——太长了，建议用"克罗""克彭"。类似译名，汉字 2 个字足够了。属名 *Corynebacterium*：建议翻译为"棒杆菌属"。"棒状杆菌"在英语里另外有词（coryneform）。具体一篇文章行文，要保持用语前后一致。不赞同棒杆菌属和棒状杆菌属随意出现、并列表达。

PubMed：用 "Corynebacterium kroppenstedtii" and Mastitis 在 PubMed 中检索，一共 10 篇。

（1）该菌首篇文章[1] 报道于 1988 年，是人的痰标本。

（2）新西兰文章[2]：24 个患者乳腺组织、脓液、深部伤口拭子分离出棒杆菌，Ckr 最常见。12 例涂片或组织学检查可见菌体，9 例是肉芽肿性乳腺炎（granulomatous mastitis）。

（3）新西兰文章[3]：34 个炎症性乳腺疾病患者的临床和病理学特点显示，肉芽肿性乳腺炎和棒杆菌有关，尤其是 Ckr。

（4）法国文章[4]：肉芽肿性乳腺炎 1 例。NOD2 突变株，NOD2 功能异常导致中性粒细胞功能下降。

（5）法国文章[5]：复发性乳腺脓肿 1 例。

（6）日本文章[6]：2 例肉芽肿性乳腺炎，分离株 2 个。2 例都有药物诱导所致的高催乳素血症（hyperprolactinemia），推测它是 Ckr 致肉芽肿性乳腺炎的风险因素。

（7）德国文章[7]：肉芽肿性乳腺炎结节分离株 2 个，测序研究耐药基因，结果显示有水平基因转移。

（8）新西兰文章[8]：报道了肉芽肿性乳腺炎棒杆菌的抗微生物药物治疗选择。2002—2013 年，乳腺组织或乳腺抽吸（aspirate）标本，16 个患者 17 个分离株，Etest 测定 MIC。EUCAST 折点下，11 株 Ckr 对 β 内酰胺类耐药，对其他 7 类抗生素敏感。Ckr 所致感染，患者乳房肿胀热痛，经历多次手术。既有治疗不理想，推测是由于药物难以到达亲脂性肉芽肿内，可以考虑亲脂性抗生素。

（9）德国综述[9]：临床分离株几乎都是分离自女性乳腺脓肿或肉芽肿性乳腺炎患者。不过该菌作为乳腺病原的地位仍不明晰，应该考虑为条件致病菌。按：这是唯一的综述。

（10）美国病例[10,11]：Ckr 导致复发性肉芽肿性乳腺炎。

看 MCM11[12]：该菌是医学相关菌种；完成了基因组测序；疾病只列了肉芽肿性乳腺炎（原书表 2）；有单独一段专论。

综上可知，该菌导致感染时，明确的临床和病理学诊断是乳腺脓肿、肉芽肿性乳腺炎；疾病会复发；该菌与其他疾病的关联不明；该菌对多类抗生素敏感，对 β 内酰胺类抗生素耐药；治疗考虑亲脂性抗生素；同时考虑外科手段等。有病例伴高催乳素血症，或中性粒细胞功能障碍。新西兰患者多，与特定患者群体有关。国内有相关报道[13,14]。

国内遇到相应分离株时，建议如下：不要停留在分离层面；要在确立感染、群体规律层面有结论；临床诊断要明确；如果没有病理学证据，建议临床进行；需要将诊断明确到是否是乳腺脓肿、是否是肉芽肿性乳腺炎；标本包括活检/组织、脓液、深部伤口拭子，后者慎重，纯生长或绝对优势菌可以考虑。涂片检查尽可能完善。研磨组织后染色，或组织切片后染色观察。建议首选组织切片染色，因为此时乳腺微观结构有所保留，可以观察菌体是在腺管内还是在组织细胞间。此外还可以观察中性粒细胞浸润情况，要留下照片。培养基选择要考虑亲脂性。是否优化培养基会增加检出？菌落观察要看是否纯生长，要留下照片。鉴定要多种手段，不要满足于单一方法仅仅 1 次的鉴定结果。API 可以鉴定。要完成药敏试验。要追踪治疗效果，长期看是否复发、复发表现及病原体等。

参考文献

[1] Collins M D，Falsen E，Akervall E，et al. *Corynebacterium kroppenstedtii* sp. nov.，a novel coryne-bacterium that does not contain mycolic acids. Int J Syst Bacteriol，1998，48：1449-1454.

［2］ Paviour S，Musaad S，Roberts S，et al. *Corynebacterium* species isolated from patients with mastitis. Clin Infect Dis，2002，35（11）：1434-1440.

［3］ Taylor G B，Paviour S D，Musaad S，et al. A clinicopathological review of 34 cases of inflammatory breast disease showing an association between corynebacteria infection and granulomatous mastitis. Pathology，2003，35（2）：109-119.

［4］ Bercot B，Kannengiesser C，Oudin C，et al. First description of NOD2 variant associated with defective neutrophil responses in a woman with granulomatous mastitis related to corynebacteria. J Clin Microbiol，2009，47（9）：3034-3037.

［5］ Le Flèche-Matéos A，Berthet N，Lomprez F，et al. Recurrent Breast Abscesses due to *Corynebacterium kroppenstedtii*，a Human Pathogen Uncommon in Caucasian Women. Case Rep Infect Dis，2012，2012：120968.

［6］ Kutsuna S，Mezaki K，Nagamatsu M，et al. Two Cases of Granulomatous Mastitis Caused by *Corynebacterium kroppenstedtii* Infection in Nulliparous Young Women with Hyperprolactinemia. Intern Med，2015，54（14）：1815-8.

［7］ Fernández-Natal M I，Soriano F，Ariza-Miguel J，et al. Draft Genome Sequences of *Corynebacterium kroppenstedtii* CNM633/14 and CNM632/14，Multidrug-Resistant and Antibiotic-Sensitive Isolates from Nodules of Granulomatous Mastitis Patients. Genome Announc，2015，3（3）：e00525-0515.

［8］ Dobinson H C，Anderson T P，Chambers S T，et al. Antimicrobial Treatment Options for Granulomatous Mastitis Caused by *Corynebacterium* Species. J Clin Microbiol，2015，53（9）：2895-2899.

［9］ Tauch A，Fernández-Natal I，Soriano F. A microbiological and clinical review on *Corynebacterium kroppenstedt*. Int J Infect Dis，2016，48：33-39.

［10］ Johnson M G，Leal S，Plongla R，et al. The Brief Case：Recurrent Granulomatous Mastitis Due to *Corynebacterium kroppenstedtii*. J Clin Microbiol. 2016，54（8）：1938-1941.

［11］ Johnson M G，Leal S，Plongla R，et al. Closing the Brief Case：Recurrent Granulomatous Mastitis Due to *Corynebacterium kroppenstedtii*. J Clin Microbiol，2016，54（8）：2212.

［12］ James H Jorgensen，Michael A Pfaller，Karen C Carroll，et al. Manual of clinical microbiology. 11th ed. American Society for Microbiology，2015：490.

［13］ 蒲晓凤，李婷，谭积善，等 . 一例从乳腺炎脓液分离的克氏棒状杆菌的错误鉴定及案例分析［J］. 西南军医，2020，22（3）：297-300.

［14］ 牟良群，林美芳，孙滨，等 . 慢性乳腺炎患者分离克氏棒杆菌的耐药性及临床意义研究［J］. 现代医药卫生，2021，37（8）：1268-1270，1275.

20. 女童阴道分泌物中的流感嗜血杆菌有什么临床意义?

某日遇到成人女性阴道分泌物培养（非靶向培养）的话题。我们建议把这个医嘱取消，改为靶向培养。比如疑似性传播感染，则针对性病病原体。孕妇GBS（无乳链球菌）筛查，则直接开GBS筛查。怀疑念珠菌性阴道炎且需要培养，则直接开念珠菌培养。不要开具笼统的"阴道分泌物细菌培养"。目前我们仍然持此建议。另，如果接种了血平皿，有金黄色葡萄球菌和化脓链球菌（GAS）优势生长，建议提示临床。

上面建议针对成人女性，不针对儿科，儿科看来有所不同。我们自己日常工作中接触儿科较少，借大家讨论女童阴道分泌物流感嗜血杆菌（Hin）之际，也学习一下文献。

先区分一下。这里不讨论尿道炎和尿路感染，Hin一般认为是儿童尿路病原，也不讨论盆腔炎症性疾病（PID）。盆腔是正常无菌部位，任何细菌的存在都是异常。Hin是PID的公认病原。这里只讨论外阴阴道炎，标本是阴道分泌物。

翻了手里的英文资料，一开始挺诧异的——大部分都没有写Hin。

PPID7[1]：疾病章节、菌章节未及。

MCM11[2]：菌章节未及。*Pediatric Infectious Diseases：the Requisites in Pediatrics*[3]：未及。《儿科感染性疾病图谱》（*Red Book Atlas of Pediatric Infectious Diseases*）：未及[4]。

尼尔森儿科2015[5]：第120章性传播疾病中，第991页表格120-4阴道分泌物增加的原因，未及；全章未及。第194章嗜血杆菌属：少见（rare）感染列出11个，未及；全章未及。

尼尔森儿科抗微生物治疗口袋书 2010—2011[6]：未及。非性病病原体只提到 3 个菌：念珠菌、志贺菌、GAS。

欧洲儿童感染性疾病蓝皮书[7] 2011 年第 3 版中译本：疾病章节、菌章节未及。

PPPID 中译本[8]，原书 1997 年第 1 版：疾病章节、菌章节未及。

PPPID 2008 年第 3 版[9]：在第 55 章尿道炎、外阴阴道炎和盆腔炎，仅 Box 55-1 提及。全章其余未及该菌。菌章节：未及。

这意味着，从 1997 年到今天，若干感染性疾病乃至儿科感染性疾病专著中，这个话题几乎都没有涉及 Hin。

唯一的例外 PPPID3[9]，其 Box 55-1 题目是：青春期前外阴阴道炎的常见或重要病原学因素（*Common or Important Etiologic Factors in Prepubertal Vulvovaginitis*）。其中非感染因素 9 个，非性传播相关病原 11 个，性传播病原和其他情况 7 个。非性传播的病原包括志贺菌属、小肠结肠炎耶尔森菌、肠道杆菌（*Enteric bacilli*，字面含义是肠道的所有杆菌，实际指肠杆菌科的革兰阴性杆菌）、金黄色葡萄球菌、GAS、Hin、蠕形驻肠线虫/蛲虫（*Enterobius vermicula*）、卡他莫拉菌、肺炎链球菌、脑膜炎奈瑟菌、念珠菌属。只有名字，没有构成比；没提顺序依据；没有引用。注意，没有支原体。

我们手里没有美国 AAP 红皮书，也没有另一本儿科感染巨著（*Feigin and Cherry's Textbook of Pediatric Infectious Diseases：Expert Consult*）——这是与 PPPID 并列的最重要儿科感染书籍。等遇到再细看。之后自然是 PubMed 数据库检索。还好，用 "haemophilus influenzae" and（Vulvovaginitis or vaginitis）检索，仅仅 29 条。注意，这里有成人文献，需要剔除。另外，会有漏检，比如使用 "genital tract infections" 的情况。儿科：第 1 篇是 1969 年[10]，无摘要。第 2 篇是 1981 年，匈牙利文献[11]，无摘要。第 3 篇就到了 1987 年[12]，无摘要。第 4 篇到了 1995 年，澳大利亚综述[13] 提到，儿科外阴阴道炎病原包括线虫、GAS 和 Hin。第 5 篇是 1996 年，西班牙语文献[14] 提到，月经前女童伴外阴阴道炎 262 例，70（26.7%）例有病原检出。病原包括 GAS 8 例（3.0%），白念珠菌 4 例（1.5%）。不确定病原因子（uncertain etiologic agents）中，Hin 最多，占 7.6%。应该说，直到 20 世纪 90 年代中期，Hin 的致病地位是不确定的。

英国专家 Cox RA 于 1997 年[15] 和 2002 年[16] 两度撰文认为，女童外阴阴道炎中 Hin 是被低估的病原。摘要中没有就致病地位进行讨论，直接说 Hin 是病原。正文讨论提到，1987年的文献[17] 明确了其病原地位。可惜 PubMed 没有该文献摘要，网上也无全文，等获得原文我们再行细读。令人好奇的是，2页的论文如何明确其致病地位？Cox RA 后一篇文章提到，Hin 所致感染容易复发，惜无后续报告，如果证实，值得重视。

2006年中国台北学者报告了病例报告[18]：2例青春期前外阴阴道炎，脓性分泌物，没有性暴露和性侵害（sexually abuse），各自分别有 Hin 和淋病奈瑟菌分离，抗生素治疗反应良好，无复发。病例报告是针对不符合规律的例外进行报告的。此处淋病奈瑟菌，显然是因为没有性行为。而此处 Hin，显然是因为还不认为它是公认的病原，如果是公认病原，就没有必要报告了。

奥地利维也纳学者研究了疑似性虐待（sexually abuse）儿童的细菌定植[19]。下列细菌定植很常见：Hin 占 9.1%，与临床症状无关。该研究一共报道 121 株菌：阴道加德纳菌（*Gardnerella vaginalis*）24.0%、肠杆菌科（*Enterobacteriaceae*，50）41.3%、流感嗜血杆菌（*Haemophilus influenzae*，11）9.1%、甲型溶血性链球菌（*Streptococcus a haemolyticus*，35）28.9%、GBS（*Streptococcus* Group B，8）6.6%、凝固酶阴性葡萄球菌（*Staphylococcus koag neg.*，37）30.6%、金黄色葡萄球菌（*Staphylococcus aureus*，10）8.3%、铜绿假单胞菌（*Pseudomonas aeruginosa*，4）4.1%、拟杆菌属（*Bacteroides*，19）15.7%、普雷沃菌属（*Prevotella*，24）19.8%、克雷伯菌属（*Klebsiella*，4）3.3%、棒状杆菌（*Corynebacteria*，20）16.5%、脲原体（*Ureaplasma*，9）7.4%，此文明确列为定植。

后续克罗地亚研究论文[20]、意大利综述[21]、土耳其研究论文[22]、韩国研究论文[23] 摘要中直接认为 Hin 为病原。

塞尔维亚研究论文[24] 引用文献提到，没有外阴阴道炎时可以分离出 Hin[25]；此部位分离出（类似 Hin 的）微生物不必然意味着感染，其解释需要基于临床背景。

韩国研究论文[23] 值得关注的一点：104 个进行会阴部卫生护理（perineal hygienic care）的患者中，76.9% 的患者有症状的显著改善，而没有使用抗生素；而且这种改善在有和没有特定病原的患者之间，没有差异。这提示我们，抗生素不是必然。

我们无意掉书袋，也不是"故步自封"。我们只是想厘清信息，理清思路。通过学习，我们明确了几点：没有外阴阴道炎时，Hin 在该部位可以分离，可能定植，不必然是致病菌。即使致病，也是条件致病菌。这些正常定植菌多少的增减，反映的是菌群的变化。由此其干预也不必然使用抗生素。Hin 的增加，是菌群失调或性传播感染的因/始动，还是果/继发，尚不清楚。我们相信，至少部分患者，应该是果、是继发。女童外阴阴道炎中，Hin 的致病性尚无研究证据，只有流行病学信息和个例报道，作为临床疾病一般规律，欠缺得还很多。临床开具阴道分泌物培养的前提是外阴阴道炎或阴道脓性分泌物。这个临床前提需要满足。临床检查前，还需要除外或同时检查性传播疾病病原体。有性病病原体，不必考虑 Hin。如果允许，标本最好是阴道高位拭子（high vaginal swab）[26]，而非单纯的阴道拭子。前提（外阴阴道炎或阴道分泌物增加、排除了性传播疾病病原）存在时，没有其他疑似的非性病病原存在（见 PPPID3 Box 55-1）的情况下，Hin 纯生长或优势菌生长[26,27] 时，实验室可以报告。不纯，或非优势菌，或有其他病原，建议不正式报告，仅提示性报告。结果解释一定要结合临床。没有症状，一定不能进行抗生素干预。有症状，也不必然要使用抗生素；针对性使用抗生素 1 周无效，需要停止抗生素。个人卫生行为调整等，大有可为。如果您所在实验室，报道了很多该标本 Hin，甚至在没有适应证、非优势菌情况下都有报告，我们建议谨慎！

回到起点。成人不建议非靶向培养，可以取消笼统的"阴道分泌物细菌培养"医嘱。而通过上面信息我们知道，儿童可以进行非靶向培养。医生开具阴道分泌物细菌培养，一定前提条件下，实验室应该分开报告（PPPID3）：金黄色葡萄球菌、GAS、肺炎链球菌；志贺菌属、小肠结肠炎耶尔森菌、肠道阴性杆菌；Hin、卡他莫拉菌、脑膜炎奈瑟菌；念珠菌属。经典的性传播疾病病原等，也需要报告。

用什么平皿、什么培养条件，不必我们置喙啦！这些菌基本都是条件致病菌，其临床解释类似。可能需要强调的是金黄色葡萄球菌和 GAS，二者的毒性更强，可以形成中毒性休克综合征和播散性感染。

参考文献

[1] Gerald L Mandell，John E Bennett，Raphael Dolin. Mandell，Douglas，Bennett's Principles and Practice of Infectious Diseases [M]. 7th ed. Saunders，2010.

[2] James H Jorgensen，Michael A Pfaller，Karen C Carroll，et al. Manual of clinical microbiology. 11th ed. American Society for Microbiology，2015.

［3］ Bergelson J M，et al. Pediatric Infectious Diseases：the Requisites in Pediatrics［M］. Mosby，2008.

［4］ Barker C J. 儿科感染性疾病图谱. 方峰主译. 北京：人民卫生出版社，2008.

［5］ Robert M Kliegman. Nelson Textbook of Pediatrics. 20th ed. Elsevier，2015.

［6］ John S Bradley，John D Nelson，Joseph B Cantey，et al. Nelson's Pediatric Antimicrobial Therapy (Pocket Book of Pediatric Antimicrobial Therapy). American Academy of Pediatrics，2015.

［7］ (英) 迈克•沙兰编著. 儿童感染性疾病蓝皮书. 马小军等译. 北京：科学技术文献出版社，2015.

［8］ Sarah S Long. 儿科感染性疾病的原则与实践. 黄德珉主译. 沈阳：辽宁教育出版社，2000.

［9］ Sarah S Long，Larry K Pickering a，Charles G Prober. Principles and Practice of Pediatric Infectious Diseases：Expert Consult［M］. 3rd ed. Saunders，2008.

［10］ Heller R H，Joseph JM，Davis H J，et al. Vulvovaginitis in the premenarcheal child. J Pediatr，1969，74 (3)：370-7.

［11］ Csukás Z. The role of *Haemophilus* in the etiology of vulvovaginitis in children. Orv Hetil，1981，122 (2)：86-6，89.

［12］ Macfarlane D E，Sharma D P. *Haemophilus* influenzae and genital tract infections in children. Acta Paediatr Scand，1987，76 (2)：363-4.

［13］ O'Brien T J. Paediatric vulvovaginitis［J］. Australas J Dermatol，1995，36 (4)：216-8.

［14］ Pena M J，Campos-Herrero MI，Ruiz MC，et al. Microbiological study of vulvovaginitis in premenarcheal girls［J］. Enferm Infecc Microbiol Clin，1996，14 (5)：311-3.

［15］ Cox R A. *Haemophilus* influenzae：an underrated cause of vulvovaginitis in young girls. J Clin Pathol，1997，50 (9)：765-8.

［16］ Cox R A，Slack M P. Clinical and microbiological features of *Haemophilus* influenzae vulvovaginitis in young girls. J Clin Pathol，2002，55 (12)：961-4.

［17］ MacFarlane D E，Sharma D P. *Haemophilus* influenzae and genital tract infections in children. Acta Paediatr Scand，1987，76 (2)：363-4.

［18］ Tsai H Y，Wan C，Tseng C C，et al. Childhood vulvovaginitis：report of two cases［J］. Acta Paediatr Taiwan，2006，47 (1)：43-6.

［19］ Kohlberger P，Bancher-Todesca D. Bacterial colonization in suspected sexually abused children. J Pediatr Adolesc Gynecol，2007，20 (5)：289-92.

［20］ Sikanić-Dugić N，Pustisek N，Hirsl-Hećej V，et al. Microbiological findings in prepubertal girls with vulvovaginitis［J］. Acta Dermatovenerol Croat，2009，17 (4)：267-72.

［21］ Dei M，Di Maggio F，Di Paolo G，et al. Vulvovaginitis in childhood［J］. Best Pract Res Clin Obstet Gynaecol，2010，24 (2)：129-37.

［22］ Yilmaz A E，Celik N，Soylu G，et al. Comparison of clinical and microbiological features of vulvovaginitis in prepubertal and pubertal girls［J］. J Formos Med Assoc，2012，111 (7)：392-6.

［23］ Kim H，Chai S M，Ahn E H，et al. Clinical and microbiologic characteristics of vulvovaginitis in Korean prepubertal girls，2009-2014：a single center experience. Obstet Gynecol Sci，2016，59 (2)：130-6.

［24］ Ranđelović G，Mladenović V，Ristić L，et al. Microbiological aspects of vulvovaginitis in prepubertal girls [J]. Eur J Pediatr，2012，171（8）：1203-8.

[25]　Myhre A K，Bevanger L S，Berntzen K，et al. Anogenital bacteriology in non-abused preschool chil-
dren：a descriptive study of the aerobic genital flora and the isolation of anogenital *Gardnerella vagi-
nalis*. Acta Paediatr，2002，91（8）：885-891.

[26]　Dykhuizen R S，Harvey G，Gould I M. The high vaginal swab in general practice：clinical correlates
of possible pathogens. Fam Pract，1995，12（2）：155-8.

[27]　Hall G D，Washington J A 2nd. *Haemophilus influenzae* in genitourinary tract infections. Diagn Mi-
crobiol Infect Dis，1983，1（1）：65-70.

21. 尿液中的咽峡炎链球菌和解没食子酸链球菌如何处理？

同道提及咽峡炎链球菌（*Streptococcus anginosus*，SAN）和解没食子酸链球菌（*Streptococcus gallolyticus*，SGA）在尿路感染中的意义。

书籍

在 MCM11[1] 一书中，SAN：该菌属于咽峡炎链球菌群（SAG），SAG 是口咽部、尿路、肠道正常菌群，与脑、口咽部、腹腔脓肿形成相关。没有提到尿路感染（UTI），提到中间链球菌（*S. intermedius*）导致肝脓肿、脑脓肿。SAN 常常见于泌尿生殖道、胃肠道标本。星座链球菌（*S. constellatus*）常常见于呼吸道标本。SGA：该菌属于牛链球菌群（*S. bovis group*，SBG）。解没食子酸链球菌解没食子酸亚种（*S. gallolyticus* subsp. *gallolyticus*）与胃肠道异常包括结肠癌症和慢性肝病有关；解没食子酸链球菌巴斯德亚种（*S. gallolyticus* subsp. *pasteurianus*）导致脑膜炎。

在 PPID7[2] 一书中，尿路感染一章：未及两菌。第 204 章专论 SAG；第 201 章专论 SBG：没有提尿路感染。

在 PPPID3[3] 一书中，尿路感染第 51/52 章：未及两菌。菌（第 121 章）：没有提到尿路感染。

热病 43：尿路感染部分未及。

指南

2015 国内专家共识[4]：未及。2016 欧洲尿路感染指南[5]：未及。IDSA/ASM 2013 微生物学检查指南尿路感染部分[6]：未及。按：经典书籍和指南都没有提到二者。显然，要么此菌根本不导致尿路感染，要么罕见。不导致尿路感染不太可能，可以导致脓肿、菌血症、脑膜炎，说明毒力不弱。所以，推测应该是罕见。

PubMed

检索词条：（gallolyticus or anginosus）and（"urinary tract infection" or UTI or "urological infection" or urethritis or cystitis or pyelonephritis or bacteriuria），结果竟然只有 9 篇，去掉早期 3 篇没有意义外，剩余 6 篇如下。

（1）关于咽峡炎链球菌（*Streptococcus anginosus*，SAN）只有 1 篇。这是以色列文章[7]，题目：Milleri group streptococcus—a stepchild in the viridans family.

"Stepchild"，百度翻译给出的是，丈夫与其前妻或妻子与其前夫所生的孩子，即非亲生的孩子。题目的意思应该是指，米勒群是后划分到草绿色菌群的？可是草绿色菌群本身不是一个标准分类，还需要划分吗？后来请教了链球菌属专家鲁炳怀博士。鲁老师说：米勒群不是正规命名，公认名称是咽峡炎链球菌群；该群与其他四群草绿色链球菌群在致病性（该群致脓肿）、表型（该群有 β 溶血）上差异较大，像领养的一样。

摘要内容：特拉维夫一家医院 37 个月分离了 245 个米勒群链球菌，82% 是 SAN。非尿路分离株主要是胃肠道来源的脓肿，此外是 28 个菌血症。尿路来源 71 个中包括尿路感染和无症状菌尿。这篇文章我们没有拿到全文。按内容提示，分离株主体是 SAN，尿路来源 71 个中必然有 SAN，推测是有导致尿路感染（UTI）的。

（2）关于解没食子酸链球菌（*Streptococcus gallolyticus*，SGA）的 6 篇。

① 西班牙研究[8]：2520 个尿培养，阈值以上分离株 831 个（33%），牛链

球菌（*S. bovis*）8 个（0.96%）。其中 6 例是 UTI 症状，2 例是发热待查，后续证实没有心内膜炎或癌症。全部是解没食子酸链球菌巴斯德亚种（*S. gallolyticus* subspecie *pasteurianus*）。针对性治疗效果良好。结论是该菌可能是尿路病原，尤其是巴斯德亚种。

② 西班牙研究[9]：回顾性研究，1995—2012 年间，153 个成人患者分离出牛链球菌群（SBG），65% 有尿路基础性疾病。其中 88 个临床症状评估正确，45% 为无症状菌尿，20% 为上尿路感染，35% 为下尿路感染。其中 14 人（9%）同时血培养阳性。SBG 的 72% 是解没食子酸链球菌巴斯德亚种。结论是重视巴斯德亚种的分离，可能是感染。

③ 韩国文章[10]：1 例 28 天女婴，发热 1 天，脑脊液、血液、尿液同时解没食子酸链球菌巴斯德亚种（*S. gallolyticus* subsp. *pasteurianus*）阳性。

④ 丹麦文章[11]：越南慢性尿路感染患者自行服药治疗复发者 49 例，分离株包括粪肠球菌（55.1%）、大肠埃希菌（12.2%）、解没食子酸链球菌巴斯德亚种（*Streptococcus gallolyticus* subsp. *pasteurianus*）（8.2%）。培养阈值设定在 $\geq 10^4$ CFU/mL。

④ 泰国文章[12]：1 例新生儿脑膜炎，病原 *Streptococcus gallolyticus* subsp. *pasteurianus*。

通过上面信息可知，对解没食子酸链球菌巴斯德亚种（*Streptococcus gallolyticus* subsp. *pasteurianus*），如果患者分离株超过阈值浓度，实验室应该报告临床。临床在排除性传播疾病，确定是感染所致尿路症状后，可以确定该菌为病原。没有症状则是无症状菌尿。

（3）对咽峡炎链球菌（*Streptococcus anginosus*，SAN），可以比照上面信息。这里涉及是否药敏的问题。所有阈值以上分离株都进行常规药敏试验——这样决定最简单，不过存在资源浪费问题。建议实验室与临床沟通，达成一致。有插管、无症状，不建议药敏试验。有症状、阈值以上（10^4 CFU/mL），建议药敏试验。同时血液、脓液、腹水有分离株，反复迁延，经验治疗无效，复发感染：建议药敏试验。明确免疫低下、ICU 患者、尿路操作前、新生儿等，阈值以上：建议药敏试验。与临床医生沟通、按医嘱进行。不做药敏试验时，菌名和浓度回报是必须的。

应该避免实验室内部不统一的情况，即甲按甲的标准做，乙按乙的标准做，丙按丙的标准做……这样无论如何，都是不对的。

参考文献

［1］ James H Jorgensen，Michael A Pfaller，Karen C Carroll，et al. Manual of clinical microbiology. 11th ed. American Society for Microbiology，2015.

［2］ Gerald L Mandell，John E Bennett，Raphael Dolin. Mandell，Douglas，Bennett's Principles and Practice of Infectious Diseases. 7th ed. Saunders，2010.

［3］ Sarah S Long，Larry K Pickering a，Charles G Prober. Principles and Practice of Pediatric Infectious Diseases：Expert Consult. 3rd ed. Saunders，2008.

［4］ 尿路感染诊断与治疗中国专家共识编写组. 尿路感染诊断与治疗中国专家共识（2015 版）——复杂性尿路感染. 中华泌尿外科杂志，2015，（4）：241-244.

［5］ http：//uroweb. org/guidelines/

［6］ Baron E J，Miller J M，Weinstein M P，et al. A Guide to Utilization of the Microbiology Laboratory for Diagnosis of Infectious Diseases：2013 Recommendations by the Infectious Diseases Society of America（IDSA）and the American Society for Microbiology（ASM）. Clin Infect Dis，2013，57（4）：e22-e121.

［7］ Siegman-Igra Y，Azmon Y，Schwartz D，et al. Milleri group streptococcus—a stepchild in the viridans family. Eur J Clin Microbiol Infect Dis，2012，31（9）：2453-2459.

［8］ de Teresa-Alguacil J，Gutiérrez-Soto M，Rodriguez-Granger J，et al. Clinical interest of *Streptococcus bovis* isolates in urine. Rev Esp Quimioter，2016，29（3）：155-158.

［9］ Matesanz M，Rubal D，Iñiguez I，et al. Is *Streptococcus bovis* a urinary pathogen? Eur J Clin Microbiol Infect Dis，2015，34（4）：719-725.

［10］ Park J W，Eun S H，Kim E C，et al. Neonatal invasive *Streptococcus gallolyticus* subsp. *pasteurianus* infection with delayed central nervous system complications. Korean J Pediatr，2015，58（1）：33-36.

［11］ Poulsen L L，Bisgaard M，Son N T，et al. *Enterococcus* and *Streptococcus* spp. associated with chronic and self-medicated urinary tract infections in Vietnam. BMC Infect Dis，2012，12：320.

［12］ Thatrimontrichai A，Chanvitan P，Janjindamai W，et al. Early onset neonatal bacterial meningitis caused by *Streptococcus gallolyticus* subsp. *pasteurianus* ［J］. Southeast Asian J Trop Med Public Health，2012，43（1）：145-151.

22. 解没食子酸链球菌巴斯德亚种有什么临床意义？

解没食子酸链球菌在尿液分离株的意义——结论是解没食子酸链球菌巴斯德亚种（*Streptococcus gallolyticus* subsp. *pasteurianus*，SGSP）阈值以上分离，应该正常回报菌种、药敏；症状符合则是病原。那么，解没食子酸链球菌巴斯德亚种在其他标本，比如宫颈分泌物中的意义呢？

看 MCM11 链球菌一章。链球菌分为化脓群（β 溶血）和非化脓群等。后者具体包括 5 个群，牛链球菌群是其中之一。牛链球菌群涉及 4 个 DNA 簇（clusters）：

① DNA cluster Ⅰ：包括之前的牛链球菌（*S. bovis*）、马肠链球菌（*S. equinus*）。研究显示二者是一个菌种，所以牛链球菌种名已经取消，该名只作为群名出现。

② DNA cluster Ⅱ：即解没食子酸链球菌（*S. gallolyticus*），包括 3 个亚种，即 subsp. *gallolyticus*（原名 *S. bovis* biotype Ⅰ）（后文简写 SGSG）、subsp. *pasteurianus*（原名 *S. bovis* biotype Ⅱ.2）（后文简写 SGSP）和 subsp. *macedonicus*。

③ DNA cluster Ⅲ：即 *S. infantarius*（原名 *S. bovis* biotype Ⅱ.1），包括 2 个亚种，即 subsp. *infantarius* 和 subsp. *coli*（原名 *S. lutetiensis*）。

④ DNA cluster Ⅳ：即 *S. alactolyticus*。

概括而言，牛链球菌群属于草绿色链球菌，包括 4 个菌种：*S. equinus*、*S. gallolyticus*、*S. infantarius*、*S. alactolyticus*。属于 Lancedfield D 群。其中 SGSG、SGSP、*S. lutetiensis* 三剑客最有名。SGSG 以与肠道肿瘤相关著称于世。大家如果仅仅记得牛链球菌意味着肠道肿瘤，那现在则要记住是其中的

SGSG！——血液分离 SGSG，则提示临床要进行肠道检查。

SGSP 妇产科分离株临床意义：MCM11 和 PPID8 没有丝毫信息。二者强调的是该菌引起脑膜炎。PubMed 中，"Streptococcus gallolyticus subsp. Pasteurianus" 在题目、摘要进行检索，共 34 篇。该菌原名 Streptococcus bovis biotype Ⅱ/2 （biotype Ⅱ.2），我们没有用这个名字检索，因为单独使用这个名字的，都是早期文献。该菌也作 Streptococcus pasteurianus[1]。

仔细读这 34 篇，还真有一篇报道是宫内感染——差不多是唯一的一篇！文章[2] 提到，女性剖宫产手术 （caesarean section） 出现 SGSP 宫内感染、产后菌血症。组织病理学显示脐静脉炎、蜕膜炎，未见菌体。胎膜拭子、阴道拭子、血培养有链球菌生长。布鲁克质谱鉴定为 Streptococcus lutetiensis，VITEK 2 和 16S rRNA 测序确定为 SGSP。文章进一步分析了阴道内该菌定植并以此为入口导致母婴感染的可能性。强烈建议大家读原文。另有一篇法国文章[3] 讨论该菌和绒毛膜羊膜炎，仅有题目。

其他信息：

① 意大利文章[4]：22 株牛链球菌 （Streptococcus bovis），63.6% 来自尿液，31.8% 有糖尿病。凤凰 100 系统显示所有菌株属于生物型Ⅱ，16S rRNA 测序确定都是 SGSP。布鲁克仪器 （Bruker Biotyper） 可以精确到亚种水平。31.8% 对红霉素耐药，同时也对克林霉素耐药，erm B 基因阳性。PFGE 17 个型。

② 比利时病例报道[5] 涉及新生儿 ICU 的分离株。3 个新生儿传播该菌，1 例死亡。

③ 中国武汉华中农业大学文章[6]：中国分离株 6 株，来自死亡的小鸭子，诱导性表达 ermB 和 ermT，导致大环内酯类高度耐药。参见同校另一篇文章[7]。动物感染参见美国文章[8]，报道了该菌导致 11 只火鸡幼鸟的脓毒血症 （septicemia）。

④ 西班牙文章[9]：该菌导致椎间盘炎。

⑤ 美国 1 例病例报道[10]：71 岁男性。该菌导致菌血症、骨髓炎、心内膜炎，好转后又出现菌血症。结肠镜显示盲肠腺瘤 （cecal tubulovillous adenoma），高度不良分化 （high-grade dysplasia），并考虑这里是感染源。作者提到，Streptococcus gallolyticus subsp. gallolyticus （SGSG） 和肠道恶性肿瘤的关系尽人皆知，但该菌尚不明了。作者建议有该菌菌血症且感染源不明时，应行结肠镜检查。

⑥ 西班牙 1 例病例报道[11]：该菌导致髋关节假体感染。参见膝关节假体感染报道[12]。

⑦ 美国双胞胎感染病例报道[13]。

⑧ 日本 1 例病例报道[14]：3 岁幼儿菌血症。

⑨ 韩国 1 例病例报道[15]：28 天婴儿菌血症、脑膜炎，尿液也有分离株。氨苄西林、头孢曲松治疗 21 天出院。2 周后再次发热入院，伴强直-阵挛运动（tonic-clonic movement）、核磁异常改变。抗生素继续治疗 31 天，9 个月后随访无后遗症。

⑩ 西班牙 1 例病例报道[16]：该菌导致脾脓肿。参见中国报道[17]。

⑪ 西班牙文章[18]：51 例牛链球菌群和肝胆系统感染。1988—2011 年，胆囊炎 21 例、胆管炎 30 例，符合东京指南。常规方法加分子方法确定菌种：*Streptococcus infantarius* 29 例（57%）、SGSP 20 例（39%）、SGSG 2 例（4%）。其中 37 例有菌菌血症，占全部牛链球菌菌血症（不仅仅是肝胆来源）185 例的 20%。全部牛链球菌菌血症中，SGSG 和另外 2 个菌种不同，肝胆来源的比例分别是（2/112；2%）、（35/73；48%；$P < 0.001$）。牛链球菌导致胆道感染时，大部分是 *Streptococcus infantarius* 和 SGSP，而二者菌血症有半数来自胆管系统（*S. infantarius* 43%，SGSP 56%）。按：胆道感染领域东京指南为世界首要。

⑫ 中国 CDC 文章[19]：33 例儿童腹泻，19 例病因不明。粪便菌群 16S rRNA 测序，其中 11 例链球菌为最优势菌属。连续监测，随着病情恢复有菌群浓度减低的患者中，分离出 3 株牛链球菌：*Streptococcus lutetiensis* 1 例、SGSP 2 例。前者进行了基因组测序，并进行了抗生素岛、毒力岛（包括无乳链球菌溶血毒素 *cylZ* 基因、与致病性链球菌定植有关的 *sortase* 基因）、独特基因组岛分析。按：这个研究是亮点。如果完成郭霍法则，等于是发现了新的腹泻病原。

⑬ 阿根廷 1 例病例报道[20]：9 月龄男孩菌血症、脑膜炎。儿科脑膜炎见文献：日本[21~23]、美国[24]、泰国[25]。儿科菌血症见法国文献[26]。

⑭ 越南文章[27] 研究慢性尿路感染，该菌占 8.2%。

⑮ 西班牙文章[28]：44 例牛链球菌菌血症，SGSG 15 例（与心内膜炎、肠道肿瘤有关）、SGSP 24 例（和肝胆疾病有关）、*Streptococcus infantarius* 5 例。

⑯ 西班牙文章[29] 研究菌血症，牛链球菌群 52 株，SGSP 24 株。

⑰ 英国苏格兰 1 例病例报道[30]：成人脑膜炎、出血。美国同年报道[31] 首例成人脑膜炎。

⑱ 日本 1 例病例报道[32]：成人腹膜炎。

⑲ 中国台湾文章[33] 研究 6 株菌的红霉素诱导耐药。

上述信息提示：

① 该菌为人禽共患病原。

② 该菌会导致人类的肝胆系统感染、菌血症、脑膜炎（成人、儿童）、心内膜炎、骨髓炎、椎间盘炎、尿路感染、宫内感染、腹膜炎、脾脓肿、假体关节感染。有新生儿病死的报道。

③ 其中脑膜炎、肝胆系统感染，应该作为常识加以记忆。

④ 中国 CDC 的腹泻病原研究有启发，可以深挖。

⑤ 该菌导致菌血症、感染源不明时，要考虑肠道来源，尤其是反复发生的菌血症。

⑥ 该菌有红霉素高浓度耐药，具有诱导性。

⑦ 该菌的抗生素选择不难，感染灶控制有难度。

⑧ 该菌引起新生儿脑膜炎、菌血症，为什么不在产前如无乳链球菌那样进行产道定植筛查呢？目前仅仅十余例病例报道，可能是因为毒力低？还是因为人群定植率低（看 MCM11，是尿路生殖道、肠道正常菌群，不知道分布百分比）？国内可以设计实验回答这些问题。

⑨ 围产期筛查常规工作：目前不必针对该菌。而一般的妇科疾病如子宫内膜炎等，更不必针对 SGSP 进行靶向检查。

参考文献

[1] Romero-Hernández B，del Campo R，Cantón R. *Streptococcus bovis*，situación taxonómica，relevancia clínica y sensibilidad antimicrobiana［*Streptococcus bovis*，taxonomic status，clinical relevance and antimicrobial susceptibility］. Enferm Infecc Microbiol Clin，2013，31 Suppl 1：14-9.

[2] Binghuai L，Wenjun S，Xinxin L. Intrauterine infection and post-partum bacteraemia due to *Streptococcus gallolyticus* subsp. *pasteurianus*. J Med Microbiol，2013，62（Pt 10）：1617-1619.

[3] Steux R，Dubois D，Bonnet R，et al. Chorioamniotite à Streptococcus anginosus et *Streptococcus gallolyticus* subsp. *pasteurianus*［*Streptococcus anginosus* and *Streptococcus gallolyticus* subsp. *pasteurianus* chorioamniotitis］. Med Mal Infect. 2008；38（9）：507-9.

[4] Gherardi G，Palmieri C，Marini E，et al. Identification，antimicrobial resistance and molecular characterization of the human emerging pathogen *Streptococcus gallolyticus* subsp. *pasteurianus*. Diagn Microbiol Infect Dis，2016，86（4）：329-335.

[5] Saegeman V，Cossey V，Loens K，et al. *Streptococcus Gallolyticus* subsp. *pasteurianus* Infection In A Neonatal Intensive Care Unit. Pediatr Infect Dis J，2016，35（11）：1272-1275.

[6] Li M，Cai C，Chen J，et al. Inducible Expression of both ermB and ermT Conferred High Macrolide Resistance in *Streptococcus gallolyticus* subsp. *pasteurianus* Isolates in China. Int J Mol Sci，2016，17

（10）：1599.

［7］　Li M，Gu C，Zhang W，et al. Isolation and characterization of *Streptococcus gallolyticus* subsp. *pasteurianus* causing meningitis in ducklings. Vet Microbiol，2013，162（2-4）：930-936.

［8］　Saumya D，Wijetunge S，Dunn P，et al. Acute septicemia caused by *Streptococcus gallolyticus* subsp. *pasteurianus* in turkey poults. Avian Dis，2014，58（2）：318-22.

［9］　Garcia-Pais M J，Rabuñal R，Corredoira J，et al. Espondilodiscitis por *Streptococcus gallolyticus* subsp. *pasteurianus* ［Spondylodiscitis due to *Streptococcus gallolyticus* subsp. *pasteurianus* ］. Enferm Infecc Microbiol Clin，2016，34（2）：141-2.

［10］　Chand G，Shamban L，Forman A，et al. The Association of *Streptococcus gallolyticus* subspecies *pasteurianus* Bacteremia with the Detection of Premalignant and Malignant Colonic Lesions. Case Rep Gastrointest Med，2016，2016：7815843.

［11］　Valentín Martín A，Calabuig Muñoz E，Garrido Jareño M，et al. Infección de prótesis articular de cadera por *Streptococcus gallolyticus* subsp. *pasteurianus* ［Hip prosthesis infection due to *Streptococcus gallolyticus* subsp. *pasteurianus* ］. Enferm Infecc Microbiol Clin，2015，33（8）：570-1.

［12］　Lorenzo-Garde L，Bolaños M，Rodríguez JP，et al. Artritis séptica de rodilla protésica por *Streptococcus gallolyticus* subsp. *pasteurianus* ［Prosthetic knee septic arthritis due to *Streptococcus gallolyticus* subsp. *pasteurianus* ］. Rev Esp Quimioter，2013，26（4）：371-2.

［13］　Hede S V，Olarte L，Chandramohan L，et al. *Streptococcus gallolyticus* subsp. *pasteurianus* infection in twin infants. J Clin Microbiol，2015，53（4）：1419-22.

［14］　Matsubara K，Takegawa H，Sakizono K，et al. Transient Bacteremia Due to *Streptococcus gallolyticus* subsp. *pasteurianus* in a 3-Year-Old Infant. Jpn J Infect Dis，2015，68（3）：251-3.

［15］　Park J W，Eun S H，Kim E C，et al. Neonatal invasive *Streptococcus gallolyticus* subsp. *pasteurianus* infection with delayed central nervous system complications. Korean J Pediatr，2015，58（1）：33-6.

［16］　Gómez-Alonso B，Jiménez-Delgado JD，Tenorio-Abreu A，et al. Absceso esplénico relacionado con bacteriemia por *Streptococcus gallolyticus* subsp. *pasteurianus*. A propósito del primer caso descrito en España ［Splenic abscess related to *Streptococcus gallolyticus* subsp. *pasteurianus* bacteremia. First case report in Spain］. Rev Esp Quimioter，2014，27（3）：222-4.

［17］　Su Y，Miao B，Wang H，et al. Splenic abscess caused by *Streptococcus gallolyticus* subsp. *pasteurianus* as presentation of a pancreatic cancer. J Clin Microbiol，2013，51（12）：4249-51.

［18］　Corredoira J，Alonso MP，Garcia-Garrote F，et al. *Streptococcus bovis* group and biliary tract infections：an analysis of 51 cases. Clin Microbiol Infect，2014，20（5）：405-9.

［19］　Jin D，Chen C，Li L，et al. Dynamics of fecal microbial communities in children with diarrhea of unknown etiology and genomic analysis of associated *Streptococcus lutetiensis*. BMC Microbiol，2013，13：141.

［20］　Vélez Balestro L M，Baroni M R，Ochoteco M C，et al. *Streptococcus gallolyticus* subsp. *pasteurianus* en líquido cefalorraquídeo de un paciente pediátrico ［*Streptococcus gallolyticus* subsp. *pasteurianus* isolated from cerebrospinal fluid in a pediatric patient］. Rev Argent Microbiol，2013，45（4）：254-6.

[21] Takahashi Y，Ishiwada N，Tanaka J，et al. *Streptococcus gallolyticus* subsp. *pasteurianus* meningitis in an infant. Pediatr Int，2014，56（2）：282-5.

[22] Nagamatsu M，Takagi T，Ohyanagi T，et al. Neonatal meningitis caused by *Streptococcus gallolyticus* subsp. *pasteurianus*. J Infect Chemother，2012，18（2）：265-8.

[23] Onoyama S，Ogata R，Wada A，et al. Neonatal bacterial meningitis caused by *Streptococcus gallolyticus* subsp. *pasteurianus*. J Med Microbiol，2009，58（Pt 9）：1252-1254.

[24] Klatte J M，Clarridge J E，Bratcher D，et al. A longitudinal case series description of meningitis due to *Streptococcus gallolyticus* subsp. *pasteurianus* in infants. J Clin Microbiol，2012，50（1）：57-60.

[25] Thatrimontrichai A，Chanvitan P，Janjindamai W，et al. Early onset neonatal bacterial meningitis caused by *Streptococcus gallolyticus* subsp. *pasteurianus*. Southeast Asian J Trop Med Public Health，2012，43（1）：145-51.

[26] Diehl R，Cottin X，Pérouse de Montclos M，et al. Infection néonatale à *Streptococcus gallolyticus* subsp. *pasteurianus*［Neonatal bacteremia due to *Streptococcus gallolyticus* subsp. *pasteurianus*］. Arch Pediatr，2010，17（11）：1594-5.

[27] Poulsen LL，Bisgaard M，Son NT，et al. *Enterococcus* and *Streptococcus* spp. associated with chronic and self-medicated urinary tract infections in Vietnam. BMC Infect Dis，2012，12：320.

[28] Gómez-Garcés J L，Gil Y，Burillo A，et al. Cuadros clinicos asociados a bacteriemia causada por las nuevas especies incluidas en el antiguo grupo *Streptococcus bovis*［Diseases associated with bloodstream infections caused by the new species included in the old *Streptococcus bovis* group］. Enferm Infecc Microbiol Clin，2012，30（4）：175-9.

[29] Romero B，Morosini M I，Loza E，et al. Reidentification of *Streptococcus bovis* isolates causing bacteremia according to the new taxonomy criteria：still an issue? J Clin Microbiol，2011，49（9）：3228-33.

[30] Smith A H，Sra H K，Bawa S，et al. *Streptococcus bovis* meningitis and hemorrhoids. J Clin Microbiol，2010，48（7）：2654-5.

[31] Sturt A S，Yang L，Sandhu K，et al. *Streptococcus gallolyticus* subspecies *pasteurianus*（biotype Ⅱ/2），a newly reported cause of adult meningitis. J Clin Microbiol，2010，48（6）：2247-9.

[32] Akahane T，Takahashi K，Matsumoto T，et al.［A case of peritonitis due to *Streptococcus gallolyticus* subsp. *pasteurianus*］. Kansenshogaku Zasshi，2009，83（1）：56-9.

[33] Tsai J C，Hsueh P R，Chen H J，et al. The erm（T）gene is flanked by IS1216V in inducible erythromycin-resistant *Streptococcus gallolyticus* subsp. *pasteurianus*. Antimicrob Agents Chemother，2005，49（10）：4347-50.

23. 口腔分泌物，能做细菌/真菌培养吗？

关于口腔分泌物培养的报告相关信息如下：

① Vincent 咽峡炎：病原是口腔梭杆菌属和共生的疏螺旋体混合感染，标本是活检组织或病变的洗液、抽吸物，不推荐拭子。

② 会厌炎和声门上炎（supraglottitis）。免疫功能正常：病原是流感嗜血杆菌、肺炎链球菌、β溶血性链球菌、金黄色葡萄球菌、脑膜炎奈瑟菌。标本：临床诊断可能不需要标本；只有必需时会厌炎才可以采集拭子标本。插曲：四川自贡颜老师近期曾讨论会厌炎流感嗜血杆菌分离株。我们翻了 PPID7[1] 嗜血杆菌属一章，提到 b 型流感嗜血杆菌是会厌炎病原。但非 b 型流感嗜血杆菌所致疾病没有提会厌炎。我们以为，如果有分型技术，还是分型为好。如果没有分型技术，实验室报告菌种后，如果临床表现重，治疗可以覆盖该菌种。不过这不一定说明该菌种就是病原。免疫功能受损：病原加其他病原如多杀巴斯德菌、曲霉菌、其他真菌，标本提示同免疫功能正常者，加血培养，真菌用活检组织或保护性标本刷。

③ 扁桃体周围脓肿：病原包括化脓链球菌、金黄色葡萄球菌、咽峡炎链球菌群（"米勒链球菌"）、溶血隐秘杆菌，以及混合口腔需氧菌、厌氧菌。标本：活检组织或脓肿的抽吸液或洗液；不推荐拭子。

④ Lemierre 综合征：病原包括坏死梭杆菌，偶尔混合口腔厌氧菌（包括普雷沃菌和厌氧革兰阳性球菌）。标本：活检或脓肿的抽吸液或洗液；不推荐拭子；血培养 2～4 套。

⑤ 颌下、咽后和其他深腔感染包括 Ludwig 咽峡炎：病原包括化脓链球菌、金黄色葡萄球菌、咽峡炎链球菌（米勒链球菌群）、放线菌，以及混合口腔需氧菌、厌氧菌。标本：活检组织或脓肿的抽吸液或洗液；不推荐拭子；血培养 2～

4 套。

⑥ 咽炎。细菌性咽炎：病原包括化脓链球菌、C 群和 G 群 β 溶血性链球菌、溶血隐秘杆菌、脑膜炎奈瑟菌、白喉棒杆菌、坏死梭杆菌。标本：标本是咽拭子；白喉考虑假膜。需要特殊考虑的是金黄色葡萄球菌，如果局部是脓肿而且抽出脓液，这个菌要报告。平时其他部位关注的肠杆菌科、铜绿假单胞菌、流感嗜血杆菌等，不报告。当然得反复强调前提——诊断是咽炎。病毒性咽炎：病原包括 EBV、HSV（通常是 HSV-1）、CMV、HIV。

⑦ 鹅口疮：病原是念珠菌。标本是鹅口疮的白膜活检、拭子。

⑧ 恶性肿瘤坏死性口腔溃疡：活检组织送检。

⑨ 怀疑淋菌：医嘱只针对淋菌检查，标本是咽拭子。

上面信息提示我们，口腔分泌物基本可以拒收，没有适应证。特殊情况下可以考虑，比如临床明确是鹅口疮。我们觉得可以用口腔分泌物，只分离念珠菌。上面讨论主要针对的是诊断性培养。而对于监测性培养（surveillance culture），口腔分泌物应该是可以的选择。比如 MRSA 的筛查，或者念珠菌定植筛查。不过这样的情况，临床需要提前沟通，彼此达成共识。

这里把理念拓展一下。对于实验室不明确的标本，不要盲目接受。检验医学包括临床微生物学所提供的服务：明确而有限。我们给临床和患者提供的是具体的检查，内容明确，范围有限。临床微生物学实验室对常规检查能够接收什么标本、对这些标本能够做什么检查、能够报告什么分离株/病原，要做到心中有数、清晰明了。我们无法提供无限制的服务。这和临床自身一样，没有医生或医疗机构敢于或能够承诺可以诊断所有疾病。所以，才有转院、有诊断不明劝出院的情况，实验室同理。全球没有一个实验室能够提供所有服务，甚至也没有可以提供所有临床医学实验的实验室。美国约翰霍普金斯医院也有检查项目外送！这说明，实验室项目不可能全面，也不必追求全面，对自己不明确的情况，比如标本或某项检查，暂时不要接收。否则，患者付费、医生期待、同事迷惑，可能会陷入被动。大家因为是检验出身，对检查项目最敏感，一般不会盲目接收。

大家感觉薄弱的地方可能是标本和病原。临床微生物学理论上可以接收所有的标本，但要注意前提：有临床适应证且标本合格。口腔分泌物没有临床适应证，作为诊断性培养，可以拒收的。更常见的问题是痰培养。现实中送检太随意了——很多没有适应证！标本在理论上固然是全部，但具体某一实验室能够处理的标本，一定是明确而有限的，不是所有，这一条每一个实验室自己要明了。临床微生物学理论上也囊括所有致病病原，但现实中，某一具体实验室能够检测报告的病原太有限了。大家可以看一下自己的技术手段，说明书上都有明确的菌种范围。

检查也需要强调。比如对腹泻粪便标本，便培养指沙门菌、志贺菌培养（国际上有的包括弯曲菌培养），不是指针对所有病原的培养。再比如成人女性阴道分泌物培养，事实上不存在针对所有病原的培养检查。我们建议，医嘱里直接取消这一条。不要害怕说"做不了"。对做不了的情况，首先自己心里明了原因、受限步骤，然后自信、理性、坦然地解释给临床。有些实验，比如布鲁菌药敏试验，全球都没有临床实验室常规提供服务，这种处理起来非常简单。有些实验，是所在实验室自己暂时无法进行的，这种情况，可以仔细解释给临床、科室管理层、医务管理部门。

参考文献

［1］ Gerald L Mandell，John E Bennett，Raphael Dolin. Mandell，Douglas，Bennett's Principles and Practice of Infectious Diseases ［M］. 7th ed. Saunders，2010.

24. 便培养中的变形杆菌与柠檬酸杆菌是否回报？

一般理解，二者肯定不用回报，但偶尔会有讨论，难道是有特殊情况？

书籍中 2 个菌引起腹泻、胃肠炎、食物中毒的情况

（1）热病 43[1] 肠道感染部分未及变形杆菌属、柠檬酸杆菌。

（2）MCM11[2] 变形杆菌：*P. mirabilis*，*Proteus penneri*，*Morganella*，*and Providencia alcalifaciens* are seen in diarrheal stools with greater frequency than in normal stools, leading to speculation that they may cause diarrhea （p720）——奇异变形杆菌、彭氏变形杆菌、摩根菌和产碱普罗维登斯菌在腹泻大便中的出现频率，高于正常大便，因此推测它们可能导致腹泻。按：腹泻粪便多见一些。speculation 是猜测的意思。第 717 页的表格中，彭氏变形杆菌、普通变形杆菌见于粪便标本；柠檬酸杆菌（p720）：未及腹泻。第 717 页的表格中，所有菌种都见于粪便标本。

（3）PPID7[3] 变形杆菌。其中菌部分（p2828）：In addition to UTI, *Proteus* spp. may cause miscellaneous other infections, particularly in hospitalized patients. There is some suspicion, based on anecdotal reports and case-control studies, that some strains of *P. mirabilis* can cause diarrhea[4] ——除 UTI 外，变形杆菌属菌种还可引起其他各种感染，尤其是住院患者。根据轶事报道和病例对照研究，有观点怀疑某些奇异变形杆菌菌株会引起腹泻。其中 suspicion 是怀疑；anecdotal 是趣闻轶事，这个词表示可疑、不肯定、不确定。疾病部分：肠

道感染部分未及。柠檬酸杆菌：菌部分内容（p2828）未及；疾病部分内容认为该菌可以产生霍乱样毒素。第 1340 页：The LT-producing *E. coli* are associated with watery diarrhea among adults in Asia，travelers to Central America，and children in a number of areas [5]. In addition，*Klebsiella*，*Citrobacter*，*Salmonella*，and *C. jejuni* produce cholera-like heat-labile toxins that also activate adenylate cyclase，bind to ganglioside，and share some immunogenicity with *E. coli* LT[6,7]——产不耐热肠毒素（LT）的大肠埃希菌与亚洲成年人、中美洲旅行者和许多地区儿童的水样腹泻有关。此外，克雷伯菌属、柠檬酸杆菌属、沙门菌属和空肠弯曲菌会产生类似霍乱的不耐热毒素，这些毒素也会激活腺苷酸环化酶，与神经节苷脂结合，并与大肠埃希菌 LT 具有一定的免疫原性。

第 1341 页：Other enteric organisms with enterotoxin-like activity include *Salmonella*，*Klebsiella*，*Citrobacter*，*Aeromonas*，and *Enterobacter* species[5]——其他具有肠毒素样活性的肠道微生物包括沙门菌属、克雷伯菌属、柠檬酸杆菌属、气单胞菌属和肠杆菌属。第 1360 页：Studies from Ethiopia suggested that young children with sporadic diarrhea may have *Klebsiella*，*Citrobacter*，*Aeromonas*，or *E. coli* that produce an LT-like toxin[8]——来自埃塞俄比亚的研究表明，患有散发性腹泻的幼儿可能有克雷伯菌属、柠檬酸杆菌属、气单胞菌属或大肠埃希菌，它们会产生 LT 样毒素。按：此处提到有散发病例。注意这些描述都没有明确确定因果关系。

（4）尼尔森儿科[9]。变形杆菌：疾病和菌种，都未及；柠檬酸杆菌：疾病和菌种，都未及。

（5）PPPID3[10]。变形杆菌：疾病和菌种，都未及；柠檬酸杆菌：疾病未及；菌（chapter 141）：Other rare infections caused by *Citrobacter* spp. are gastroenteritis，osteomyelitis，pyogenic arthritis，pneumonia，pneumatosis oculi，and septicemia. An outbreak of severe gastroenteritis associated with several cases of hemolytic-uremic syndrome occurred in a nursery school. [11] The source of this outbreak was traced to sandwiches prepared with green butter containing a toxigenic strain of *C. freundii*. The butter had been made with contaminated parsley grown in an organically fertilized garden.——柠檬酸杆菌属菌种引起的其他罕见感染包括胃肠炎、骨髓炎、化脓性关节炎、肺炎、眼积气和脓毒血症。一所幼儿园发生了一起与几例溶血性尿毒症综合征相关的严重胃肠炎暴

发。此次疫情的源头可追溯到用绿色黄油制作的三明治，其中含有一种有毒的弗劳地柠檬酸杆菌。绿色黄油是由黄油与用有机肥料种植的受污染的欧芹一起加工而成。按：这里报道了一处暴发，发生在幼儿园，有溶血尿毒症综合征，食物受污染。

指南信息

IDSA/ASM 2013 微生物学指南[12] "胃肠炎、感染性腹泻、食物中毒" 部分，没有列出变形杆菌、柠檬酸杆菌。NCCN2016 癌症感染指南[13]：未及。美国 CDC/NIH/IDSA HIV 机会感染指南[14]：未及。欧洲儿童急性胃肠炎指南：未及。德国 2015 胃肠道感染指南：未及。

PubMed 信息

用（Proteus or Citrobacter）and（gastroenteritis or diarrhea or "gastrointestinal infection"）in title 检索，结果 23 个。注意，这样搜索可能漏掉肠道感染、肠杆菌科的情况。剔除了 1980 年之前的文献后，共计 6 篇。

按时间顺序，关于变形杆菌的如下：

（1）中国报道[15]：奇异变形杆菌引起新生儿腹泻。

（2）中国报道[16]：题目是奇异变形杆菌导致的腹泻的病原学、分子特征（Etiological and molecular characteristics of diarrhea caused *Proteus mirabilis*）。

关于柠檬酸杆菌的如下：

（1）新生儿特别护理中心弗劳地柠檬酸杆菌引起腹泻暴发[17]。

（2）美国报道[18]：诺沃克病毒导致胃肠炎暴发，因水污染导致。虽然弗劳地柠檬酸杆菌与疾病呈相关性，但血清学检查提示诺沃克病毒感染。按：这篇文章非常值得重视。不是腹泻患者分离出柠檬酸杆菌就可以认定其是病原，应该把其他病原排除了，而且需要毒素或免疫学证据。

（3）德国报道[19]：此文上面有 PPPID 引用。弗劳地柠檬酸杆菌产 Vero 毒素且呈现克隆性（Clonally identical verotoxinogenic *Citrobacter freundii*）。

按：在分离的基础上，确定克隆性（暴发判断所必需）、毒素（致病性判断所必需）。

（4）巴西报道[20]：这是基础性致病机制研究。研究肠聚集性大肠埃希菌（EAggEC）和弗劳地柠檬酸杆菌腹泻相关的生物膜、F菌毛。摘要提到，柠檬酸杆菌引起散发腹泻。

结论

通过信息汇总，可知结论非常明确。

变形杆菌：粪便分离株，不必回报；免疫低下时可以有特殊考虑，不过没有文献证据。我们理解：患者免疫低下；感染性腹泻临床诊断成立；排除其他公认的腹泻病原体；涂片时最优势形态为单一的阴性杆菌，与变形杆菌相符；血平皿是纯生长；同种同型菌血症（排除其他感染源）或抗生素针对性治疗有效，在这6个条件下，可以考虑（注意，没有说必然是）。

柠檬酸杆菌：粪便分离株，弗劳地柠檬酸杆菌常规不必回报。非弗劳地柠檬酸杆菌：不必回报，暴发（克隆性）时可以筛查，毒素确定其致病地位。并发菌血症时也可以考虑。菌种限制在弗劳地柠檬酸杆菌。关于散发病例：有2篇文献提到有散发病例，因为有毒力证据、暴发报告，我们建议如下情况考虑为病原：感染性腹泻临床诊断成立；并且，排除其他公认的腹泻病原体；并且，菌种是弗劳地柠檬酸杆菌；并且，毒力/毒素证据明确；或免疫学证据明确；或同种同型菌血症（排除其他感染源）。

注意：分离株生长量不一定最多，不一定是优势菌；与其他病原同时分离，尤其是感染后期才分离的情况，要非常谨慎，甚至可以不考虑。免疫低下时可以有特殊考虑。上述结论适合于成人、儿科患者。我们相信有人类认识的盲区，有待进一步发展（基础研究、检测试剂盒），尤其是弗劳地柠檬酸杆菌。

参考文献

[1]（美）桑福德著. 热病：桑福德抗微生物治疗指南. 新译第43版. 范洪伟译. 北京：中国协和医科

大学出版社，2013.

[2] James H Jorgensen，Michael A Pfaller，Karen C Carroll，et al. Manual of clinical microbiology. 11th ed. American Society for Microbiology，2015.

[3] Gerald L Mandell，John E Bennett，Raphael Dolin. Mandell，Douglas，Bennett's Principles and Practice of Infectious Diseases. 7th ed. Saunders，2010.

[4] Müller H E. Occurrence and pathogenic role of Morganella-Proteus-Providencia group bacteria in human feces. J Clin Microbiol，1986，23：404-405.

[5] Wachsmuth K，Wells J，Shipley P. Heat-labile enterotoxin production in isolates from a shipboard outbreak of human diarrheal illness. Infect Immun，1979，24：793-797.

[6] Sandefur P D，Peterson J W. Neutralization of *Salmonella* toxininduced elongation of Chinese hamster ovary cells by cholera antitoxin. Infect Immun，1977，15：988-992.

[7] Ruiz-Palacios G M，Torres J，Torres NI，et al. Cholera-like enterotoxin produced by *Campylobacter jejuni*：Characterization and clinical significance. Lancet，1983，2：250-253.

[8] Wadstrom T，Aust-Kettis A，Habte D，et al. Enterotoxin-producing bacteria and parasites in stool of *Ethiopian* children with diarrheal disease. Arch Dis Child，1976，51：865.

[9] Robert M Kliegman. Nelson Textbook of Pediatrics ［M］. 20th ed. Elsevier，2015.

[10] Sarah S Long，Larry K Pickering a，Charles G Prober. Principles and Practice of Pediatric Infectious Diseases：Expert Consult ［M］. 3rd ed. Saunders，2008.

[11] Tschape H，Prager R，Streckel W，et al. Verotoxinogenic *Citrobacter freundii* associated with severe gastroenteritis and cases of haemolytic uraemic syndrome in a nursery school：green butter as the infection source. Epidemiol Infect，1995，114：441-450.

[12] Baron E J，Miller J M，Weinstein M P，et al. A Guide to Utilization of the Microbiology Laboratory for Diagnosis of Infectious Diseases：2013 Recommendations by the Infectious Diseases Society of America（IDSA）and the American Society for Microbiology（ASM）. Clin Infect Dis，2013，57 （4）：e22-e121.

[13] http：//www. nccn. org

[14] http：//aidsinfo. nih. gov/guidelines

[15] Yin Z L. Neonatal epidemic diarrhea caused by *Proteus mirabilis*. Zhonghua Liu Xing Bing Xue Za Zhi，1986，7（1）：9-10.

[16] Shi X，Hu Q，Lin Y，et al. Etiological and molecular characteristics of diarrhea caused *Proteus mirabilis*. Zhonghua Liu Xing Bing Xue Za Zhi，2014，35（6）：724-8.

[17] Parida S N，Verma I C，Deb M，et al. An outbreak of diarrhea due to citrobacter freundii in a neonatal special care nursery. Indian J Pediatr，1980，47（384）：81-4.

[18] Warner R D，Carr R W，McCleskey F K，et al. A large nontypical outbreak of Norwalk virus. Gastroenteritis associated with exposing celery to nonpotable water and with *Citrobacter freundii*. Arch Intern Med，1991，151（12）：2419-24.

[19] Tschape H，Prager R，Streckel W，et al. Verotoxinogenic *Citrobacter freundii* associated with se-

vere gastroenteritis and cases of haemolytic uraemic syndrome in a nursery school: green butter as the infection source. Epidemiol Infect，1995，114（3）：441-50.

[20] Pereira A L，Silva T N，Gomes A C，et al. Diarrhea-associated biofilm formed by enteroaggregative *Escherichia coli* and aggregative *Citrobacter freundii*: a consortium mediated by putative F pili. BMC Microbiol，2010，10：57.

25. 大肠埃希菌会引起丹毒吗?

有病例临床诊断为丹毒,而血培养回报是大肠埃希菌,二者关系如何?大肠埃希菌会引起丹毒吗?

英文和含义

(1) 丹毒:erysipelas(最常用)、ignis sacer(热火),丹毒专指 A 组链球菌(GAS)导致的淋巴管炎。

(2) 丹毒样:erysipelas-like,其他微生物导致,丹毒样表现。

(3) 类丹毒:erysipeloid,主要由猪红斑丹毒丝菌导致。

(4) 淋巴管炎:lymphangitis、angiolymphitis。

书籍

(1)《西氏内科学》[1]:未涉及大肠埃希菌。

(2)《默克诊疗手册》第 17 版中译本[2]:未涉及大肠埃希菌。急性淋巴管炎,通常由化脓性链球菌引起。丹毒:GAS 引起的伴有明显淋巴管受累的浅表性蜂窝织炎,少数病原为 C 群、G 群链球菌。

(3)《安德鲁斯临床皮肤病学》第 9 版中译本[3]:未涉及大肠埃希菌。丹毒:GAS 引起,成人患者偶尔由 C 群、G 群链球菌引起。新生儿患者病原有 B 群链球菌(GBS),女性产后腹部、外阴也有 GBS。慢性复发性丹毒:最后结果是永久性肥厚纤维化，称为慢性链球菌性淋巴水肿。罗森巴赫类丹毒（erysipeloid of Rosenbach）：最常见的类丹毒，猪红斑丹毒丝菌导致。

（4）一本专著——The Skin and Infection：A Color Atlas and Text[4]。此书按细菌排列，除链球菌和葡萄球菌外，有"其他细菌感染"一章。一开始即"革兰阴性肠道杆菌所致感染"，包括下列 4 种，未涉及大肠埃希菌：蜂窝织炎或血栓性静脉炎；坏死、局部有细菌存在；DIC 和对称性外周坏疽；心内膜炎的外周表现。

（5）另一本专著——Dermatology[5]：丹毒病原学列出了其他菌种，不过没有大肠埃希菌。多数病例：GAS。少见：G/B/C/D 群链球菌、金黄色葡萄球菌、肺炎链球菌、肺炎克雷伯菌、小肠结肠炎耶尔森菌、b 型流感嗜血杆菌。

（6）PPID7[6]。丹毒：未及大肠埃希菌。常见 GAS，C 群和 G 群不常见，GBS 罕见（新生儿），金黄色葡萄球菌非常罕见（p1294）。5％患者有链球菌菌血症，20％在咽部可分离 A/C/G 群链球菌。丹毒并发溃疡，在溃疡面有 30％可以检出 GAS。白细胞或免疫低下者可以有念珠菌或新型隐球菌所致丹毒样疾病（p804）；杰氏棒杆菌有丹毒样疾病（p1295）。淋巴管炎：没有大肠埃希菌。急性丹毒，GAS 常见；金黄色葡萄球菌、多杀巴斯德菌偶见；微小螺菌、班氏吴策线虫罕见。慢性丹毒：申克孢子丝菌、海分枝杆菌偶见；堪萨斯分枝杆菌、巴西奴卡菌、班氏吴策线虫罕见。

指南

（1）IDSA/ASM 2013[7] 微生物学检查推荐——皮肤和软组织感染：丹毒，未涉及大肠埃希菌。

（2）SIS 2009[8] 复杂皮肤软组织感染的治疗：丹毒，未涉及大肠埃希菌。

（3）IDSA 2014 版[9] SSTIs 推荐：丹毒，未涉及大肠埃希菌。丹毒和蜂窝织炎的恰当的评估、治疗是什么？不常规推荐进行血液培养，以及表面抽吸物、活检或拭子的培养（强推荐，中等级别证据）。对恶性肿瘤化疗期、粒细胞缺乏、严重细胞介导免疫缺陷、浸渍性损伤（immersion injuries）、动物咬伤患者，推荐血培养（强推荐，中等级别证据），考虑表面抽吸物、活检或拭子的培养和显微镜检查（弱推荐，中等级别证据）。

PubMed 数据库

先用"Escherichia coli" and erysipelas 检索，21 篇文章。再用"Escherichia coli" and（"ignis sacer" or "dacred fire" or "St. Anthony's fire" or "erysipeloid" or "lymphangitis"）检索，7 篇文章。相关文章如下：

（1）德国文章[10]：1 例腿部溃疡，进展为脂膜炎，并发丹毒。分离出铜绿假单胞菌和大肠埃希菌。

（2）墨西哥文章[11]：804 个患者入组。主要诊断是复杂丹毒、大脓肿（major abscess），其他是外科伤口感染、蜂窝织炎、糖尿病足感染等。其中金黄色葡萄球菌 137 个，大肠埃希菌 50 个。

（3）希腊文章[12]：大疱性丹毒（bullous erysipelas）14 人，7 例金黄色葡萄球菌，3 例伤处分别检出 GAS、沃氏葡萄球菌（S. warneri）、大肠埃希菌。

（4）西班牙文章[13]：1 例 65 岁女性急性阑尾炎手术，术后并发丹毒。伤口引流液分离出 GBS 和少量大肠埃希菌。文章认为 GBS 是丹毒病原。

（5）美国文章[14]：是 NEJM 文章《一封陌生女人的来信》。非常有趣，一个学生在实验室操作大肠埃希菌，裂解、分离膜物质并混悬，结果把自己的手扎了，含有细菌成分的液体注入手指。之后数小时，从手指到腋窝红肿热痛，确定为急性淋巴管炎，之后血培养阴性、针头培养阴性，推测是脂多糖导致。

通过检索知道，没有大肠埃希菌导致丹毒的明确报道，书籍、指南中也没有提及，因为理论上推测此菌会导致淋巴管炎，所以可能由于取样和明确肯定比较困难而没有报道。由此，想要证实大肠埃希菌导致淋巴管炎、丹毒样表现，有难度、时机、取材部位、检验方法三者到位才可行。由此推断文章开头的疑问可能是：丹毒感染后，继发大肠埃希菌菌血症，而一开始的丹毒不一定是大肠埃希菌导致。

参考文献

[1]（美）Lee Goldman. 西氏内科学. 谢毅主译. 北京：世界图书出版公司，2009.

[2]（美）比尔斯（Mark H. Beers）主编. 默克诊疗手册. 第 17 版. 薛纯良主译. 北京：人民卫生出版社，2001.

［3］ R. B. 奥多姆. 安德鲁斯临床皮肤病学（第 9 版）. 徐世正，等译. 北京：科学出版社，2004.

［4］ Sanders C V，Nesbitt L T. The Skin and Infection：A Color Atlas and Text. Williams & Wilkins，Baltimore，1995.

［5］ Jean L Bolognia，et al. Dermatology（2nd ed）. Mosby，2008.

［6］ Gerald L Mandell，John E Bennett，Raphael Dolin. Mandell，Douglas，Bennett's Principles and Practice of Infectious Diseases［M］. 7th ed. Saunders，2010.

［7］ Baron E J，Miller J M，Weinstein M P，et al. A Guide to Utilization of the Microbiology Laboratory for Diagnosis of Infectious Diseases：2013 Recommendations by the Infectious Diseases Society of America（IDSA）and the American Society for Microbiology（ASM）. Clin Infect Dis，2013，57（4）：e22-e121.

［8］ May A K，Stafford R E，Bulger E M，et al；Surgical Infection Society. Treatment of complicated skin and soft tissue infections. Surg Infect（Larchmt），2009，10（5）：467-99.

［9］ Stevens D L，Bisno A L，Chambers H F，et al. Executive summary：practice guidelines for the diagnosis and management of skin and soft tissue infections：2014 update by the infectious diseases society of america. Clin Infect Dis，2014，59（2）：147-59.

［10］ Wollina U，Langner D，Heinig B，et al. Complicated Skin and Skin Structure Infection After Erysipelas：Urgent Need for Antibiosis and Surgery. Int J Low Extrem Wounds，2016，15（1）：68-70.

［11］ Vick-Fragoso R，Hernández-Oliva G，Cruz-Alcázar J，et al. Efficacy and safety of sequential intravenous/oral moxifloxacin vsintravenous/oral amoxicillin/clavulanate for complicated skin and skin structure infections. Infection，2009，37（5）：407-17.

［12］ Atzori L，Pinna A L，Pau M，et al. Adverse cutaneous reactions to selective cyclooxygenase 2 inhibitors：experience of an Italian drug-surveillance center. J Cutan Med Surg，2006，10（1）：31-5.

［13］ Caínzos M，Hindi E Y，Fernandez F，et al. Wound erysipelas following appendectomy caused by group B beta-hemolytic *Streptococcus*（*Streptococcus agalactiae*）. Surg Infect（Larchmt），2001，2（1）：37-40.

［14］ Surana N K，St Geme J W. Lymphangitis after self-administration of lipopolysaccharide. N Engl J Med，2005，352（9）：944-5.

26. 粪便培养需要加羊血琼脂吗？

便培养该不该加哥伦比亚羊血琼脂（就是血平板）？回答之前，在专业群做了小调查。内容如下：腹泻，做便培养，或沙门志贺菌培养，您是加还是不加血平板？选项：①加；②不加；③常规不加，有条件才加。请写出条件。

合计 61 家回复，投票结果：①加，45 家，占 73.8％；②不加，14 家，占 23.0％；③有条件才加，2 家，占 3.2％。也就是说，3/4 直接加——无条件地，所有便培养都直接加血平板。而正确答案是③。下面把相关信息——大家讨论时的一些观点，厘清一下。

（1）用血平板的生长情况（空气环境）判断菌群失调，报告会加提示"菌群失调"

这一条不和大家讨论了。毫无疑问这是错的。肠道是厌氧环境，用空气环境中的生长来判断厌氧环境的菌群，显然不妥。如果非得用培养来判断菌群是否失调，请用厌氧环境进行培养。

（2）用血平板培养来避免霍乱弧菌的漏检

查了卫生部行业标准[1]（WS 289—2008）和 PPID8[2]，都没有用血平板培养霍乱弧菌的任何提示。同时，①请注意医学经济学；②这种方法是否得到过验证；③真实世界里，捕捉到庆大霉素琼脂＋蛋白胨水漏检的霍乱弧菌的概率是多少；④经验治疗可以覆盖，对症治疗可以维持生命体征，漏检又何妨。即使是霍乱，在目前运转有效的霍乱防控体系里，也不必过度紧张。

（3）用血平板捕捉铜绿假单胞菌

显然，一般便培养有中国蓝/麦康凯/伊红美蓝，它们完全可以捕捉到铜绿假单胞菌，用血平板比较费解。需要说明的是，铜绿假单胞菌不是公认的腹泻病原。如果羊血琼脂空气环境培养，优势铜绿假单胞菌生长，可以提示性报告。见王辉教授《细菌与真菌涂片镜检和培养结果报告规范专家共识》[3]。

（4）用血平板捕捉酵母菌

如果医嘱是真菌培养，自然用真菌培养基。如果医嘱是细菌培养，则没必要加血平板。

念珠菌不是腹泻病原，血平板培养没意义。更有甚者，有的实验室还做粪便念珠菌分离株的药敏试验，更是错上加错了。其实退一步，一般而言，粪便"真菌培养"这个医嘱本身也没有意义，大家可以拒收。因为肠道真菌感染罕见。恶性肿瘤晚期难治性腹泻，如果疑似真菌，也不是做便培养，做什么？大家思考。

（5）用血平板捕捉金黄色葡萄球菌

这个是最需要说明的，也是讨论耗费时间最久的。首先，粪便里面捕捉到金黄色葡萄球菌的概率有多大？有医院回复，1500个标本，一两个金黄色葡萄球菌，千分之一。其次，如何解释？有回复食物中毒。那为了不到千分之一的概率（注意，金黄色葡萄球菌阳性也不一定是病原，因为没有测毒素），常规加血平板，值得吗？对粪便中金黄色葡萄球菌，建议如下：①食物中毒才考虑；②一般是集体发病，个体一般不必考虑；③有针对性培养基（如甘露醇盐琼脂），血平板也不是唯一，甚至不是首选培养基；④分离培养无法确定是病原，要测毒素，找CDC（CDC给不给测，这也是一个问题）；⑤不必做药敏；⑥如果接种了有生长，则分离培养的报告须首先写"无沙门菌、志贺菌生长"（有沙门菌、志贺菌生长则报在前面），然后提示有金黄色葡萄球菌几个加号；⑦对食品，建议按食品微生物学操作规范，使用选择培养基，定量培养。

（6）用血平板捕捉蜡样芽孢杆菌

类似金黄色葡萄球菌，集体发病才考虑，要测毒素，也有针对性培养基。

（7）用血平板捕捉气单胞菌、邻单胞菌

大家看一下北京协和医院孙宏莉教授主笔的行业标准《细菌性腹泻临床实验室诊断操作指南》（WS/T 498—2017）[4]可知。其实，气单胞菌是否是腹泻病原，还没有业界公认。有书对此进行了讨论[5]。为这两个菌，不建议常规加血平板，概率很低，没有必要。

（8）孙宏莉教授曾提到，北京协和医院遇到炎症性肠病（主要包括克罗恩病、溃疡性结肠炎），用生态制剂（肠球菌、地衣芽孢杆菌、双歧杆菌等）处置时，可以用血平板看一下肠球菌、地衣芽孢杆菌是否定植。以此扩展一下，肿瘤或恶性疾病、炎症性肠病、AIDS、其他免疫低下等状态导致难治性腹泻，以及难治性的抗生素相关腹泻等，用生态制剂时，由此判断几种生态制剂成分是否定植、生长，可以考虑加。

在后续讨论中，有观点认为粪便移植也用血平板空气培养来判断——对此我不能苟同。粪便移植涉及的菌种过多，用血平板不能达成目的。而且退一步，就是真想培养，也要厌氧环境。

综上可知，常规不应该加血平板。加血平板的条件包括：①食物中毒，集体发病，筛金黄色葡萄球菌或蜡样芽孢杆菌，之后去 CDC 测毒素。②气单胞菌、邻单胞菌分离。如果需要，可以加。③对免疫低下者（疾病状态导致、临床处置导致等）、新生儿、高龄人群等出现的腹泻，我们觉得可以加血平板，但解释很难，要内敛而圆融。④实体肿瘤或其他恶性疾病、炎症性肠病（主要包括克罗恩病、溃疡性结肠炎）、AIDS、其他免疫低下等状态导致难治性腹泻，以及难治性的抗生素相关腹泻等，用生态制剂时，由此判断几种生态制剂成分（具体、明确）是否定植、生长。

重复一下，便培养常规都加血平板，这是错的——只有在一定条件下才加！便培养有单一菌种优势菌生长，提示菌群失调，这是错的！粪便"真菌培养"，基本也都是错的，没意义。

参考文献

[1] 中华人民共和国卫生部行业标准．霍乱诊断标准（WS 289—2008）.

[2] Gerald L Mandell，John E Bennett，Raphael Dolin. Mandell，Douglas，Bennett's Principles and Practice of Infectious Diseases. 8th ed. Saunders，2014.

[3] 王辉，马筱玲，宁永忠，等．细菌与真菌涂片镜检和培养结果报告规范专家共识［J］．中华检验医学杂志，2017，40（1）：17-30.

[4] 中华人民共和国卫生部行业标准．细菌性腹泻临床实验室诊断操作指南（WS/T 498—2017）.

[5] 宁永忠，李明，严岩．感染性疾病的微生物学．北京：化学工业出版社，2013.

27. 唐菖蒲伯克霍尔德菌有什么临床意义?

唐菖蒲伯克霍尔德菌（*Burkholderia gladioli*），种名（*gladioli*）真是"剑兰"的意思——字面即剑兰伯克霍尔德菌。它有什么临床意义呢？

(1) PPID8[1]：该书对该菌惜字如金。第 881 页只有 2 句话。洋葱伯克霍尔德菌复合群和唐菖蒲伯克霍尔德菌在一些成人囊性纤维化患者中感染的流行率最高可达 8%，一般在 3%～4%。其多重耐药株使治疗有难度，典型情况下需要 3～6 种抗细菌药物同时进行，包括同时使用不止一种 β 内酰胺类药物。其他 2 处提到鉴定，聊胜于无。

(2) MCM11[2]：第 793 页是唐菖蒲伯克霍尔德菌正传！该菌以植物病原而闻名，也可导致人类感染，包括囊性纤维化（CF）、慢性肉芽肿性疾病（chronic granulomatous disease，CGD），偶尔也有其他免疫低下患者。对 CF 患者，有各种神奇的报告描述了该菌导致的急性肺部加重、复发性软组织脓肿、严重的移植后肺部感染。对 CF 患者该菌感染的流行病学意义、临床意义的更为深入的认识，因菌种难以准确鉴定而复杂化。该菌能够在筛选洋葱伯克霍尔德菌的选择平皿上生长，商品化鉴定系统常常将其错误鉴定为洋葱伯克霍尔德菌。对伯克霍尔德菌属的遗传学分析显示，唐菖蒲伯克霍尔德菌在 CF 患者群导致感染，比洋葱伯克霍尔德菌复合群其他菌种更为频繁，除了多食伯克霍尔德菌（*B. multivorans*）和新洋葱伯克霍尔德菌（*B. cenocepacia*）。本书第 798 页提到，表型、脂肪酸分析不能区分洋葱伯克霍尔德菌复合群和唐菖蒲伯克霍尔德菌。和洋葱伯克霍尔德菌复合群菌种相比，唐菖蒲伯克霍尔德菌氧化酶阴性，不氧化麦芽糖（maltose）和乳糖（lactose）。按：这给实践工作提供了一些线索。

(3) PubMed：这个菌在 PubMed 中，单单题目中存在的就有近 70 篇，题目摘要中存在的有 130 篇左右。读后才发现该菌有几大研究方向：临床医学——

这个角度倒不多，不到一半；基础医学研究——比如其产物抑制多种细菌、真菌[3,4]；植物研究——该菌是植物病原，可导致多种植物致病[5]；非生物医学研究[6]。

临床医学相关信息如下：

① 中国福建文章[7]：2011—2014NICU 共 2676 例患者，87 例（3.25%）有该菌经血培养分离。这 87 例中包括早产儿 54%、坏死性结肠炎 5.75%等。CRP（12.31±0.26）mg/L，PCT（1.53±0.21）ng/mL。多数分离株对抗生素敏感，患者无预后不良。文章提示，该菌可能是新生儿菌血症病原。按：此文可以与下面土耳其 2012 年文章合看。

② 日本 1 例病例报道[8]：该菌导致非肺移植患者的细支气管炎（bronchiolitis）和菌血症。

③ 中国长春 1 例病例报道[9]：该菌导致腹膜透析相关腹膜炎，腹膜用头孢唑林、庆大霉素，没有拔透析管，治愈。

④ 美国文章[10]：该菌导致复发性化脓性淋巴结炎，有中和性的 anti-IL-12p70 自身抗体。

⑤ 土耳其文章[11] 研究该菌所致新生儿脓毒症。2008—2011 年期间 14 例患者血培养分离出该菌（每 1000 例住院患者 3.7 例）。5（35.7%）例在入院时即血培养阳性。其诊断包括先天异常、先天白血病、早产伴 ARDS、肺炎和胸膜弥散胸水。10（71.4%）例经历≥2 个侵袭性过程。住院总病死率 21.4%，该菌的归因病死率 7%。

⑥ 美国 1 例病例报道[12]：囊性纤维化肺移植，该菌播散性感染导致菌血症、坏死性肺炎、肺脓肿、脓胸。该菌一度错误鉴定为短稳杆菌（*Empedobacter brevis*）。该文综述了该菌肺炎、菌血症、脓肿等情况，1 年的全因病死率在 23%。

⑦ 美国 1 例病例报道[13]：肺移植患者，该菌播散性感染。患者有低补体血症性荨麻疹血管炎（hypocomplementemic urticarial vasculitis）。文章提到该菌实验室鉴定困难，并综述了鉴定方法学、致病机制、治疗难点。

⑧ 加拿大 1 例病例报道[14]：36 岁囊性纤维化肺移植患者，该菌导致局部侵袭性鼻窦炎、持续性菌血症，患者不治。作者提到，该菌是否是囊性纤维化肺移植的预后不良因素？

⑨ 法国文章[15]：从 14 例囊性纤维化（CF）和 4 例非 CF 患者呼吸道分离出 18 株，16S rRNA 测序确定菌种。在洋葱伯克霍尔德菌选择平皿上仅有 13 株生长。API 20NE 无法鉴定；Vitek 2 GN 可以鉴定 15 株。对哌拉西林、亚胺培

南、氨基糖苷类、环丙沙星都敏感。18 株共 15 个 PFGE 型，没有流行病学关联。后续研究发现 13 例 CF 患者中有 3 例持续性定植；1 例肺移植后血培养有该菌。4 例非 CF 患者中 3 例有通气、1 例有支气管扩张（bronchiectasis）。

⑩ 英国 1 例病例报道[16]：肺移植后该菌导致纵隔脓肿。

⑪ 德国 2 例病例报道[17]：该菌导致角膜炎、角膜溃疡。2 例患者的限制性片段长度多态性（RFLP）一致，不过没有找到共同的感染源。参见第 1 例——美国报道[18]，78 岁男性糖尿病患者，该菌导致角膜炎。

⑫ 沙特阿拉伯 1 例病例报道[19]：糖尿病患者，免疫力正常，该菌导致假体相关脓肿。

⑬ 美国文章[20]：6 年 251 例肺移植患者，35 例有该菌分离，33 例是囊性纤维化（CF），没有菌血症。18 例患者的分离株进行了 PFGE，无相关性；2/3 对抗假单胞菌药物敏感。获得该菌后，40％会有持续性存在（持续性的定义为：6 个月以上有 2 个以上分离）。持续存在时耐药率高，根除困难。按：该文一点小瑕疵，题目是 5 年，摘要是 6 年。

⑭ 美国 1 例病例报道[21]：6 岁高加索男孩，患慢性肉芽肿性疾病（CGD）。该菌骨髓炎伴软组织脓肿；16S rRNA 测序确定菌种；联合抗生素治疗＋外科治疗，治愈。本文对 CGD 伯克霍尔德菌感染进行了综述。参见相关文献[22]。

⑮ 美国文章[23] 报道对免疫低下小鼠，该菌导致中耳炎暴发。

⑯ 日本文章[24] 建议该菌分为 2 群，其中 *B. gladioli pathovar cocovenenans* 会产生与另一群不同的致命性毒素，毒素会导致食物中毒。按：MCM11 中有椰毒伯克霍尔德菌（*Burkholderia cocovenenans*），我们没有细究该菌后来的分聚流源。

⑰ 英国 1 例病例报道[25]：成人囊性纤维化，该菌导致慢性肺部感染，伴多发性软组织脓肿。

⑱ 美国文章[26]：该菌表型鉴定困难，容易出现错误。该文研究了种特异性 PCR 方法。参见另一篇类似文章[27]。

⑲ 有文章[28,29] 讨论该菌导致 CF 患者医院获得性感染。共 6 例患者，分子生物学和化学谱显示同源，证实有人际传播。按：CF 患者去医院是件很危险的事情，会增加铜绿假单胞菌、洋葱伯克霍尔德菌、唐菖蒲伯克霍尔德菌、嗜麦芽窄食单胞菌定植乃至感染的概率——本来没有，来了倒得了！COPD 和支气管扩张患者也有可能出现类似结果。

⑳ 有文章[30] 讨论该菌在肺移植患者气道定植的意义。

㉑ 韩国 1 例病例报道[31]：该菌导致菌血症。

㉒ 美国 4 例病例报道[32]：2 个成人、2 个儿童，其中 3 个免疫低下。该菌导致肺炎、菌血症、颈淋巴结炎（cervical adenitis）；商品化鉴定系统不能正确鉴定；对喹诺酮类、氨基糖苷类、亚胺培南敏感。文章提到该菌对补体介导的溶解很敏感，所以健康人没有感染。

㉓ 英国文章[33] 研究 32 株洋葱伯克霍尔德菌，其中 12 株类似唐菖蒲伯克霍尔德菌。参见多重耐药相关文献[34]。

㉔ 美国 1 例病例报道[35]：儿童囊性纤维化，肺部该菌感染。

㉕ 美国 1 例病例报道[36]：儿童囊性纤维化，肺移植，该菌导致菌血症、脓胸。

可知日后如果分离到该菌，最好用分子方法验证一下。我们常规方法确定的洋葱伯克霍尔德菌，里面可能有它。

参考文献

［1］ Gerald L Mandell，John E Bennett，Raphael Dolin. Mandell，Douglas，Bennett's Principles and Practice of Infectious Diseases. 8th ed. Saunders，2014.

［2］ James H Jorgensen，Michael A Pfaller and Karen C Carroll，et al. Manual of clinical microbiology. 11th edition. American Society for Microbiology，2015.

［3］ Jha G，Tyagi I，Kumar R，et al. Draft Genome Sequence of Broad-Spectrum Antifungal Bacterium *Burkholderia gladioli* Strain NGJ1，Isolated from Healthy Rice Seeds. Genome Announc，2015，3 (4)：e00803-15.

［4］ Bharti P，Anand V，Chander J，et al. Heat stable antimicrobial activity of *Burkholderia gladioli* OR1 against clinical drug resistant isolates. Indian J Med Res，2012，135 (5)：666-71.

［5］ Kajiwara H. Direct detection of the plant pathogens *Burkholderia glumae*，*Burkholderia gladioli* pv. *gladioli*，and *Erwinia chrysanthemi* pv. *zeae* in infected rice seedlings using matrix assisted laser desorption/ionization time-of-flight mass spectrometry. J Microbiol Methods，2016，120：1-5.

［6］ Khan A，Bharti P，Saraf I，et al. Two new *Aromatic Glycosides* from a Soil Bacterium *Burkholderia gladioli* OR1. Nat Prod Commun，2016，11 (5)：663-5.

［7］ Zhou F，Ning H，Chen F，et al. *Burkholderia gladioli* infection isolated from the blood cultures of newborns in the neonatal intensive care unit. Eur J Clin Microbiol Infect Dis，2015，34 (8)：1533-7.

［8］ Imataki O，Kita N，Nakayama-Imaohji H，et al. Bronchiolitis and bacteraemia caused by *Burkholderia gladioli* in a non-lung transplantation patient. New Microbes New Infect，2014，2 (6)：175-6.

［9］ Tong Y，Dou L，Wang C. Peritonitis due to *Burkholderia gladioli*. Diagn Microbiol Infect Dis，2013，77 (2)：174-5.

［10］ Sim B T，Browne S K，Vigliani M，et al. Recurrent *Burkholderia gladioli* suppurative lymphadenitis associated with neutralizing anti-IL-12p70 autoantibodies. J Clin Immunol，2013，33（6）：1057-61.

[11] Dursun A，Zenciroglu A，Karagol B S，et al. *Burkholderia gladioli* sepsis in newborns. Eur J Pediatr，2012，171（10）：1503-9.

[12] Brizendine K D，Baddley J W，Pappas P G，et al. Fatal *Burkholderia gladioli* infection misidentified as *Empedobacter brevis* in a lung transplant recipient with cystic fibrosis. Transpl Infect Dis，2012，14（4）：E13-8.

[13] Thompson G R，Wickes B L，Herrera M L，et al. Disseminated *Burkholderia gladioli* infection in a lung transplant recipient with underlying hypocomplementemic urticarial vasculitis. Transpl Infect Dis，2011，13（6）：641-5.

[14] Quon B S，Reid J D，Wong P，et al. *Burkholderia gladioli*—a predictor of poor outcome in cystic fibrosis patients who receive lung transplants? A case of locally invasive rhinosinusitis and persistent bacteremia in a 36-year-old lung transplant recipient with cystic fibrosis. Can Respir J，2011，18（4）：e64-5.

[15] Segonds C，Clavel-Batut P，Thouverez M，et al. Microbiological and epidemiological features of clinical respiratory isolates of *Burkholderia gladioli*. J Clin Microbiol，2009，47（5）：1510-6.

[16] Church A C，Sivasothy P，Parmer J，et al. Mediastinal abscess after lung transplantation secondary to *Burkholderia gladioli* infection. J Heart Lung Transplant，2009，28（5）：511-4.

[17] Lestin F，Kraak R，Podbielski A. Two cases of keratitis and corneal ulcers caused by *Burkholderia gladioli*. J Clin Microbiol，2008，46（7）：2445-9.

[18] Ritterband D，Shah M，Cohen K，et al. *Burkholderia gladioli* keratitis associated with consecutive recurrent endophthalmitis. Cornea，2002，21（6）：602-3.

[19] Waseem M，Al-Sherbeeni S，Al-Malki M H，et al. *Burkholderia gladioli* associated abscess in a type 1 diabetic patient. Saudi Med J，2008，29（7）：1048-50.

[20] Kennedy M P，Coakley R D，Donaldson S H，et al. *Burkholderia gladioli*：five year experience in a cystic fibrosis and lung transplantation center. J Cyst Fibros，2007，6（4）：267-73.

[21] Boyanton B L Jr，Noroski L M，Reddy H，et al. *Burkholderia gladioli* osteomyelitis in association with chronic granulomatous disease：case report and review. Pediatr Infect Dis J，2005，24（9）：837-9.

[22] Hoare S，Cant A J. Chronic granulomatous disease presenting as severe sepsis due to *Burkholderia gladioli*. Clin Infect Dis，1996，23（2）：411.

[23] Foley P L，Lipuma J J，Feldman S H. Outbreak of otitis media caused by *Burkholderia gladioli* infection in immunocompromised mice. Comp Med，2004，54（1）：93-9.

[24] Jiao Z，Kawamura Y，Mishima N，et al. Need to differentiate lethal toxin-producing strains of *Burkholderia gladioli*, which cause severe food poisoning：description of B. *gladioli* pathovar cocovenenans and an emended description of B. *gladioli*. Microbiol Immunol，2003，47（12）：915-25.

[25] Jones A M，Stanbridge T N，Isalska B J，et al. *Burkholderia gladioli*：recurrent abscesses in a patient with cystic fibrosis. J Infect，2001，42（1）：69-71.

[26] Whitby P W, Pope L C, Carter K B, et al. Species-specific PCR as a tool for the identification of *Burkholderia gladioli*. J Clin Microbiol, 2000, 38 (1): 282-5.

[27] Bauernfeind A, Schneider I, Jungwirth R, et al. Discrimination of *Burkholderia gladioli from* other *Burkholderia* species detectable in cystic fibrosis patients by PCR. J Clin Microbiol, 1998, 36 (9): 2748-51.

[28] Clode F E, Metherell L A, Pitt T L. Nosocomial Acquisition of *Burkholderia gladioli* in patients with cystic fibrosis. Am J Respir Crit Care Med, 1999, 160 (1): 374-5.

[29] Wilsher M L, Kolbe J, Morris A J, et al. Nosocomial acquisition of *Burkholderia gladioli* in patients with cystic fibrosis. Am J Respir Crit Care Med, 1997, 155 (4): 1436-40.

[30] Khan S U, Arroglia A C, Gordon S M. Significance of airway colonization by *Burkholderia gladioli* in lung transplant candidates. Chest, 1998, 114 (2): 658.

[31] Shin J H, Kim S H, Shin M G, et al. Bacteremia due to *Burkholderia gladioli*: case report. Clin Infect Dis, 1997, 25 (5): 1264-5.

[32] Graves M, Robin T, Chipman A M, et al. Four additional cases of *Burkholderia gladioli* infection with microbiological correlates and review. Clin Infect Dis, 1997, 25 (4): 838-42.

[33] Baxter I A, Lambert P A, Simpson I N. Isolation from clinical sources of *Burkholderia cepacia* possessing characteristics of *Burkholderia gladioli*. J Antimicrob Chemother, 1997, 39 (2): 169-75.

[34] Simpson I N, Finlay J, Winstanley D J, et al. Multi-resistance isolates possessing characteristics of both *Burkholderia* (*Pseudomonas*) *cepacia* and *Burkholderia gladioli* from patients with cystic fibrosis. J Antimicrob Chemother, 1994, 34 (3): 353-61.

[35] Barker P M, Wood R E, Gilligan P H. Lung infection with *Burkholderia gladioli* in a child with cystic fibrosis: acute clinical and spirometric deterioration. Pediatr Pulmonol, 1997, 23 (2): 123-5.

[36] Khan S U, Gordon S M, Stillwell P C, et al. Empyema and bloodstream infection caused by *Burkholderia gladioli* in a patient with cystic fibrosis after lung transplantation. Pediatr Infect Dis J, 1996, 15 (7): 637-9.

28. 什么是 G 试验和 GM 试验？

本文缩写的含义：G 是（1,3）-β-D 葡聚糖［(1,3)-β-D-glucans］；GM 是 β 半乳甘露聚糖（Galactomannan）；IFI 是侵袭性真菌感染（invasive fungal infections）；IPA 是侵袭性肺曲霉菌病（invasive pulmonary aspergillosis）；BALF 是支气管肺泡灌洗液（bronchoalveolar lavage fluid）；SS 是敏感性和特异性；SSPN 是敏感性、特异性、阳性预测值和阴性预测值；CI 是置信区间（confidence interval）；PCR 是聚合酶链反应；COPD 是慢性阻塞性肺疾病。

检测标本

（1）G 试验检测标本　BALF：实体器官移植受者 IFI 诊断，以 100pg/mL 为阈值，BALF 的 SSPN 是 79.2%、38.5%、27.6% 和 86.3%，血清的 SSPN 是 79.2%、81.8%、69.2% 和 83.1%[1]。另见其他文献[2,3]，透析液：腹膜透析患者念珠菌性腹膜炎时，透析液 G 和 GM 浓度有诊断意义[4]。G 试验有诊断价值[5]。脑脊液：甲泼尼龙注射污染后真菌性脑膜炎，建议 G 试验阈值 66pg/mL[6]。非隐球菌性中枢神经系统 IFI 时脑脊液 G 因子是血清的 25 倍以上，而无感染时则不到 2 倍[7]。泪液：动物模型诊断角膜真菌病（keratomycosis），泪液 G 试验结果有价值[8]。

（2）GM 试验检测标本　BALF：非粒细胞缺乏患者 BALF 优于血清[9]、透析液[10]。脑脊液：中枢曲霉菌病[11]；尿液：尿液 GM 和肌酐比值[12]。

检测频率

（1）G 试验频率　肝移植受者：肝移植后到出院之间，至少每周一次 G 试验[13]，或每周 2 次[14,15]，或每周 2 次连续 4 周[16]。twice weekly 是每周 2 次、连续测试的意思。

（2）GM 试验频率　序列血清测定（serial serum testing）[17,18] 连续曲线[19] 首次阳性后，第二次仍然阳性，则假阳性概率下降[20]。

连续曲线[21] 的示意图见图 2-2。

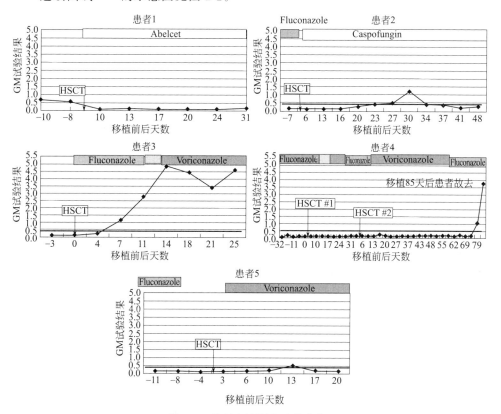

图 2-2　序列血清测定连续曲线

Abelcet—两性霉素 B 脂质体复合物；Fluconazole—氟康唑；Caspofungin—卡泊芬净；

Voriconazole—伏立康唑；HSCT—同种异体造血干细胞移植

患者 1 连续阴性，没有假阳；患者 2 移植后 30 天有假阳；

患者 3 和 4 是真阳性；患者 5 在移植后 13 天假阳

检测阈值

G 试验阈值——G 试验系统性综述显示：按 EORTC/MSG 标准 60pg/mL 诊断准确性最好（主要是念珠菌、曲霉菌）；Fungitell 试剂最佳诊断准确性是 60pg/mL；Fungitec G 是 20pg/mL；Wako 是 11pg/mL[22]。血液系统疾病高风险 IFI 患者：以 158pg/mL 为阈值时 SS 是 92% 和 96%[23]。按：阈值是人为设定的，不是固定的，因目的不同而异；试剂盒不同，也不一样。

影响因素和假性结果

（1）G 试验假性结果影响：动物 IPA 研究显示，免疫抑制状态影响 G 和 GM 的浓度[24]。

（2）G 试验假阴性：念珠菌菌血症菌种不同则敏感性不同，白念珠菌最高，其他其次，近平华念珠菌最低，三者敏感性和阈值分别是 72% 和 410pg/mL、63% 和 149pg/mL、41% 和 39pg/mL（近平滑念珠菌与白念珠菌、其他相比，P 分别为 0.015 和 0.003）[25]。

（3）G 试验假阳性：革兰阴性菌感染和免疫球蛋白输注[26]。使用 β 内酰胺类抗生素时，GM 和 G 试验有 29% 和 33% 的假阳性；菌血症时 G 试验和 GM 试验的假阳性是 37%、2%[27]。

（4）血液系统 IFI 高风险患者 G 试验影响因素：聚乙二醇门冬酰胺酶（pegylated asparaginase）治疗、入住 ICU、白蛋白血浆和凝血因子治疗[28]。白蛋白：有研究显示，白蛋白对 G 试验结果影响无显著性差异[29]。2 天内输注白蛋白 30g 以上时，有影响[30]。一般认为白蛋白输注会引起假阳性，不过也有相反结论。其实这不矛盾，说明这种影响是随机的、非必然的。

（5）GM 假性结果：经口摄入营养物质导致假阳性[31]。球形毛壳菌（*Chaetomium globosum*）侵袭性肺部感染[32]，也会出现假阳性。

诊断意义

（1）G 试验用于诊断：血液系统恶性疾病脓毒休克患者过筛 IPA，G 试验是敏感指标，比 GM 敏感[33]；造血干细胞移植过筛，拟诊 IFI 或极似诊断 IPA 与没有侵袭性真菌感染（IFI）相比，SSPN 和诊断 OR 分别是 81％、98％、65％、99％、176（95％ CI 41~761）[34]。

耶氏肺孢菌（PCP）感染：HIV 患者 G 试验阴性可以排除，非 HIV 患者要综合判断[35]。HIV 阳性患者疑似 PCP 感染，BALF 标本 G 试验结果诊断精度不够，SSPN 分别是 72％、79％、72％ 和 79％[36]；肝移植受者高风险 IFI：G 试验和 GM 试验准确度有限，存在室间变异[37]；ICU 患者侵袭性念珠菌病和重度定植：连续测定，2 次过 80mg/L 时可以区分二者[38]；血培养阴性的腹腔念珠菌病：G 试验结果比念珠菌评分、定植指数都好[39]；腹膜透析患者念珠菌性腹膜炎时，透析液 G 和 GM 浓度有诊断意义[40,41]。

（2）GM 试验：侵袭性真菌性鼻窦炎，GM 试验对其诊断、治疗都有意义[42]。透析相关腹膜炎[43]（allergic bronchopulmonary aspergillosis，ABPA）：GM 试验对其诊断价值有限[44]。慢性肺曲霉菌病：GM 试验对其没有价值[45]。诊断喙状明脐菌（*Exserohilum rostratum*）感染[46] 抗霉菌药物预防、经验治疗期间突破性（breakthrough）侵袭性曲霉菌病（IA）感染诊断时，SS 分别是 77％、79％[47]。

治疗和预后

（1）G 试验用于治疗：ICU 患者经验性抗真菌治疗[48]，连续 3 天检测 G 因子，全阴性则终止治疗，30 天无念珠菌血症。

（2）G 试验对重症患者念珠菌血症的高风险情况：73％患者避免了治疗；20％患者提前终止了治疗[49]；ICU 外科术后，G 试验有助于启动、终止治疗[50]。GM 试验用于治疗——对于治疗血液病患者 IA 高风险的情况：GM 联合 PCR 组经验治疗比例，比标准治疗组（基于培养、组织学检查）低（15％：30％，$P = 0.0002$）[51]。GM 对预后——免疫正常儿童 IPA 病死率：如果治疗 1

周后 GM> 1.50，则预测治疗后 12 周病死的 SS 分别是 61.5％和 89.3％[52]。

（3）非粒细胞缺乏患者 IPA：BALF 标本 GM≥2.0，预后不良的 SS 分别是 100％、77％[53]；COPD 有 IPA 风险：GM 高、累积皮质类固醇激素＞216 mg、肌酐清除率低，则预后不良[54]。

（4）IA 用伏立康唑和两性霉素 B 治疗，与预后相关的 GM 趋势不同，与后者相比，伏立康唑有效则治疗后 2 周 GM 下降[55]。

支持联合检测

支持 G 和 GM，以及其他标志物联合检测：血液系统恶性疾病 IFI[56]；支持 GM 和 PCR 同时检测：血液病患者 IA 高风险[57]。

参考文献

［1］ Mutschlechner W，Risslegger B，Willinger B，et al. Bronchoalveolar Lavage Fluid（1,3）β-D-Glucan for the Diagnosis of Invasive FungalInfections in Solid Organ Transplantation：A Prospective Multicenter Study. Transplantation，2015，99（9）：e140-4.

［2］ Rose S R，Vallabhajosyula S，Velez M G，et al. The utility of bronchoalveolar lavage beta-D-glucan testing for the diagnosis of invasive fungal infections. J Infect，2014，69（3）：278-83.

［3］ Salerno D，Mushatt D，Myers L，et al. Serum and bal beta-D-glucan for the diagnosis of *Pneumocystis* pneumonia in HIV positive patients. Respir Med，2014，108（11）：1688-95.

［4］ Worasilchai N，Leelahavanichkul A，Kanjanabuch T，et al. （1→3）-β-D-glucan and galactomannan testing for the diagnosis of fungal peritonitis in peritoneal dialysis patients，a pilot study. Med Mycol，2015，53（4）：338-46.

［5］ Corrales I，Giménez E，Aguilar G，et al. Detection of fungal DNA in peritoneal fluids by a PCR DNA low-density microarray system and quantitation of serum （1-3）-β-D-glucan in the diagnosis of peritoneal candidiasis. Med Mycol，2015，53（2）：199-204.

［6］ Malani A N，Singal B，Wheat L J，et al. （1,3）-β-d-glucan in cerebrospinal fluid for diagnosis of fungal meningitis associated with contaminated methylprednisolone injections. J Clin Microbiol，2015，53（3）：799-803.

［7］ Lyons J L，Thakur K T，Lee R，et al. Utility of measuring （1,3）-β-d-glucan in cerebrospinal fluid for diagnosis of fungal central nervous system infection. J Clin Microbiol，2015，53（1）：319-22.

［8］ Kaji Y，Hiraoka T，Oshika T. Potential use of （1，3）-beta-D-glucan as target of diagnosis and treatment of keratomycosis. Cornea，2004，23（8 Suppl）：S36-41.

［9］ Zhang S，Wang S，Wan Z，et al. Quantitative Real-Time PCR and Platelia Galactomannan Assay for the Diagnosis of Invasive Pulmonary Aspergillosis：Bronchoalveolar Lavage Fluid Performs Better Than Serum in Non-neutropaenic Patients. Mycopathologia，2016，181（9-10）：625-9.

［10］ Worasilchai N，Leelahavanichkul A，Kanjanabuch T，et al.（1→3）-β-D-glucan and galactomannan testing for the diagnosis of fungal peritonitis in peritoneal dialysis patients，a pilot study. Med Mycol，2015，53（4）：338-46.

［11］ Chong G M，Maertens J A，Lagrou K，et al. Diagnostic Performance of Galactomannan Antigen Testing in Cerebrospinal Fluid. J Clin Microbiol，2016，54（2）：428-31.

［12］ Reischies F M，Raggam R B，Prattes J，et al. Urine Galactomannan-to-Creatinine Ratio for Detection of Invasive Aspergillosis in Patients with Hematological Malignancies. J Clin Microbiol，2016，54（3）：771-4.

［13］ Levesque E，El Anbassi S，Sitterle E，et al. Contribution of（1，3）-beta-D-glucan to diagnosis of invasive candidiasis after liver transplantation. J Clin Microbiol，2015，53（3）：771-6.

［14］ Martin-Mazuelos E，Loza A，Castro C，et al. β-D-Glucan and Candida albicans germ tube antibody in ICU patients with invasive candidiasis. Intensive Care Med，2015，41（8）：1424-32.

［15］ Sims C R，Jaijakul S，Mohr J，et al. Correlation of clinical outcomes with β-glucan levels in patients with invasive candidiasis. J Clin Microbiol，2012，50（6）：2104-6.

［16］ León C，Ruiz-Santana S，Saavedra P，et al. Value of β-D-glucan and *Candida albicans* germ tube antibody for discriminating between *Candida* colonization and invasive candidiasis in patients with severe abdominal conditions. Intensive Care Med，2012，38（8）：1315-25.

［17］ Garnica M，Sinhorelo A，Madeira L，et al. Diagnostic-driven antifungal therapy in neutropenic patients using the D-index and serial serum galactomannan testing. Braz J Infect Dis，2016，20（4）：354-9.

［18］ Aguado J M，Vázquez L，Fernández-Ruiz M，et al. Serum galactomannan versus a combination of galactomannan and polymerase chain reaction-based *Aspergillus* DNA detection for early therapy of invasive *Aspergillosis* in high-risk hematological patients：a randomized controlled trial. Clin Infect Dis，2015，60（3）：405-14.

［19］ Steinbach W J，Addison R M，McLaughlin L，et al. Prospective *Aspergillus* galactomannan antigen testing in pediatric hematopoietic stem cell transplant recipients. Pediatr Infect Dis J，2007，26（7）：558-64.

［20］ Kimura S，Akahoshi Y，Nakano H，et al. False-positive *Aspergillus* galactomannan and its kinetics in allogeneic hematopoietic stem cell transplantation［J］. J Infect，2015，70（5）：520-40.

［21］ Steinbach W J，Addison R M，McLaughlin L，et al. Prospective *Aspergillus* galactomannan antigen testing in pediatric hematopoietic stem cell transplant recipients. Pediatr Infect Dis J，2007，26（7）：558-64.

［22］ He S，Hang J P，Zhang L，et al. A systematic review and meta-analysis of diagnostic accuracy of serum 1,3-β-D-glucan for invasive fungal infection：Focus on cutoff levels. J Microbiol Immunol Infect，

2015，8（4）：351-61.

[23] Hammarström H，Kondori N，Friman V，et al. How to interpret serum levels of beta-glucan for the diagnosis of invasive fungal infections in adult high-risk hematology patients：optimal cut-off levels and confounding factors. Eur J Clin Microbiol Infect Dis，2015，34（5）：917-25.

[24] Petraitiene R，Petraitis V，Bacher J D，et al. Effects of host response and antifungal therapy on serum and BAL levels of galactomannan and （1→3）-β-D-glucan in experimental invasive pulmonary aspergillosis [J]. Med Mycol，2015，53（6）：558-68.

[25] Mikulska M，Giacobbe D R，Furfaro E，et al. Lower sensitivity of serum （1,3）-β-d-glucan for the diagnosis of candidaemia due to *Candida parapsilosis.* Clin Microbiol Infect，2016，22（7）：e5-8.

[26] Pini P，Bettua C，Orsi C F，et al. Evaluation of serum （1 → 3）-β-D-glucan clinical performance：kinetic assessment，comparison with galactomannan and evaluation of confounding factors. Infection，2016，44（2）：223-33.

[27] Sulahian A，Porcher R，Bergeron A，et al. Use and limits of （1-3）-β-d-glucan assay （Fungitell），compared to galactomannan determination （Platelia Aspergillus），for diagnosis of invasive aspergillosis. J Clin Microbiol，2014，52（7）：2328-33.

[28] Hammarström H，Kondori N，Friman V，et al. How to interpret serum levels of beta-glucan for the diagnosis of invasive fungal infections in adult high-risk hematology patients：optimal cut-off levels and confounding factors. Eur J Clin Microbiol Infect Dis，2015，34（5）：917-25.

[29] Han S，Su X，Zhao R，et al. The effect of albumin on （1, 3）-β-D-glucan for diagnosis of invasive fungal infections. Zhonghua Wei Zhong Bing Ji Jiu Yi Xue，2015，27（8）：672-6.

[30] Lo Cascio G，Koncan R，Stringari G，et al. Interference of confounding factors on the use of （1,3）-beta-D-glucan in the diagnosis of invasive candidiasis in the intensive care unit. Eur J Clin Microbiol Infect Dis，2015，34（2）：357-65.

[31] Tobias Rachow，Sebastian Dornaus，Herbert G Sayer，et al. Case report：false positive elevated serum-galactomannan levels after autologous hematopoietic stem cell transplantation caused by oral nutritional supplements. Clin Case Rep，2016，4（5）：505-8.

[32] Capoor M R，Agarwal P，Goel M，et al. Invasive pulmonary mycosis due to *Chaetomium globosum* with false-positive galactomannan test：a case report and literature review [J]. Mycoses，2016；59（3）：186-93.

[33] Lahmer T，Rasch S，Schnappauf C，et al. Comparison of Serum Galactomannan and 1,3-Beta-D-Glucan Determination for Early Detection of Invasive Pulmonary *Aspergillosis* in Critically Ill Patients with Hematological Malignancies and Septic Shock. Mycopathologia，2016，181（7-8）：505-11.

[34] Reischies F M，Prattes J，Woelfler A，et al. Diagnostic performance of 1,3-beta-D-glucan serum screening in patients receiving hematopoietic stem cell transplantation. Transpl Infect Dis，2016，18（3）：466-70.

[35] Li W J，Guo Y L，Liu T J，et al. Diagnosis of pneumocystis pneumonia using serum （1-3）-β-D-Glucan：a bivariate meta-analysis and systematic review. J Thorac Dis，2015，7（12）：2214-25.

[36] Salerno D，Mushatt D，Myers L，et al. Serum and bal beta-D-glucan for the diagnosis of Pneumocys-

tis pneumonia in HIV positive patients. Respir Med，2014，108（11）：1688-95.

［37］ Singh N，Winston D J，Limaye A P，et al. Performance Characteristics of Galactomannan and *β-d-*Glucan in High-Risk Liver Transplant Recipients. Transplantation，2015，99（12）：2543-50.

［38］ Martin-Mazuelos E，Loza A，Castro C，et al. *β*-D-Glucan and *Candida albicans* germ tube antibody in ICU patients with invasive candidiasis. Intensive Care Med，2015，41（8）：1424-32.

［39］ Tissot F，Lamoth F，Hauśer P M，et al. *β*-glucan antigenemia anticipates diagnosis of blood culture-negative intraabdominal candidiasis［J］. Am J Respir Crit Care Med，2013，188（9）：1100-9.

［40］ Worasilchai N，Leelahavanichkul A，Kanjanabuch T，et al.（1→3）-*β*-D-glucan and galactomannan testing for the diagnosis of fungal peritonitis in peritoneal dialysis patients，a pilot study. Med Mycol，2015，53（4）：338-46.

［41］ Corrales I，Giménez E，Aguilar G，et al. Detection of fungal DNA in peritoneal fluids by a PCR DNA low-density microarray system and quantitation of serum（1-3）-*β*-D-glucan in the diagnosis of peritoneal Candidiasis. Med Mycol，2015，53（2）：199-204.

［42］ Cho H J，Hong S D，Kim H Y，et al. Clinical implications of serum galactomannan measurement in patients with acute invasive fungal rhinosinusitis. Rhinology，2016，54（4）：336-341.

［43］ Dichtl K，Wagener J，Tschöp J，et al. Analysis of peritoneal galactomannan for the diagnosis of *Aspergillus* peritonitis. Infection，2016，44（5）：683-6.

［44］ Agarwal R，Aggarwal A N，Sehgal I S，et al. Performance of serum galactomannan in patients with allergic bronchopulmonary aspergillosis. Mycoses，2015，58（7）：408-12.

［45］ Shin B，Koh W J，Jeong B H，et al. Serum galactomannan antigen test for the diagnosis of chronic pulmonary aspergillosis. J Infect，2014，68（5）：494-9.

［46］ Korem M，Polacheck I，Michael-Gayego A，et al. Galactomannan testing for early diagnosis of *Exserohilum rostratum* infection. J Clin Microbiol，2013，51（8）：2800-1.

［47］ Hoenigl M，Seeber K，Koidl C，et al. Sensitivity of galactomannan enzyme immunoassay for diagnosing breakthrough invasive aspergillosis under antifungal prophylaxis and empirical therapy. Mycoses，2013，56（4）：471-6.

［48］ Nucci M，Nouér S A，Esteves P，et al. Discontinuation of empirical antifungal therapy in ICU patients using 1,3-*β-d*-glucan. J Antimicrob Chemother，2016，71（9）：2628-33.

［49］ Posteraro B，Tumbarello M，De Pascale G，et al.（1，3）-*β-d*-Glucan-based antifungal treatment in critically ill adults at high risk of candidaemia：an observational study. J Antimicrob Chemother，2016，71（8）：2262-9.

［50］ Prattes J，Hoenigl M，Rabensteiner J，et al. Serum 1,3-beta-*d*-glucan for antifungal treatment stratification at the intensive care unit and the influence of surgery. Mycoses，2014，57（11）：679-686.

［51］ Morrissey C O，Chen S C，Sorrell T C，et al. Galactomannan and PCR versus culture and histology for directing use of antifungal treatment for invasive aspergillosis in high-risk haematology patients：a randomised controlled trial. Lancet Infect Dis，2013，13（6）：519-28.

［52］ Han S B，Kim S K，Lee J W，et al. Serum galactomannan index for early prediction of mortality in immunocompromised children with invasive pulmonary aspergillosis. BMC Infect Dis，2015，14：15：271.

[53] Russo A，Giuliano S，Vena A，et al. Predictors of mortality in non-neutropenic patients with invasive pulmonary aspergillosis：does galactomannan have a role? Diagn Microbiol Infect Dis，2014，80 (1)：83-6.

[54] He H，Li Q，Chang S，et al. Prognostic value of serum galactomannan index in critically ill patients with chronic obstructive pulmonary disease at risk of invasive pulmonary aspergillosis [J]. Chin Med J (Engl)，2014，127 (1)：23-8.

[55] Chai L Y，Kullberg B J，Earnest A，et al. Voriconazole or amphotericin B as primary therapy yields distinct early serum galactomannan trends related to outcomes in invasive aspergillosis [J]. PLoS One，2014，9 (2)：e90176.

[56] Boch T，Spiess B，Cornely O A，et al. Diagnosis of invasive fungal infections in haematological patients by combined use of galactomannan，1,3-β-D-glucan，*Aspergillus* PCR，multifungal DNA-microarray，and *Aspergillus* azole resistance PCRs in blood and bronchoalveolar lavage samples：results of a prospective multicentre study. Clin Microbiol Infect，2016，22 (10)：862-868.

[57] Morrissey C O，Chen S C，Sorrell T C，et al. Galactomannan and PCR versus culture and histology for directing use of antifungal treatment for invasive aspergillosis in high-risk haematology patients：a randomised controlled trial. Lancet Infect Dis，2013，13 (6)：519-28.

29. 针对 POCT 技术需要忧虑吗？

逻辑而言，POCT（point-of-care testing，床旁检测、即时检测）淘汰传统意义的检验专业（泛指临床检验技术、检验医学两个专业，下同），这不是新鲜预期。在 20 世纪 90 年代早期，就已经有老师提到，不过当时觉得遥不可及。而此时此刻，POCT 大规模发展，一定程度完成实验室替代（各位同仁值得注意的一点，市场不一定懂专业，市场行为和专业行为有时候是两码事），已经是不争的事实——各位同仁当有所察、有所警、有所预。

面对 POCT 引发的危机，甚至面临淘汰，我们需要忧虑吗？该怎么办？——我们以为，舍升级与转念别无他途，即原有的内容、能力升级，原有的思路、观念转换。具体而言，就是专业升级与视野转念、服务升级与对象转念、能力升级与定位转念！兹具体建议如下。

针对 POCT 本身

（1）既然 POCT 势不可挡，索性围绕 POCT 做文章：POCT 本身的开发、应用、管控，都需要检验专业能力。POCT 应用的规模越大，配套专业需要越大，前景广阔。

① 检验科可以做 POCT 管理的中心实验室，变检验科为中心实验室，身份转换，名为之变。

② 检验同仁可以着眼于此提高能力，比如质控、比对、使用评价等，可以把检验技术层面的一系列要求（参照 ISO 15189 要求、POCT 共识文件等）具化实现。

③ 针对 POCT 项目推出室间质评质控品等。

（2）一段时间内无法 POCT 的新项目等，要整体性考虑可能的 POCT 的情况。

① 对新项目，现在的研发一开始就会同时考虑实验室内检测、POCT。比起 POCT，实验室内检测的优势在哪里，在市场推出之前恐怕已经一目了然。实验室启动新项目前，一定要整体性考虑 POCT。也许你的临床同事同时正在考虑同一个厂家的 POCT 产品！你是能开新项目，但没有标本；甚至开都开不了，因为新项目审批就冲突了。

② 对一段时间内没有 POCT 的项目，自然可以高枕无忧。不过要考虑，过了这段时间，怎么办？

由此可知，涵纳 POCT 的整体性思考，甚至逆 POCT 思考，是未来的必然——当然是积极意义上的逆向思考（针对 POCT 的精准不足、质控实现难题、管理漏洞）。于科室，要随时能够纳入新的没有 POCT 化的项目——闪转腾挪。对个人，则随时可以驾驭它们——水涨船高。

针对人

（1）对医生的服务——会诊、沟通：这一条是检验医学（自然也包括 POCT）的主旨，倒不是因 POCT 而起，但却因 POCT 而复杂化。

① 临床检验技术专业要做结果解释，要有能力参与轻中度疾病或非复杂疾病的会诊，这是专业必然。大家不要觉得做技术就可以不懂临床。其实恰恰相反，检验技术专业懂临床是必须的。我们可以知之不深，但"一文不明"是完全不可以的。不要因为有检验医学专业（医师系列），就想当然认为技术专业可以完全不懂临床。至于报告、会诊的身份，这只是人为规定而已。

② 至于检验医学专业，就不用讨论了——责无旁贷——必须能够参与各种难度、各种层面的临床会诊，包括各种检验解释、临床沟通、结果咨询、医护培训等。

③ 医生都懂得检验结果吗？显然不是。一方面是部分一线医生本身能力不太强，一方面永远有年轻医生，一方面是检验指标日新月异，临床没有能力时刻追踪。只有检验专业，才能随时提供本专业准确的、前沿的、深度的信息。从这个角度看，检验工作还有很多空白，大有可为。

④ POCT 的复杂性体现在：谁都可以做（患者和家属、医护、检验人员）；

结果不稳定。这就给检验医学介入提供了良好的契机。医生遇到结果和病情不符合的难题时，怎么办？客观而言，他们唯一的或最佳的出路是与检验医学同仁合作。看看是测试的原因（检测技术问题），还是疾病诊断本身的原因（临床诊断问题），还是二者都有！

⑤ 这个角度对检验同仁而言，复杂化在于POCT，但难度不在于POCT。检验本身的会诊能力（这是最难）强了，再纳入POCT的特点和波动性，即可轻松应对。退一步，实在不可理解，则建议复查——绕开POCT进行实验室内检测即可。

（2）对患者的服务——诊疗：这是检验医师直接对患者的服务——国内刚刚起步，北京协和医院在进行中。相信积累经验到一定程度，会推广应用。毕竟临床医生少（预期会更少）、患者多，检验医师直接服务患者是必然趋势、客观需要。在推广之前，同仁积累经验、提高水平是必须的。同时逐步纳入POCT结果的解释即可。这方面的难度也不在于POCT本身，临床诊疗水平、自我保护并避免患者误解纠纷，这是关键。

（3）对检验同仁的服务——教学

① 也许POCT普遍化到一定程度，检验专业会大面积萎缩，但不知道拐点会在什么时候。各大学检验专业招生，对此要有敏感性。

② 目前情境下，检验专业教学是可以深度挖掘的良好角度。教材——问题不少；教学——可以升级；实习——亟须改变；进修——需求巨大；继续教育——流于形式……可以说教学的多个角度都需要精耕细作，内涵外延都有空间可以作为。

③ POCT本身的专业信息、实践经验、管理约束等，在目前的整体性教学中都非常薄弱——可以说没有一个环节是强的。这样的局面，纳入POCT教学，自然是题中应有之义。

④ 我们相信，资料角度需要的专业积累已经到了临界点——文章、书籍都会有新扩展。

针对领域

（1）拓展认证领域——资质界定

① 国内ISO 15189认证因奥运会而始，目前进入良性循环；CAP认证大型医院正在试水，多数医院尚属空白；JCI认证也涉及检验内容。这些都需要检验

专业去拓展。

② 个人资质认证，国内尚无。

③ 具体到 POCT，国家有成熟的医政管理。相信未来会有第三方认证——依然需要检验专业。

（2）拓展新的服务场所——天地广阔：随着中国持续性深化改革、扩大开放，今天的中国人已经或正在国际化——旅游可见端倪。那国外，尤其是广大发展中国家的检验医学如何？——自然会有大量落后于我们水平的国家、地区，而国内也是参差不齐。由此，拓展新的服务场所是视野所及的必然之路。国内，因为医疗没有大规模市场化、流动性弱，可以期待未来。国际上，相信今天就有很多机会。我们呼吁，努力拓展一带一路检验医学新境界！把现代检验医学送到非洲、送到中亚、送到更需要的地方！他们需要实验室内检测，则送去实验室内检测；他们需要 POCT，则送去 POCT；或兼而有之。

（3）着眼于科研、生产、营销——回溯上游：一方面本来就应该强化研发，另一方面借 POCT 扩大化的契机，兼容涵纳。科研面向未知，是人类思考的永恒主题；生产提供产品，实体化世界真实可触；营销面向市场，产品、资金的流动是现代社会运转的本质。这方面国内经过几十年的发展，科研迎头赶上、生产日益扩大、营销早已成熟。随着医学本身的发展、健康中国的需要，研发生产不但不会萎缩，预期必然有扩大。

面对 POCT 的利刃当头，我们需要一点深远考虑、居安思危。当然，也可能和谐共生，看我们如何应对了。检验专业进可攻、退可守，职业面比较广（医院实验室、独立检验中心、教学、基础研发、商业运作等），固然有远忧近虑，但也可以趁机调整。

① 专业升级与视野转念：着眼于专业本身，客观发展我们可以去推动，主观前瞻我们可以去实践。专业本身（基础发展、一线实践、教学理念等）的升级改变已经迫在眉睫、东风可待，相信 POCT 会催化激活专业的未来之履——希望不是摧毁。

② 服务升级与对象转念：我们要从狭隘的实验室内工作超脱出来，看到现实的外部需要。所有看不到对象的服务，都是没有意义的服务。只有围绕着对象的服务，才是充满活力的服务。POCT 已经把实验中环节淘汰，我们如果再不抬起头来、睁开眼睛看世界、开动脑筋做服务，那只能退出历史的舞台。

③ 能力升级与定位转念：无论是专业还是机构，无论是技术还是服务，提供的主体都是我们自己。我们的能力如果不能随着时代变化而调整，不能随着需要增加而升级，那任何风吹草动，我们都将胆战心惊。POCT 目前还只是微风。

当不远的将来，POCT 威风凛凛的时候，我们会成为风口的猪，是会在风中哭，还是会搭顺风车？

也许是杞人忧天！不过，如果视野稍微广阔一点儿，无论你愿不愿意，人工智能 AI[1,2] 摆在那里。"AI＋POCT＋药品淘宝⋯⋯"会如何？恐怕医院、医生都会觉得危机四伏——兹不赘述。而如果单纯务虚，现实的我们和未来的 POCT 相生相克、此消彼长——这份"量子纠缠"足以催化我们的思考，焦虑我们的未来，契机我们的前路，漂泊我们的胸怀。

参考文献

[1] Ehteshami Bejnordi B，Veta M，Johannes van Diest P，et al. Diagnostic Assessment of Deep Learning Algorithms for Detection of Lymph Node Metastases in Women With Breast Cancer. JAMA，2017，318（22）：2199-2210.

[2] Gulshan V，Peng L，Coram M，et al. Development and Validation of a Deep Learning Algorithm for Detection of Diabetic Retinopathy in Retinal Fundus Photographs. JAMA，2016，316（22）：2402-2410.

第三章
治疗相关

30. 抗生素与抗菌药物有什么区别?

　　抗生素对应英文 antibiotic，这个词一般译作抗生素，也有译作"抗菌素"[1]。就翻译而言，显然抗生素与英语词根对应最好，抗菌素目前国内罕有应用，不必讨论。所以我们平时说抗生素，即 antibiotic；antibiotic 一直翻译作"抗生素"。

　　英语世界，antibiotic 是当下时用词汇，没有淘汰或错误一说。仅就抗感染作用而言，其含义分广义、中间义、狭义 3 种情况。①广义上，抗生素指一切特异性作用于微生物的药物，此时 antibiotic＝antimicrobial agent/drug，此时包括抗病毒药物、抗寄生虫药物。②最狭义时，仅指一种微生物自然产生的（比如真菌）特异性作用于另一种微生物（实际应用时基本都是针对细菌）的自然化合物，也包括其衍生物。最狭义时，连磺胺、喹诺酮类这些纯粹人工合成药物，都不算抗生素。③中间义时，则包括自然化合物、人工合成化合物——都有抗细菌作用。阅读英文论文不多，感觉应用最多的含义是③，即特异性的抗细菌药物，既包括天然化合物及其衍生物，也包括人工合成药物。

　　含义三分，仅举一例。一本专业书 *Kucers' the Use of Antibiotics*[2]（第 8 版）包括 4 个部分（Section）。Section Ⅰ 是 antibiotics，内容都是抗细菌药物（包括合成药物）；Section Ⅱ 是抗真菌药物（antifungal drugs）；Section Ⅲ 是抗寄生虫药（antiparasitic drugs）；Section Ⅳ 是抗病毒药物（antiviral drugs）。这是 antibiotic 一词分广义（全书名）、中间义（Section Ⅰ 的名字）的最好例证。还有其他例证，不一一赘述。想要讨论，建议先去阅读英文，再行评价。因为有广义含义的存在，所以 antibiotic 译作"抗菌素""抗菌药物"都不合适。菌，无法包括病毒和寄生虫。

　　大家奉若神明的"抗菌药物"，没有单一词汇英文对应。菌，既包括细菌，也包括真菌，这是汉语的优势。抗菌药物＝抗细菌药物（antibacterial drug）＋抗真菌药物（antifungal drug），其字面和实际含义都是这个意思。

前面提到的 antimicrobial agent/drug，即抗微生物化合物/药物。微生物包括四大类：细菌（普通细菌，以及支原体、衣原体、螺旋体、考克斯体、分枝杆菌等特殊细菌）、真菌、病毒、寄生虫。寄生虫是微生物的一部分，国际上 20 世纪 70 年代对此即已定论。国内因为教学、管理等原因，长期以来教科书、人员配置、卫生事务管理等都是微生物学与寄生虫学并行，导致大家形成误区，以为寄生虫不属于微生物范畴。这需要改变。agent 和 drug 也区别一下。此处 agent 是化合物，包括对微生物有活性的消毒剂等。drug 一般仅仅指作用于人体的药物（和兽医领域药物），所以 agent 的范围比 drug 大，包括 drug。耐药领域非常有名的杂志名为 *Antimicrobial Agents and Chemotherapy*，可以参考。

英文另有化疗化合物（chemotherapeutic agents）一词。化疗（chemotherapy）在英语世界包括抗肿瘤的化合物治疗、抗感染的化合物治疗，范围比中文广。国内口语中，化疗一般单指抗肿瘤治疗，很少或几乎不会说抗感染治疗是化疗。这是中英文含义范围的大小不同。

英文还有抗感染药物（antiinfective drug）一词。它包括 antimicrobial drug/antibiotic。这个词实际用得不多，我们理解是广义的抗感染治疗药物，另外还包括一些对微生物没有特异性的辅助治疗药物。

由此可知，抗生素、抗菌药物、抗微生物药物三个词并行不悖。认为"抗生素错"的观点，本身是错的！认为"将抗生素改为抗菌药物，更确切"的观点，本身不确切。如果回到英语世界，广义而言，抗生素＝抗微生物药物，抗菌药物没有单一词汇对应。

英语世界中，抗微生物药物（antimicrobial agent/drug）和抗生素（antibiotic）用得最多，二者常常同义，有时包涵。汉语世界里，抗菌药物和抗生素不分轩轾、不分伯仲！

行文至此，词意厘清相信已经差不多了。另外感慨几点：

① 不纠结这些虚名。中文世界有些时候的一些讨论，价值不大。比如称"患者"还是称"病人"，这样的讨论没有多大意义。

② 但实际含义要懂得。我们澄清过"检验医学"与"医学检验"，这里澄清抗生素和抗菌药物，不是为了纯粹地用字、用词，而是为了厘清含义，让大家知道真实的正确的实际的含义。

③ 不要轻易断为错。要有充分的理解和阅读，对中文和英文都有一定的体会，再下结论不迟。最好是就真正的严肃的英文专业书/文章，多部/多篇反复校

勘核验后，再得出结论。

④ 对一些帖子或网页上的信息，要有分辨能力，不要轻易采信。没有把握的，先存疑，存疑比盲目相信要好很多。不怕不理解，就怕成误解！借用鲁迅先生的意思，在西医范畴，对一些英语词汇和概念，建议大家在特定情况下，少读或不读中文的专业信息，或者先英文、后中文，这样对避免误解很有帮助——这样也不是崇洋媚外，而是中文领域现代医学不如英文领域发达的情况下，暂时为之。

⑤ 科学和医学领域，总的趋势和必然要求是明确、规范、共识。有助于此的，是为大势！违背于此的，要么开辟新天地、透露新气象（此时是在新的角度去明确、成规范、达共识），要么只是误解，或别有所图。

参考文献

［1］ 陆再英，等主编．英汉医学词汇．第 2 版．北京：人民卫生出版社，2006.

［2］ Lindsay Grayson M，Sara E Cosgrove，Suzanne Crowe，et al. Kucers' The Use of Antibiotics：A Clinical Review of Antibacterial，Antifungal，Antiparasitic，and Antiviral Drugs. 7th ed. CRC Press，2017.

31. 如何确立折点？意义是什么？

折点是业界的焦点。

简单地说，折点就是药物浓度——通过它确定微生物对抗微生物药物的敏感性，进而把微生物分群。目前通用的分类包括耐药、敏感（和耐药相对应的敏感、不存在耐药而仅仅敏感的情况）、中介、剂量依赖敏感。简单而言，如果只有敏感和耐药则是最理想的，简洁容易理解。不过一分为三或更多，也是学科发展的必然。

折点随着时间、空间、感染部位、确立机构的不同而不同

（1）时间：体现了微生物的变异和进化，既有自然的耐药性点突变，也有直接获得耐药基因后的质变。比如细菌学领域美国的 CLSI 标准，每年都会更新，体现了时间向量的影响。

（2）空间：微生物的敏感性有地域差异。比如国内大肠埃希菌临床分离株对氟喹诺酮类的耐药率，与北美相比，高很多。因为地域差异，所以不仅仅有美国标准，也有欧洲标准。这一点也昭示我们，中国也需要自己的折点体系。

（3）感染部位：目前 CLSI 对青霉素——肺炎链球菌折点，分为脑膜炎药物、非脑膜炎药物、口服药物三种情况，即是部位不同导致差异的显例。不过大多数药物，目前还只有基于血药浓度的折点。对于血药浓度和感染部位浓度差异很大的情况而言，显然按部位分立折点是必须的，这也是未来发展方向之一。

（4）确立机构不同，折点会有不同：欧美间的折点有差异，而即便是美国 CLSI 折点和美国 FDA 折点也会有不同（CLSI 折点是每年修正，更新快；FDA

折点调整较慢，需要药物开发机构提交申请才可进行）。形成差异的原因很多，如果没有时间变化等第三方因素影响，这些折点不会有特别大的不同。因为它们最终都要接受临床效果的检验，而临床治疗与确立机构没有关系。反之，如果差异特别大，那一定存在值得专业探讨的原因。

折点有不同的确立方式

专业角度看，折点确立方式不同，会导致标准的不同。理想情况下不同方式确立的折点应该完全一致，现实中则会有差异。

折点确立的历史，体现了折点确立方式的变化发展。1975 年美国 CLSI 最先确立折点，此时仅仅考虑了微生物的分布（流行病学分布）。1994 年 CLSI 发布第一版折点确立指南 M23-A，强调了与临床结局一致的重要性。折点解释结果必须和临床效果有相关性。从临床角度看，应该说这是永恒的评价标准——类似"金标准"。后续版本指南中，CLSI 进一步增加了 PK-PD 参数。2015 年，CLSI 正在制定最新版本 M23-A4，预期折点的确立方法会有进一步的发展。目前的折点确立方式包括流行病学（epidemiology）折点、药物代谢动力学——药效学（pharmacokinetic-pharmacodynamic，PK-PD）折点、临床折点。最终折点是折点制定组织综合考虑以上三种折点确立方式而成。

（1）流行病学折点：观察某菌种分离株的 MIC 分布，可以按野生株、临床分离株进一步细分。如果 MIC 分布可以将微生物分为两群，则低 MIC 群相对更敏感。如果高 MIC 群远高于血药浓度，则可认为耐药。流行病学折点的时间连续测定，能很好地体现耐药性的演变，能有效地识别耐药亚群的出现。

（2）PK-PD 折点：PD 的进展无疑是抗感染治疗学领域最激动人心的变化，也给微生物学折点确立带来了新的角度和方法。通过 PK-PD 参数，可以将抗微生物药物分为时间依赖型、浓度依赖型、带有长后效应的时间依赖型三类。而各自达标概率的设定，也确立了 PK-PD 折点。对时间依赖型抗生素，比如头孢菌素——肺炎链球菌，高于 MIC 浓度的时间间隔（$T>\text{MIC}$）高于 50% 时，临床成功率会很高，是为敏感。对青霉素——肺炎链球菌，为 30%～40%。而浓度依赖型抗生素，氟喹诺酮类——革兰阳性菌，AUC：MIC＝30 时，临床疗效可以预期，即为敏感。对氟喹诺酮类——革兰阴性菌，参数为 AUC：MIC＝100。PK-PD 折点需要考虑的几点信息：①PK 数据如果通过血药浓度获得，则必须考虑感染部位药物浓度与血药浓度的差异。②PK-PD 数据多数源自动物实验，少数源自人体。如果某药物的参数完全源自动物实验，则必须考虑动物与人体的差异。③PD数据一般通过蒙特卡洛模拟由小样本结果推为大样本数据，其中的个体差异需要考虑。④因为该折点与达标概率有关，所以达标概率的设定会影响折点确立。一般性感染达标概率可以低一些，而致命性感染达标概率肯定要高。因此折点相应不同。⑤与流行病学折点一样，PK-PD折点也必须接受临床疗效一致性这一标准的检验。

（3）临床折点：临床实验室对折点体系的确立和实用，就是为临床治疗提供服务的。如果折点与临床结局（outcome）没有相关性，那折点只是海市蜃楼。该折点来源于感染患者的前瞻性临床研究。从临床角度看，这个折点非常好理解。简单而言，把同一菌种同一部位感染（首先是血流感染）使用同一药物同一剂量和给药方式进行治疗的情况汇总，把MIC的分布按治疗结局成功和失败进行分群，MIC临界值很容易确定。如果实际情况这么简单，那几乎不需要其他折点。而实际情况首先难在临床治疗结局的确定。多数情况下，临床疗效判断有明确的细节标准（临床标准和微生物学标准）。不过抗感染治疗结局的干扰因素很多，在患者基础性疾病复杂、表现危重的情况下，治疗失败可能不是抗微生物药物的原因。而且结局是一个整体性参数，相对比较粗糙。

此外，影响结局的因素复杂性还体现在以下几点。①微生物角度：a.多微生物感染；b.耐药性不均一。②药物角度：a.感染部位浓度，包括峰值、时间变化；b.联合治疗的情况。这些因素的交叉作用过于复杂，给综合治疗结局判断带来了不确定性，进而影响临床折点的确立。其他折点确立方式因此有了存在的必要性。其他折点是对临床折点的必要补充，也必然接受临床折点的检验。

体外试验要接受体内疗效检验的最好例子是棘白菌素。因为棘白菌素体外药敏试验结果和临床疗效之间没有相关性，所以其药敏试验一直无法使用。

90-60规则：目前的折点体系对敏感结果而言，整体上比较理想，能够预测90%的治疗成功。而耐药情况下，只能预测40%的治疗失败，显然难以满足专业要求。这个规则既有利于加深我们对折点体系难度的理解，也有利于实际解释——群体层面和个体层面都可以应用。

（4）纸片扩散法折点的确立和纸片扩散法与稀释法的相关性：思路和影响因素类似，兹不赘述。

（5）折点设立的新角度：因为之前的PK-PD折点没有很好地纳入患者临床效果（efficiency）这一最重要参数，所以M23-A4增加了新的折点确立方式，将原来的PK-PD折点确立方式进一步细分。

① 非临床的PK-PD折点（nonclinical pharmacokinetic-pharmacodynamic

cutoff，NPPC）：源自动物的 PK-PD 数据和源自人体的 PK 数据，基于蒙特卡洛模拟，按达标概率计算出的折点。

② 临床暴露——反应折点（clinical exposure-response cutoff，CERC）：源自人体的 PK-PD 数据，确立效果和 MIC 的关系，进而确定折点。具体而言，包括以下 2 种方式。

a. 基于通过 MIC 的模型预测反应概率来确定 CERC。选择某临床效果参数，通过模型可预测该参数与 MIC 的关系，进而确立折点。

b. 基于 PK-PD 达标概率来确定 CERC。该 PK-PD 达标概率由人体参数确定。该方式本质上和 NPPC 是一样的，难在达标概率的确定。

我们理解，CERC 相当于建立了从 MIC 到临床效果的逻辑路径。

折点相关的其他信息

（1）指示药物：如果一类药物的作用机制非常相似，则选择其中具有代表性的药物，通过其折点进行的结果解释对其他药物效果有指示性。当然这是需要临床验证的。该方式的优点是举一反三，节约资源；不足是需要临床知晓指示的范围和方向。

（2）天然耐药：从流行病学折点看，如果野生株 MIC 分布远高于某药物能够达到的血药浓度上限，则为天然耐药。

（3）耐药性变迁：MIC 的变化、折点的漂移都体现了耐药性的变迁。

折点的价值

（1）自然现象的研究：耐药现象是自然存在。耐药性的研究、折点的确立，有利于我们深入理解自然的耐药现象。这是折点的科学意义（研究意义）。

（2）生态学：基因的移动不是单个基因单独的行为，就像人过河一样，基因的移动需要一条船——载体，而载体的移动会同时带动多个基因转移。这样因为人类所用药物压力导致的耐药基因转移，会关联很多基因的同步移动。这种移动在改变基因生态的同时，会进而改变微生态和宏观生态。这是耐药研究的生态学意义。

（3）临床意义：折点的临床意义即确定敏感性，因此折点的临床意义和药物敏感性的临床意义有交叉性。具体包括预测新药疗效、确定经验治疗选择、确定靶向治疗选择、预测具体患者的疗效、治疗失败分析等。临床意义对临床实验室而言是此中关键。

① 预测新药疗效。药敏试验几乎存在于药物开发、上市的全过程。发现一个新化合物，首先在体外对系列微生物进行测试，看是否有活性。临床试验时，要测量药物分布、药效与微生物 MIC 的关系。目前美国 FDA 要求提交新药数据时，折点和耐药性数据是其中之一。经过 FDA 验证，药物上市后，这个折点就是 FDA 折点。

② 确定经验治疗选择。对具体患者而言，经验治疗本身考虑的是感染部位、严重程度、推测的病原谱和敏感谱。而推测的病原敏感谱，由之前分离病原的药敏试验数据累积而成。比如化脓性扁桃体炎，经验治疗必须覆盖化脓链球菌和金黄色葡萄球菌。选药前，要知道二者之前在当地分离株的累积药敏数据，耐药率超过 20%，不宜选用。顺便澄清一个误区，经验治疗和实验室分离细菌的速度无关。经常有错误观念认为，实验室分离细菌需要 24～72h，严重影响经验治疗。事实上经验治疗和实验室分离菌株无关，只要保证经验治疗前留取合适的标本送检即可。

③ 确定靶向治疗选择。多数患者靶向治疗前有经验治疗。如果没有经验治疗，或者经验治疗药物需要调整，则靶向治疗药物选择的起点是药敏试验中敏感的或相对敏感的药物，比如假体关节感染。假体关节感染一般不进行经验治疗，要先明确病原，之后选择药敏试验结果中敏感的药物，结合指南，进一步考虑药物 PK 参数、给药途径/方式、非专业因素（如药物供给、医保）等确定最终药物。再如老年患者 CAP，经验治疗选用头孢曲松联合或不联合莫西沙星，待明确病原是新型隐球菌后，停止抗细菌药物，选择新型隐球菌药敏试验敏感的药物进行靶向治疗。

④ 预测具体患者的疗效。如果患者病原已知，药敏试验结果已知，则所用药物的疗效可以预测。主要根据是已有治疗效果评估、90-60 规则。治疗效果评估尤其是经验治疗效果评估是临床的薄弱环节，包括评估不规律、不客观、不充分，病例记录不全等。

⑤ 治疗失败分析。这是抗感染治疗学最具挑战性的话题之一，在抗微生物药物治疗失败的分析中，耐药是必须考虑的因素之一，而且有时恰恰是最主要原因。分析时，首先要确立失败，要有客观标准和衡量时限（足疗程），不能主观随意。第二要明确病原。不明确病原，无从知道耐药性，则耐药对治疗的影响无

从判断。第三，在使用耐药药物的情况下（注意不是天然耐药），90-60 规则提示患者还有好转的概率，不必然失败。

实际工作需要避免的误区：不是治疗失败却认为失败（比如一些疗程需要延长的情况，由于焦急难以等待，而认为失败）；失败分析时完全不考虑耐药性（比如乙型肝炎病毒感染）；或者不经分析，将所有失败都归结为耐药（比如幽门螺杆菌根治治疗的情况）。

超越折点

（1）局限性：药物因素（如血药浓度和感染部位浓度的不同）、微生物因素（如多微生物感染）、治疗中耐药等会导致折点与耐药性的解释出现困难，实用性会打折扣。

（2）人为设定，要考虑时间、地点、患者群变化导致的实用性改变。

（3）90-60 规则告诉我们，耐药折点的价值比敏感折点小，使用时要灵活。泛耐药株无药可用时，报告耐药但相对敏感的药物可以考虑（注意文献依据和循证医学证据）。

（4）不要和天然耐药相混淆。

折点的实用性召唤着我们——必须完美进行相关实际工作，而折点的复杂性也预示着相关工作的难度。现实中，折点的多样性是现实的体现，虽然造成了我们的困惑，但也推动着我们进一步深入理解。未来的折点和折点体系，会更加完善。

32. 药敏试验有什么临床治疗意义？

 这是一个大家都熟悉的话题——药敏试验的临床治疗意义。这里只涉及治疗意义，不涉及菌种鉴定、药物研发、生态影响等方面。药敏试验及结果解释详见 CLSI M100 S26 等系列文件，参见 EUCAST 文件。这些文件是感染性疾病临床医师、临床药师、临床微生物学同道、感控同仁等的必读文件。具体细节不展开，这里只讨论意义。抗微生物药物的临床使用，包括预防用药、经验治疗、抢先治疗、靶向治疗四个层面。药敏试验对四个层面都有影响。

 累积药敏结果会形成流行病学数据，这个数据对前三层都有影响。预防用药、经验治疗、抢先治疗时，从病原角度看，由病原谱/最可能病原种属、需要覆盖病原的耐药性二者决定药物。比如医院获得性肺炎时金黄色葡萄球菌的考虑，首先判断是否覆盖它；如果决定覆盖，则要看金黄色葡萄球菌的耐药性。此时，耐药性要基于累积药敏数据进行判断。比如甲氧西林耐药金黄色葡萄球菌（MRSA）的构成比不到 10%，则耐酶青霉素或一、二代头孢菌素即可。如果 MRSA 的比例超过 20%，则需要万古霉素等对 MRSA 有活性、在肺部有循证医学数据/有指南推荐的药物。一个细节问题是，累积药敏数据，最好是确诊病原的数据，而非分离株数据。而实际工作中，比如呼吸道感染，临床微生物学实验室罕有提供确诊病原数据的，年度总结都是分离株数据。所以严格意义上说，这里有薄弱环节。不过在没有确诊病原数据的情况下，分离株数据也可以参考。另外可以参考公认文献。

 靶向治疗时，有的微生物不做药敏试验，比如布鲁菌，依照指南和经验进行治疗即可。做药敏时，具体药敏结果主要有以下四个作用。需要强调的是，此时应用药物的前提是确诊。对定植或污染的分离株，药敏试验即使做了，也不必分析，因为根本不必用药。

经验治疗效果判断和预期

大多数细菌性感染，药敏结果回报时，经验治疗已经进行了 48～72h 以上。此时正值非危重患者的第一次经验治疗效果判断时期。这个判断，一方面是基于临床反应，另一方面是基于药敏结果。如果所用药物报告敏感，则预期 90% 可能有效。如果报告耐药（注意不是天然耐药），则预期 60% 可能有效。此即 90-60 规则。真菌学领域，我们认为 80-40 规则更符合数据实际。具体规则详见《临床微生物学手册》[1]。

治疗失败原因分析

临床治疗效果判断，包括临床分析和微生物学分析。如果治疗失败，微生物学分析必须进行。如果认定所报告微生物是唯一病原，则所用药物耐药应该是治疗失败最可能的原因之一。如果敏感，则更多考虑非微生物学因素导致治疗失败，比如 PK。如果报告微生物不是唯一病原，则分析要复杂一些，要看药物覆盖范围、其他病原的敏感性。比如肺炎由细菌和病毒同时致病，单纯看细菌的药敏结果，不容易得出正确结论。如果报告微生物不是病原，则药敏结果没有意义，不必分析。此时要回到起点，重新分析病原体。

调整药物的起点和根据

如果需要调整经验治疗药物——换药或加药，则药敏试验报告敏感，是调整药物考虑的起点和依据。选择敏感或不耐药的药物，基于临床表现和病原，基于指南，确定最终使用。比如肺炎克雷伯菌所致肺炎，经验治疗用 3 代头孢菌素。经验治疗进行 48h 后，临床接到药敏报告：3 代头孢菌素耐药。而此时患者治疗反应确实不佳，需要更换抗生素。则待选择药物应该是药敏报告中敏感的药物。如碳青霉烯类，实验室报告敏感，可以成为候选药物。以此为基础，再进一步考虑 PK 等专业信息、报销等非专业信息。

根据 MIC 具体数值，结合 PK，得出 PD 优化后参数，可以反过来影响给药剂量、方式等

对血流感染，可以进行治疗药物浓度监测（therapeutic drug monitoring，TDM）的情况下，这是现实可行的。如果不能进行局部药物浓度测试，那就个体患者而言，PD 只有理论意义，无法实际精细调节。注意，此处叙述与常见模式是相反的。比如热病手册，给出不同药物的 PD/PK 参数表格，这是针对所有患者的信息。我们此处指具体患者 MIC、药物浓度已知后，根据这个具体数值和 PD 理论，进行的进一步优化——这是真正意义上的个体化治疗。

对浓度依赖型抗微生物药物，参数是 C_{max}/MIC。通过 MIC 和目标参数，反推理论上最佳的 C_{max}。通过 TDM 可以测定实际峰值 C_{max}。理论最佳 C_{max} 与实测 C_{max} 相比较，可以反馈调整给药剂量。

对时间依赖型抗微生物药物，参数是 T＞MIC％。通过血药浓度，可以虚拟药时曲线。通过该曲线可以知道超过 MIC 的时间比例。当该比例超过预期目标时，药物有效。反过来，可以调整给药剂量和方式。有后效应的时间依赖型抗微生物药物，参数是 AUC_{24}/MIC。这里的特例是氟康唑，其 AUC_{24} 与剂量接近，可以用剂量替代 AUC_{24}。剂量和 MIC 的比值达到 50～75 或更高时，治疗有效率可以达到 90％以上[2]。所以，可以用 MIC 反推需要的剂量，进行精细调整。再如万古霉素治疗 MRSA，目标值是 400。如果 MIC＝0.5，则曲线下面积需要为 200mg/L，谷浓度 10mg/L 即可。如果 MIC＝2，则 AUC 需要 800，谷浓度超过 20mg/L，毒性反应大大增加，需要换药[3]。当然，目前 CLSI M100 已经定义 MIC＝2 为耐药了。

上面 3 种情况，除了氟康唑现实可行外，其余基本都是理论推导，现实难实现。我们也可以进一步推演。反推回来后，剂量无非是增加或是减低。不换药的前提下，增加剂量超过说明书时，如果不进入中毒窗，患者签字同意，那现实可行。减低剂量超过说明书时，我们相信实际上一般不会进一步减低，只是说明书最低剂量而已。

由上面分析可知，因为不知道局部药物浓度，这第四个作用现实无法操作。IDSA/SHEA 新版抗生素管理指南中[4]，第 10 个问题涉及 PD（针对广谱 β-内酰胺类和万古霉素），下面是其第 11 个推荐：对住院患者，建议对广谱 β-内酰胺

类，抗微生物药物管理项目（ASP）要倡导应用与标准剂量相对应的改变剂量策略，以降低费用（弱推荐，低级别证据）。应该说个体治疗已经开始，不过距离真正的个体化医疗还很遥远，可以期待未来。

天然耐药需要强调一下。我们认为，天然耐药是药敏试验相关工作的最大成就。当然这些数据由研究性实验室/基础实验室提供，一般不出现在药敏试验临床报告单中。大家如果看到报告单中有天然耐药的结果，这是实验室出现了低级错误；如果竟然报告了敏感，则出了不可饶恕的低级错误。报告单上可以提示天然耐药，但不可以报告数据。临床医生、临床药师应该掌握天然耐药，都背下来是强人所难，但要有这个意识、有途径去查阅信息，则是基本要求。比如肠球菌属不用头孢菌素，这是常识性信息，临床应该自行实践处理。而临床微生物学从业人员，更应该有这个意识。在临床医生、临床药师咨询时，或参与感染性疾病临床会诊时，要有效提示告知、传播知识。

实际工作中，常常有微生物学同道说"指导临床治疗"。从个人的层面，我们觉得自己没有能力去指导，自己能真正做到有效告知临床，就很满足了。从报告的层面，药敏试验的作用明确而有限。我们理解，应该说不是指导，它只是若干必须考量的因素之一。其他的如基础性疾病和免疫力、菌种、感染严重程度、药物 PK 等，同等重要，可能先后次序不同。

参考文献

[1] James H Jorgensen. 临床微生物学手册（第 11 版）. 王辉，马筱玲，钱渊，等主译. 北京：中华医学电子音像出版社，2017.

[2] Pfaller M A，Diekema D J，Sheehan D J，et al. Interpretive breakpoints for fluconazole and *Candida* revisited：a blueprint for the future of antifungal susceptibility testing. Clin Microbiol Rev，2006，19 (2)：435-47.

[3] Roberts J A，Abdul-Aziz M H，Lipman J，et al. Individualised antibiotic dosing for patients who are critically ill：challenges and potential solutions. Lancet Infect Dis，2014，14（6）：498-509.

[4] Barlam T F，Cosgrove S E，Abbo L M，et al. Implementing an Antibiotic Stewardship Program：Guidelines by the Infectious Diseases Society of America and the Society for Healthcare Epidemiology of America. Clin Infect Dis，2016，2（10）：e51-77.

33. 微生物学选择的药物和临床需要的药物为什么不一致？

临床医生常常有困惑——为什么临床使用、实际需要的药物，微生物学药敏报告里没有？实验室也不时纳闷儿——为什么我选择的药物，临床医生不需要？这些问题我们多次遇到，尝试回答如下——并把话题略扩大一些，包括了整体上做不做。

第一，这是客观情况。抗生素在百种以上——太多了，总有测不到的。所以这个困惑，是客观存在，有现实的必然性。

第二，是否做药敏试验有一些前提条件。这些前提条件不满足，没法做。①安全性：分离株如果有高度传播性、感染传播高风险，则一般不在常规实验室进行药敏试验。比如布鲁菌。这种情况意味着——都不做，包括国际上最好的临床实验室，也不做。②指南：所有临床实验室行为，都要符合国际或国内指南；所有临床实验室设备和试剂，都要有中国国家食品药品监督管理总局的批准——这是基本要求。如果某一个测试，没有国际或国内指南，那没法做——没有行为依据。中国卫健委要求我们使用美国 CLSI M100 文件。按：该文件是感染性疾病临床医生、临床药师、感控同仁必读文件。比如遇到过要求头孢地尼做药敏的情况，该文件无折点。再比如头孢哌酮舒巴坦，该文件没有信息，所以即使做了，也无法解释——可以测 MIC，但不知道敏感还是耐药。就 M100 文件本身，因为是针对美国本土编撰，所以有不符合我国国情之处。③仪器设备、试验试剂、试验环境等客观物质条件：这涉及实验室能力建设，国内包括三甲医院，情况非常不乐观。④人员能力：这是实验室的最关键之处。国内包括三甲医院，情况依然非常不乐观。在实验室建设滞后、同仁能力不足的情况下，希望临床医生谅解。如果临床需要实验室提供高水平服务，与其临渊羡鱼，不如退而结网！换句话说，临床医生、临床药师、感染控制同仁可以通过各种手段（包括行政、奖惩、沟通……），推动临床实验室的专业进步。

第三，测试有意义或有临床意义。不要为了测试耐药而测试，测试要实现某种明确的目的。临床实验室测试的具体目的主要有二。①临床意义：为了治疗目的才测。前提是分离株致病，而非定植或污染。非致病株，不必治疗，自然不必测试。②流行病学意义：比如感染控制需要，或实验室想知道基础耐药率等。耐药测试在基础实验室还有多种目的，比如新药效果判断，比如耐药机制研究。

第四，天然耐药——不必测。天然耐药，即菌种层面耐药——这个种的所有分离株都耐药。天然耐药的确定，是一篇大文章。不久前有一个帖，讨论铜绿假单胞菌对磷霉素天然耐药。其实 EUCAST 没有写它们天然耐药，这是 M100 与 EUCAST 不多的不同之一。在 2016 年年初发布的第 26 版 M100 已经改过，不再认为铜绿假单胞菌对磷霉素天然耐药。通过 CLSI M100 这次调整，我们约略知道，确定天然耐药不太容易。其中委曲，期待方家知晓。不过如果明确确定了天然耐药，则很简单，靶向治疗时避免使用此药即可。用天然耐药的药物治疗，是临床低水平错误，不会有效果。我们也遇到个别临床医生讨论天然耐药药物有明确效果。大家遇到时，记得不要讨论药物，要反过来看诊断——基本上诊断都是漏洞百出，仅仅是定植而已。天然耐药哪里获得？推荐 CLSI M100 第 26 版、EUCAST 最新版本文件。前者可百度搜索，后者官网免费。注意 M100 文件中译本的错误。前面提到这是医生、药师必读文件，这里是获得途径、注意事项。微生物学实验室有义务告知、宣传天然耐药信息。上面这两个指南不一样怎么办？一个写了耐药，暂时按天然耐药理解。如果他们错了，相信大家不太可能有实力证实谁对谁错。天然耐药的药物，临床实验室不必测试，可以在药敏报告中以备注的方式进行提示。临床实验室测了怎么办？如果报道耐药，还好，至少没有实质性后果。如果报告了敏感，这和临床医生使用天然耐药药物进行治疗是低水平错误一样，这是实验室的低水平错误，而且可能有实质性不良后果。业内把这类错误，视为最严重的错误。

第五，耐药率很低——一般不必测。因为碰到的概率很低，从医疗经济学的角度看，不必常规测试。治疗无效者或重症患者才测试。比如白念珠菌对氟康唑，全球耐药率很低，国际上不建议常规测试。耐药率多少算很低？没有标准答案。一般以 10% 为限。20% 以上的耐药率，一般要常规测试。

第六，明确的指示药物。典型例子如头孢西丁和苯唑西林指示甲氧西林耐药葡萄球菌（MRS）。二者之一耐药，即认为是 MRS，则除了 5 代头孢菌素外，所有其他 β-内酰胺类都耐药。靶向治疗不建议使用。这一条在国际上适用了十多年，一直没有改变，几乎是真理。注意，此时实验室不要报告头孢西丁或苯唑西林耐药或敏感，建议直接报告是否 MRS，写 2 个药时，建议用阴性、阳性。即使报告单出现这 2 个药，写了敏感或阴性，也不意味着治疗药物可以选择二者，二者是指示药物。其他指示药物包括头孢唑林与大肠埃希菌、克雷伯菌属、奇异变形杆菌：指示尿路感染某些药物；培氟沙星或萘啶酸与沙门菌：指示氟喹诺酮类耐药性降低；苯唑西林与肺炎链球菌：耐药则青霉素耐药。具体请见 M100 文件。

第七，等效药物——测了 AB 之一，则知道另一。肠杆菌科对头孢噻肟或头孢曲松；葡萄球菌属对阿奇霉素、克拉霉素、红霉素；嗜血杆菌属：氨苄西林与阿莫西林。具体请见 M100 文件，就是"or"一词的含义。

第八，特别相似的药物——可以借鉴一下。这类似上面的等效药物观念。不过 CLSI 没有写"or"，意味着概率上错误率略高。但作为一线工作，可以初步看一下。比如肠杆菌科，美罗培南和亚胺培南，彼此可以借鉴，两者都是二代碳青霉烯类，活性相似，耐药相似，类似等效。厄他培南和亚胺培南就不要借鉴了，一个一代，一个二代。我们学习时，遇到了肺炎链球菌头孢噻肟与头孢曲松没有 or 的情况。严格来讲不可以推断，但初步看看，还是可以的。

由此可见，这个问题多少有些复杂。此处建议各位同道，一定问具体菌名和具体药物，我们由菌和药物直接给解释。

问布鲁菌怎么没有药敏？答：太危险，没有这项服务。

问单核细胞增生李斯特菌怎么没有头孢菌素？答：天然耐药。

问葡萄球菌怎么没有头孢菌素？答：看头孢西丁和苯唑西林。

问白念珠菌痰分离株怎么没有药敏？答：这是定植，不必做。

问白念珠菌致病菌怎么没有氟康唑药敏？答：几乎都敏感，常规不测。

问肠杆菌科测了头孢噻肟要头孢曲松？答：看头孢噻肟。

......

这个问题的实质是，究竟由谁来确定做什么药、不做什么药。有的同仁回答：由实验室——我们报告，自然我们确定。实际上国内就是这样。另有同仁回答：仪器卡是这么设计的。我们以为，这样回答不好，不够专业，而医生朋友则天然认为：当然是临床医生确定啊——我们用，我们定！其实，做什么不做什么，国际的建议是：临床医生（感染科医生为主）、感染性疾病临床药师、感染控制部门、临床微生物学四方面组成工作组，每年工作组讨论下一年度本机构做哪些、不做哪些。第二年同一时间再讨论、再修改、再共识、再执行。国内实情是大家很忙，一般都不开这个会议，包括最牛的医院。由此，基本是实验室自己确定。如果国内哪一个医院有这样的联席会议在实际运作，请告诉我们！而实验室自己确定测试药物时，建议进行如下考虑：选择合格、优秀的测试系统，采用M100标准，开展完整的符合要求的质控活动，这样结果有保障。在测试系统基础上，补充具有代表性的药物，比如厄他培南——一代碳青霉烯类唯一的药物；头孢哌酮舒巴坦——三代头孢菌素加抑制剂唯一的药物（2016年M100新增加1个）；替加环素——甘氨酰环素类唯一的药物……补充该医疗机构有特殊需求的药物——平时医生、药师会有建议，可以适当考量、采纳。建议避免来自非专业人员的干扰，比如患者、医药代表等。如果主要是仪器MIC法，则可以补充手工的扩散法、梯度扩散法。无论实验室新建还是已经运转，临床微生物学同仁在熟悉系统、仪器、试剂等的同时，要熟悉自己医院的常用药物，给临床提供高水平的药物敏感试验结果、解释和建议，面对临床问题有正确回答，合理引导，减少误解，规避差错。

我们在此强烈而积极地呼吁，医疗机构应该建立起针对上述问题的有效运作机制，逐步和国际接轨。该机制无论在药事管理、抗生素管控、感染控制等委员会哪一个机构下设立都可以。人员至少应该包括临床医生、临床药师、感染控制、临床微生物学四方，其他专业还应该包括护理、流行病学等。在四手联弹、彼此互动、此消彼长、博弈掉阖的过程中，除了临床微生物学要起到一系列作用外，另外关键三方要做到：感染科医生——熟悉CLSI M系列文件；给临床一线感染性疾病诊治提供专业化高水平建议；尊重来自药学、实验室、感控的专业化建议，并与患者个体化处置有机结合；对所在机构使用的药物进行评估，可以建议药剂科增加新药，建议临床微生物学完成相应药物药敏试验；点评处方。感染性疾病临床药师和药剂科：熟悉CLSI M系列文件；给临床一线抗微生物药物使用提供专业化高水平建议；响应来自一线的关于药物的建议和疑虑，合理解释，积极落实；提供年度药物使用总结（量、成本、排序等）并为第二年药物调整（购买、药敏试验测试等）提供专业建议；点评处方。感控同仁：熟悉CLSI M系列文件；从感控角度对目标病原体、多重耐药病原的控制提供专业化高水平建议；参与确定药敏试验测试药物。

机制有效运作，各方水平逐渐提高乃至国际化，文章开头的问题自然灰飞烟灭。没有做到这一步之前，则上述问题还会反复提及多次，先后讨论若干——自不待言。现实今日，这是常见问题，有一定复杂性。涉及的专业比较多，更加剧了复杂性。

34. 抗感染治疗的思路是什么？

这里给大家介绍临床抗感染治疗的思路。诊断和治疗是一枚硬币的两面，需要同时关注，不可偏废。而对于患者而言，治疗似乎更加重要。

抗感染治疗这个词的范围比较大。抗微生物治疗/处置是其中的主体，是首先的，除少数情况外也是最重要的。抗微生物处置包括两大部分：去除感染源、抗微生物的化学治疗。本文后续，抗微生物的化学治疗用抗生素治疗替代，以便于行文。抗生素于此是广义，包括抗病毒药物、抗寄生虫药物。

（1）治疗分层　就感染性疾病而言，抗生素治疗首先要分清治疗层面。临床上抗生素的使用，有四个层面。①预防用药：没有感染，预防感染，针对最可能病原。由病原谱、需要覆盖病原的耐药性两者决定药物。②经验治疗：有了感染，但不知道病原，需要分析最可能病原。考虑感染部位、感染严重程度的同时，由病原谱和病原风险因素、需要覆盖病原的耐药性决定药物。③抢先治疗：较新理念，见相关文献，在病毒学、真菌学领域比较成熟。针对证据提示选择药物。④靶向治疗：病原明确。针对病原用药，药物应该有活性而窄谱一些。基于指南，依据病原的种属、药敏试验结果用药。

大家可以看出，分层依据实际上是对应的临床表现、微生物学证据的各有不同。而实际工作时必须分清这四个层面，否则药物选择、治疗效果分析都无从谈起。

限于篇幅，后文只讨论经验治疗、靶向治疗两种情况。

（2）没有经验治疗，一开始就是靶向治疗的情况——比较简单。有这种情况吗？有，大家看一下热病就知道了。比如假体关节晚期感染，不能经验治疗，都是等病原明确后，再启动靶向治疗。国内很多医生有欧美学习经历，知道这个规则，遗憾的是回国就忘记了。这种情况下，患者临床表现和炎症指标指向感染，或需要除外感染。于是得到标本，获得了病原和药敏结果（antibiogram，即敏感/耐药谱，字面含义是抗生素谱；注意不是抗菌谱）。此时，药敏结果中敏感的药物，成为了治疗药物选择的起点。敏感药物和指南推荐药物的交集，结合医疗机构和患者实际情况，确定药物相对容易。是否按照指南和敏感性应用药物之后，患者必然好转呢？若能如此，则善莫大焉！现实往往是，迁延或失败的可能性也不小。所以用药后密切观察治疗效果是题中应有之义。危重患者1天一评估，普通患者3天一评估——评估要规律；而评估的依据则应该是客观指标，不能只是主观感觉。

（3）经验治疗：大部分感染都需要直接启动经验治疗；而上面（2）中，有分离不到病原的情况，也需要启动经验治疗。如上文所述，经验治疗三原则是：感染部位、感染严重程度、最可能病原及其耐药性。我们单说最后一点，经验治疗时，首先要知道该部位该感染的病原谱。这靠文献积累。其次根据患者临床表现、严重程度、风险因素，推测最可能病原，也就是必须要覆盖的病原。这靠文献和临床经验。完全没有根据时，则覆盖最可能的几种病原。这一点最考验医生的微生物学水平、抗感染水平。很多医生背下来药物，却不知道针对谁。第三，要考虑所覆盖病原的耐药性。这靠局地的累积药敏试验数据。这也是为什么我们要做年度药敏总结的原因。上述具体化分析的同时，要知道指南/共识的治疗建议。不必然遵循指南，但不遵循一定要有明确的、充分的理由。有几个问题需要明确：经验治疗多吗？答：国内外都超过了半数。也就是说，大多数抗感染治疗都是经验治疗。为什么要进行经验治疗呢？为什么不都直接进行靶向治疗呢？答：轻度感染没有必要获得微生物学证据，都是经验治疗；而获得病原证据也需要时间，在等待结果的时间里，只能经验治疗——除了明确的特例，经验治疗是必然的。有公认的统一的病原谱吗？答：一般要考虑地区流行病学特点，所以当地的病原谱更为重要。有些感染甚至没有公认的病原谱，比如血流感染。经验治疗能覆盖所有病原吗？答：①不可能，因为病原种类太多了，比如肺炎；即便是我们觉得最为简单的感染——尿路感染，除外了性传播疾病外，还有病毒、真菌这样的小概率事件。②也没有必要，这样是浪费抗生素——滥用与乱用——后果自然是无用。经验治疗会失败吗？答：上面说了，不能覆盖所有病原，所以失败有必然性，这是一个概率问题。导致失败的原因还包括多微生物感染、耐药性、感染灶控制、基础免疫等情况。所以，成功难能可贵，失败不出所料。失败了怎么办？答：调整治疗；获得病原证据。调整治疗一般会有几次升级。我们感觉，开始3轮左右升级，基本比较理性。在没有病原学证据的情况下，再往后的升级或调整，基本是盲目的，失之于主观。所以，获得病原学证据，是此中关键；尤其对于反复失败的经验治疗，舍此别无他途。由此，什么时候要获得微生物学证据呢？答：①中重度感染或复杂感染；②经验治疗失败的感染；③反复发生的感染；④免疫低下患者的感染；⑤暴发的感染等。

（4）启动经验治疗后，过一段时间才明确病原和药敏结果，才进入靶向治疗阶段的情况——最常见，简单时特别简单，而复杂时也最为复杂。此时考虑两点。①经验治疗效果：有明确效果的情况下，可以暂不考虑后者的矛盾情况。经验治疗效果判断要规律、有依据。遗憾的是，现实中因为历史上抗生素可以随意应用，很多医生没有判断治疗效果的精细经验——既不规律，也无依据，亟须改变。②所用药物的药敏试验结果——90-60 规则预测效果；敏感则是换药或加药的起点。我们可以按是否明确病原、所用药物是否敏感、经验治疗是否有效进行细分，会得到 6 种情况，限于篇幅，不再展开。诸公感兴趣，可以自行兵棋推演。

上面把抗生素治疗的分级、思路一一展示给大家，从中也可以看到药敏试验在抗感染治疗中的作用。前面提到，抗生素治疗只是抗感染治疗的一部分。那其他部分是什么呢？一是感染灶控制。它与抗生素治疗并重，有时候甚至更重要。迁延不愈的感染、复发的感染、恶化的感染、播散性感染/转移性感染等，都要百般寻找感染灶。而明确的感染灶，必须或尽可能要去除，比如脓肿的外科切开、清创、引流等——是为"切开霉素"。二是其他的整体性处置，比如脓毒症纠正、免疫力调节、基础性疾病治愈、水电解质平衡、酸碱中毒恢复、易感因素去除……不一而足。综合考虑这些的同时，还要考虑次序和速度。比如脓毒症休克时尽早纠正血压；中枢神经系统感染时尽快降颅压……万象具陈。医学之复杂，内科之精细，于此可见一斑。

最后强调一下——对实验室人员，面对临床治疗时，不要单纯从药敏试验结果/耐药性出发，要把敏感性特点纳入临床思维中。切忌只考虑药敏试验/耐药性结果——这是我们最想给大家的忠告，应该是患者具体表现（包括经验治疗效果）、指南、病原及其耐药性等并重。常常听到感慨——微生物学、药学、临床三者不统一。我们的陋见是：不必统一，没法统一，也不应该统一。角度不同，自然不必统一；路径不同，必然没法统一；而各司其责，也不应该统一。当然这也要看层面。在服务患者、争取早日康复这个最高原则上，三者是必然统一的；而医生具有处方权，对患者负有最终责任，三者在医生这里，也只能是统一的。

35. 治疗中有必要进行微生物学检查吗?

　　检验医学具有临床医学的核心特征——针对诊断,可以给出确诊证据;针对治疗,可以给出治疗建议。不唯如此,这证据和建议还是客观的,不是主观的。所以检验医学是临床医学中最接近科学的医学——科学医学(Scientific Medicine)。Scientific Medicine 是创造! 此处单表治疗。治疗中,需要进行微生物学检验吗? 答案依然是肯定的,必须是肯定的。这里的微生物检验包括三大块:药敏试验、抗微生物药物的治疗监测、诊断延伸过来的指标。

　　检验医学九大分支中,药敏试验极其独特,抗微生物药物治疗监测也不乏特色,而第三块(诊断延伸过来的指标)则多家共有,微生物学依然不弱。由此可知,临床微生物学是检验医学的最佳代表。其他分支要么辅助诊断(血液、体液、生化、免疫、分子、病理),要么辅助治疗(输血和治疗药物监测),没有(各用单独试验)分别辅助诊断、治疗的。抗微生物药物的治疗监测,在之前也有涉及——这是抗感染个体化治疗的基础,是精准治疗的前提。应该说,这是可以期待的将来;不过却不是不久的将来。因为遗憾的是,我们目前只能测血液、脑脊液中有限数量的药物。对人体绝大多数感染部位,对绝大多数抗微生物药物,目前还不可测。而且,目前甚至还看不到发展路径。诊断延伸过来的指标呢? 换句话说,在治疗期间,重复针对诊断的微生物学检查,有必要吗? 意义何在? 很神奇,这一角度在国内专业会议罕有阐发,而我们却多次遇到——这说明,这是现实思考自然流淌之履,一线实践自然勃发所见,却还没有进入国内大家的巨眼。比如:菌血症治疗中,需要进行血培养吗? AIDS 患者中枢感染新型隐球菌,治疗中需要重复培养吗? 需要测定抗原吗? 或者简单一些,尿路感染治疗中,需要重复尿常规吗?

　　概括而言,上述指标是抗感染治疗疗效判断所必需的。换句话说,对部分感染，基于疗效判断的目的，药敏试验、治疗药物监测、诊断指标测定在治疗中是必须的。遗憾的是，国内现实，这些往往被忽略了！感染性疾病治疗效果评价包括两大部分。①临床评价——这个名词是泛指，具体包括症状体征：比如肺炎，咳痰颜色由黄浊变为清亮，量变少乃至消失，这意味着患者炎症分泌情况在好转，治疗有效。影像学：比如肺炎，斑片影消失、大叶肺炎吸收，这些是肺炎好转的表现。再如脑脓肿，脓肿体积减小乃至消失，是治疗有效的表现。炎症指标：体温、多形核白细胞（PMN）、PCT、CRP等逐渐恢复，说明炎症在消失。其他：如肺炎时血氧饱和度的改善等。②微生物学评价：培养，这是微生物学评价中最重要的部分。病原从高浓度到低浓度（优势菌之谓），乃至从有到无，明确说明抗微生物治疗有效。比如血培养从阳性转为阴性；尿培养从高浓度到检测浓度以下。非培养的其他诊断指标，比如抗原、抗体的检查。抗原滴度下降乃至消失，抗体滴度下降等，都说明疾病在好转，治疗有效。药敏试验、治疗药物监测，大家如果有机会，看一下国际新出抗微生物药物的临床试验说明书，会一目了然。其微生物学内容之专、细节之丰、评价之严、时序之谨，让人叹为观止！——本身就是一篇高端专业论文。对患者而言，治疗当然最重要。不过对医生而言，诊断必然最重要。疗效判断——本质上也是诊断，是诊断的另一个角度、硬币的另一面而已！所以，临床医生一方面会主攻鉴别诊断，临床微生物学也常常叫"诊断微生物学"；而另一方面，医生看治疗有效，即之前症状的改善、消失。知道了这一点，自然就会懂得——针对治疗的微生物学检查意味着什么！诚然要包含什么！自然就会明白——我们的讨论，貌似突然，实则而生油然！诊断就是这样，有一点瞻之在前、忽焉在后的感觉！你觉得医学——高山仰止乎？景行行止乎？所谓步，止于少而已！治疗之步，止于诊断！那么，上面具体问题，答案如何？菌血症治疗中需要进行血培养。目的有三：以菌血症是否转阴判断治疗效果；持续阳性时判断继发感染/转移感染的风险；转阴后确定疗程。比如肺炎克雷伯菌持续菌血症，有肝脓肿风险，需要判断；比如白念珠菌，疗程是转阴后继续治疗至少2个星期。由此可知，不仅仅是24h抽1套还是抽3套有问题，更为触目惊心的是，国内少有为了疗效判断而进行的血培养。AIDS患者中枢感染新型隐球菌，治疗中需要重复脑脊液培养吗？脑脊液需要测定抗原吗？培养可以重复，如果量由高到低，说明治疗有效。不过无论对于诊断还是治疗，脑脊液荚膜抗原检测也是必须的。从治疗角度看，当隐球菌从高浓度到低浓度乃至培养捕捉不到时，必须进行荚膜抗原检测。镜检阴性且培养阴性而抗原阳性，几乎是必然的情况。因此，疗效判断需要基于抗原检测。尿路感染治疗中，需要重复尿常规吗？非复杂性轻度感染，显然不必。经验治疗效果不佳，则必须进行尿常规。一方面 PMN 结果反映炎症情况，另一方面细菌浓度可以看一下针对性治疗效果。所以，针对治疗，有时候尿常规是必须的。我们实际工作中遇到过诊断时尚未进行尿常规的例子，而且不止一次；针对治疗的情况可以想见，恐怕不能乐观。各位可以慧眼观察！

上面介绍了针对治疗的微生物学检验，可能笼统一些，不过确实是实际工作的薄弱环节，各位对此也有困惑和考量。

36. 如何分析治疗失败？

虽然我们见证了现代西方医学的巨大进步，但一些临床治疗的成功率依然不高。就抗感染而言，失败并非鲜见。那么，面临失败，我们作何思考？实验室同仁最先想到的应该是耐药。

首先，天然耐药。对于确定病原的感染，天然耐药的药物治疗肯定无效。现实中经常听到天方夜谭——治好了！但疑问随之而来，排除定植或污染了吗？在临床治疗中，仍然会有明确感染、同时使用了天然耐药的药物、而患者完全好转的情况。比如患常见的感冒（上呼吸道感染）时服用抗生素——感冒是病毒性感染，而病毒对抗生素天然耐药，最终也痊愈了，但不是抗生素的作用。由此可见与抗生素并重甚至更为重要的是机体免疫力。这种不经医学干预且自然好转的疾病，称之为自限性疾病。

其次，非天然耐药，获得性耐药。敏感的时候，细菌性感染有10％治疗失败、真菌性感染有20％治疗失败。耐药的时候，细菌性感染有40％治疗失败、真菌性感染有60％治疗失败。二者的比例均低。首先是耐药折点的设定，比如国内用氟喹诺酮类治疗大肠埃希菌所致尿路感染。药敏试验几乎都是耐药的，治疗却大多好转，原因在于耐药的折点可能不适合此时的情况。此外的原因应是药物发挥了一定的抑制作用，然后免疫力发挥了底定效力。如果治疗失败，耐药（天然耐药和获得性耐药）是首先要考虑的原因。由此，使用耐药的药物而经验治疗无效时，必然换药。但对失败治疗进行分析时，不能只考虑耐药性，其次需要考虑的包括：

（1）患者的非感染因素

① 免疫力低下：粒细胞缺乏状态——粒细胞缺乏不恢复，感染不会好。比如长期大剂量使用糖皮质激素、恶性肿瘤晚期、抗肿瘤化疗、血液病粒细胞缺乏

状态、造血干细胞移植、联合免疫缺陷等明确的免疫低下状态。免疫力最具挑战性的是过渡状态的判断，暂无明确指标标志免疫低下。

② 基础性疾病没有改善：比如酸中毒、缺氧。这些和抗感染效果之间的关系不容易具体明确。知道改善这样的状态，会有助于抗感染治疗，但无法量化、没有明确规律。

（2）诊断因素

① 不是感染：非常常见。比如充血性心衰肺部浸润影，不确定是否并发肺炎。对此抗感染治疗失败是假，其他方面控制不力是真。

② 同时合并其他感染：比如肺炎时细菌与病毒同时存在。抗细菌治疗实际有效，却伴随着病毒性肺炎加重。此时治疗失败的分析，比较难，没有微生物学证据则几乎无从下手。

③ 治疗中继发了其他感染：比如抗生素相关腹泻艰难梭菌感染。

（3）感染灶控制

① 原有感染灶：未去除或没有找到。感染灶内细菌要么浓度高，要么形成生物膜，要么药物达不到。不去除感染灶，单靠抗生素和免疫力，断难奏效！所以临床的难题之一是寻找感染灶，迫不得已时都得动用 PET-CT，可见一斑。有播散导致转移感染，形成了新的感染灶而没有去除；临床除了常见脓肿、血管内导管、体腔感染这些通常的感染灶外，顺利排痰、避免吸入（口腔液体、食管反流）、拔除尿管、开放性溃疡的清创护理、院内鼻窦炎、肛周脓肿等这些容易忽视，值得重视。

② 去除感染灶的同时，一般也要辅之以抗微生物药物。

（4）药物因素

① PK/PD 因素，比如剂量不足、局部浓度不够、给药间隔过长。

② 疗程，这是国内常见的问题之一。要么长期使用，要么过早停药，最终治疗无效。

（5）判断因素

① 方法不合适导致判断失误：比如肺部感染时，影像学改变较慢，如果以之为判断标准，则容易形成治疗失败的结论。

② 临床表现重叠导致无法判断：基础性疾病发热、药物热等混杂一处，非感染炎症导致白细胞（WBC）升高与感染导致的白细胞升高并存，难以判断抗生素是否起效。

国内对疗效的判断需要改变。

（6）规律：普通患者 3 天一评价，危重患者 1 天一评价。

（7）客观：要不断完善诊断，用客观指标来衡量疗效，要完善针对治疗的微生物学检查。

（8）记入病历：要有文字呈现，包括证据和结论。

（9）等待：感染性疾病的起病不会那么快，甚至潜伏好久，治疗也不会那么快，中重度感染最短也要 3 天左右才可能见效。

37. 如何从经验治疗向靶向治疗过渡？

现实中经常面临的局面：从经验治疗向靶向治疗过渡。可以按是否明确病原、所用药物是否敏感、经验治疗是否有效进行细分，可参见如下六种情况。

（1）明确病原、经验治疗有效、药敏试验显示所用药物敏感，为最理想的情况 抗感染水平达到一定程度，此情况不罕见。那么，此时换不换药呢？一般是不换药，完成疗程即可。如果所用药物过强、覆盖面过宽，可以考虑降阶梯。降阶梯理念是抗感染治疗领域很重要的进展，具体方式包括降强度、缩范围、多药联合改为单药，其他改变包括静脉改口服、住院改回家。

（2）明确病原、经验治疗有效、药敏试验显示所用药物耐药

① 天然耐药：天然耐药的药物使用等于没有用药，此时患者好转，可能不是感染（前期判断的病原其实是定植），也可能患者有较强的免疫力，总之与药无关。如果确定是病原，患者虽然好转但比预期的慢，应尽快换药。天然耐药的药物使用不仅是低水平错误，而且面临专业外的风险。

② 获得性耐药：一般公认的信条是，如果经验治疗有效，即便所用药物耐药，也不换药。这个信条应该坚持，毕竟治疗有效是实际的效果。而药敏试验仅仅是体外试验，预测性并不理想。由此可知，疗效判断有多么重要；而经验治疗有效，比药敏试验耐药更有现实意义。那么如何理解耐药为什么有效这个问题？可能是低水平耐药，或者药物浓度相对较高，比如在生理性浓集区。举例，UTI时氟喹诺酮类治疗大肠埃希菌，国内多数都是耐药的，治疗却基本有效，就是这种情况，即尿液中氟喹诺酮类浓度很高。而此时是否考虑调整药物呢？因为毕竟是用了耐药的药物，可能疗程要增加；而且对于危重患者，虽然有疗效但疗效没有如预期那么显著时，可以考虑升阶梯。此时病原明确，所以是增加强度，不必扩大覆盖面，应该用窄而强的药物。我们常常面临临床医师、药师的质疑：为什

么耐药而有效？上面是可能的原因。实验室要尽可能解释，避免质疑演化为否定。

（3）明确病原、经验治疗无效、药敏试验显示所用药物敏感

① 如果分离株是唯一病原，可以按 90-60 规则中 90% 来理解，我们遇到了 10% 的情况。此时从两方面考虑：一方面是免疫力。如果免疫力过低，敏感药物无效是很正常的情况。比如粒细胞缺乏感染，粒细胞缺乏不恢复，治疗难以奏效。此时免疫力评估是抗感染治疗的核心，甚至是整个治疗处置的核心。首先考虑的不是换药，而是调整免疫力；免疫力调整的同时，可以考虑升阶梯！另一方面是药物，药物在局部的浓度是否够、高于 MIC 的时间是否充足。如果浓度不够、时间不足，那无效可以理解。此时需要调整剂量、给药方式，优化 PK/PD。

② 还有一种可能是，有其他病原并存，即多微生物感染。比如肺炎，病毒与细菌同时导致社区获得性肺炎（CAP），铜绿假单胞菌与金黄色葡萄球菌同时导致医院获得性肺炎（HAP），而抗生素只覆盖了其中一种病原。这一条提示我们，对于危重患者，整体微生物学观念非常重要。即便已经明确了一个病原，也要把病原学检查进一步完善了。此时要么加药联合，要么换药扩大覆盖面。我们也常常面临临床医师、药师的质疑：为什么敏感而无效？上面是可能的原因。

（4）明确病原、经验治疗无效、药敏试验显示所用药物耐药　这里的无效，当然可以用耐药来解释，这是最简单的情况。如果耐药是唯一或最重要原因，则需要换药。换药的起点是药敏试验显示敏感的药物，结合指南，结合患者实际情况，结合机构特点和医生经验。不过有时候可能不是这样简单，毕竟 90-60 规则告诉我们，耐药时还有 60% 有效，为什么这个患者偏偏无效呢？由此，在耐药的基础上，思考无非是免疫力、多微生物感染等。

（5）始终不明确病原、经验治疗有效　不明确病原的情况包括：没有送标本；送了标本检查阴性；送了标本培养阳性但确定不是病原，只是定植或污染。对患者始终是拟诊断，始终是经验治疗。可喜的是经验治疗有效，可以继续。如果疗效比预期弱，或患者危重，可以升阶梯。此时升阶梯遵循的是经验治疗原则和对未覆盖病原的推测，有主观性，要考虑完善微生物学检查。

（6）始终不明确病原、经验治疗无效　对患者始终是拟诊断，始终是经验治疗且无效。实际工作中，很多医生、药师在调整用药上下工夫。我们遇到过调整 1 个月，怀疑结核怀疑奴卡菌，可就是不去找微生物学证据，只是拼命调整用药的情况。其实，应该是获得微生物学证据与调整用药双管齐下。尽一切可能完善

微生物学证据，无论怎么强调都不过分。微生物学证据尚未回报时，药物调整主要考虑覆盖之前没有覆盖的病原。这样的调整可能有三轮机会，逐渐升阶梯、逐渐强化并扩大覆盖范围。但多轮调整后，因为没有微生物学指导，后续调整都是主观的、盲目的。有时候要跳出来看起点，也许患者就不是感染。抗感染经验治疗始终处在否定、否定之否定的过程中，抗感染经验治疗最终都要皈依到微生物学证据。

38. 药敏结果与治疗效果不符，有哪些原因？

细菌药敏结果与临床疗效不符的 7 大原因如下：

① 细菌利用体内物质生成抵抗抗生素的成分，导致抗生素失效。

② 细菌耐药，如 ESBL，体外敏感，体内耐药；如沙门志贺菌对一、二代头孢和氨基糖苷类，体外敏感，体内耐药。

③ 致病菌判断不准确，或者没有检出，为最可能的原因，具体是厌氧菌或苛养菌、L 型没有分离；正常有菌部位，判断很难。

④ 药敏试验方法错误，导致结果错误。

⑤ 药敏纸片药物浓度失效，导致假耐药。

⑥ 实际用药剂量与药敏试验折点设定对应的剂量有差异。当实际剂量过低时，敏感而无效；剂量过高时，耐药而有效。

⑦ 严格操作：合适的平皿、琼脂、培养基厚度、菌液浊度、孵育时间和温度。

药敏结果与治疗效果一致的情况，即用了敏感药物，有效；或用了耐药药物，无效。二者不一致的情况，即用了敏感药物，无效；或用了耐药药物，有效。90-60 规则告诉我们，一致和不一致的情况都很常见，不一致有一定的必然性。而不一致的情况有以下几个角度：

（1）实验室错误导致药敏结果不准。菌种鉴定错误——菌不纯；标准操作是单个菌落传代后再进行药敏试验。而实际工作为了追求速度，我们常常是原始平皿分离株直接做药敏试验，不纯的概率很高。天然耐药：天然耐药不应该进行药敏试验，做了而没有剔除，容易犯错误。药敏试验过程错误（包括上面的④⑤⑦）：方法选择，比如一些实验淘汰了纸片扩散法，只能用 MIC 法。纸片或药物和培养基；药物浓度不对；一些特定药敏试验需要特殊培养基。操作（悬液配制、涂布、贴纸片等）也会出现错误。从孵育（气体、温度、时间等）角度来看，在现实中气体和时间容易被忽视。还有测量错误（尺、时间、标准等）、药敏试验解释错误、用错解释文件、选对文件但细节解释没有到位（包括上面的②）。

（2）疗效判断错误：判断时机不对，比如过早判断，还没有好转。国内一线医生的判断往往过急，一天不见效就换药的情况屡见不鲜。有一些复发非常滞后，当时判断有效，但几个月后复发了。判断的临床指标不对，有些指标不太敏感，会滞后于效果的改善。有些指标有自限性，不干预都会好转。和基础性疾病的症状等表现相重叠，疗效无法精确判断。比如发热，基础疾病发热、药物热、感染发热重叠，用了敏感药物后感染发热已经减轻，但整体改变不太明显；实际已经好转，但继发或并发的其他疾病的表现，导致感染疗效判断困难。疗效判断包括微生物学判断，国内往往不做。比如血培养对于菌血症，判断有效则需要血培养转为阴性，但临床往往不再开医嘱了。能力不足：国内由于长期没有抗生素的有效管理，一线可以随意启动、更换、联合、调整抗生素的使用，导致医生的感染性疾病病原学诊断、疗效判断能力不足，甚至不会判断疗效。

（3）实验室分离株鉴定、药敏结果无错，疗效判断准确，但二者不一致。首先是诊断：不是感染，很常见；是感染，但分离株不是病原，其实是定植或污染（上面的③）。分离株只是病原之一，患者是多微生物感染，有病原没有覆盖，这一条在肺部感染比较常见。病原形成 L 型、生物膜、胞内感染等特殊情况，这在慢性感染、假体感染中很常见。其次是处置和药物治疗：感染灶没有去除，比如脓肿、导管；药物在感染部位的有效浓度低；药物的强度、覆盖面不足；药物的剂量（上面的⑥）、给药方式错误；应该联合而没有联合用药；特殊患者有特殊的 PK 参数，没有因应调整，比如 ICU 患者；特殊感染用了抗生素会加重表现，比如肠出血性大肠埃希菌（EHEC），用了抗生素会增加溶血尿毒症的表现；激素、退热药、细胞毒药物等的干扰。第三，免疫力导致不一致的情况包括：持续性免疫力降低，无法改善；暂时性免疫力降低，无法判断；预期的疫苗效果减弱，比如肺炎链球菌疫苗；对免疫力有干预的诸如激素、细胞毒药物、丙种球蛋白、粒细胞输注等的综合影响；还有就是基础性疾病，比如酸中毒会影响部分抗生素的效果；缺氧状态会影响细菌的活性和对抗生素的敏感性。

药敏结果与治疗效果不一致本质上是临床解释的问题。临床解释的前提是懂临床，切忌只从实验室找原因，这和考虑发热不要只知道细菌感染、考虑用药不要只知道药敏试验敏感是一个道理。否则，分析会不全面、不深入、不够专业，既影响个人自信心，还影响检验医学在临床的形象。

通过前面分析可知，实验室和临床的不一致有一定必然性，原因比较复杂。实验室同仁面对这个问题时，面对来自临床的质疑时，首先不要害怕，冷静地慢慢地分析，学会从临床角度分析；同时多向临床医生、临床药师、其他辅助科室请教。因为临床发展过程不可逆，很多证据当时不采集，过后就无法采集、验证了。所以，有些问题必然没有答案。大家回答临床问题时，只要专业、理性、自信、内敛、灵活、圆融，长期下去，就会赢得临床医生的信任和友好！

39. 肺炎链球菌药敏报告有哪些细节?

脑膜炎患者，血培养分离出肺炎链球菌，MIC 怎么报告药敏？表 3-1 是 CLSI M100 第 26 版中肺炎链球菌的内容。

表 3-1　CLSI M100（第 26 版）中关于肺炎链球菌的内容

Test/Report Group	Antimicrobial Agent	Disk Content	Zone Diameter Interpretive Criteria (nearest whole mm)			MIC Interpretive Criteria (μg/mL)			Comments
			S	I	R	S	I	R	
PENICILLINS									
(5) For nonmeningitis isolates, a penicillin MIC of ≤ 0.06 μg/mL (or oxacillin zone ≥ 20 mm) can predict susceptibility to the following β-lactams: ampicillin (oral or parenteral), ampicillin-sulbactam, amoxicillin, amoxicillin-clavulanate, cefaclor, cefdinir, cefditoren, cefepime, cefotaxime, cefpodoxime, cefprozil, ceftaroline, ceftizoxime, ceftriaxone, cefuroxime, doripenem, ertapenem, imipenem, loracarbef, meropenem, and penicillin (oral or parenteral).									
See comment (4).									
A	Penicillin	1 μg oxacillin	≥ 20	–	–	–	–	–	(6) Isolates of pneumococci with oxacillin zone sizes of ≥ 20 mm are susceptible (MIC ≤ 0.06 μg/mL) to Penicillin. Penicillin and cefotaxime, ceftriaxone, or meropenem MICs should be determined for those isolates with oxacillin zone diameters of ≤ 19 mm, because zones of ≤ 19 mm occur with Penicillin-resistant, -intermediate, or certain -susceptible strains. For isolates with oxacillin zones ≤ 19 mm, do not report Penicillin as resistant without performing a Penicillin MIC test.
A	Penicillin parenteral (nonmeningitis)	–	–	–	–	≤ 2	4	≥ 8	(7) Rx: Doses of intravenous Penicillin of at least 2 million units every 4 hours in adults with normal renal function (12 million units per day) can be used to treat nonmeningeal pneumococcal infections due to strains with Penicillin MICs ≤ 2 μg/mL. Strains with an intermediate MIC of 4 μg/mL may necessitate Penicillin doses of 18–24 million units per day. (8) For all isolates other than those from CSF, report interpretations for both meningitis and nonmeningitis.
A	Penicillin parenteral (meningitis)	–	–	–	–	≤ 0.06	–	≥ 0.12	(9) Rx: Use of Penicillin in meningitis requires therapy with maximum doses of intravenous Penicillin (eg, at least 3 million units every 4 hours in adults with normal renal function). (10) For CSF isolates, report only meningitis interpretations.
A	Penicillin (oral penicillin V)	–	–	–	–	≤ 0.06	0.12–1	≥ 2	(11) Interpretations for oral Penicillin may be reported for isolates other than those from CSF.

表中第 3 行是苯唑西林指示药敏，第 6 行是口服青霉素 V 时的折点，用于非脑脊液标本。二者暂时不表。第 4 行适用于非脑膜炎情况，对应除脑脊液外所有标本。第 5 行是脑膜炎情况，仅对应脑脊液标本，仅用于脑膜炎的解释。而文章一开始的问题恰恰是其中的交叉点，临床诊断脑膜炎，但标本是血液标

本。只按第 4 行报告折点并解释：担心脑膜炎由肺炎链球菌引起，临床需要覆盖。只按第 5 行报告折点并解释：标本不对，直接违背了 M100 文件。

此时该如何理解？我们的理解如下：①如果没有脑膜炎或中枢神经系统感染的任何表现，不考虑中枢感染，那血液分离株肯定是按第 4 行报告。②如果明确有脑膜炎，脑脊液和血液标本同时有分离株，那各自报告，血液按第 4 行报告，脑脊液按第 5 行报告。③如果血培养阳性，同时伴有下列情况，则建议同时报告 2 个折点，分别解释。相信此时临床治疗一定会覆盖脑膜炎，会理解这种报告方式。实验室可以在电话报告危急值时，解释一下：有脑膜刺激征；或脑脊液涂片见到菌体，菌体形态染色具有特征性指向肺炎链球菌或至少不明确矛盾；或脑脊液肺炎链球菌抗原阳性；或诊断写明脑膜炎、疑似脑膜炎或除外脑膜炎的情况。诊断写病毒性脑膜炎的情况，最好提前沟通。或患者来自神经内科或神经外科。按：这一条弱一些，最好提前沟通。我们认为，第 4 行最后面的（8），对脑膜炎的非脑脊液标本同样报告，值得商榷。事实上，第 4 行第 2 列明写非脑膜炎，（8）写了脑膜炎，字面上就自相矛盾。有实验室报告单不分标本和诊断，3 种（第 4、5、6 行）折点和解释都写上，我们不赞同。

由此可以引申出如下问题：①单纯的脑脓肿脓液标本肺炎链球菌分离株，没有脑脊液信息，是否按脑脊液方式（第 5 行）报告？我们建议同时报告。②明确脑脓肿诊断，没有脑脓肿病原或脑脊液病原信息时，血液标本肺炎链球菌分离株怎么报告？我们建议同时报告。③诊断脑膜炎，病原是肺炎链球菌，鞘内给药怎么办？首先我们承认这种情况几乎不会发生，即便是发生了，单纯针对肺炎链球菌脑膜炎，后续也会改为静脉给药。我们建议同时报告。此时临床应该按血液分离株折点来解释。因为鞘内给药，没有经过血脑屏障（BBB），这和静脉直接给药治疗菌血症一样。

通过上面表格我们知道，青霉素对肺炎链球菌的折点数值，包括 $0.06\mu g/mL$、$0.12\mu g/mL$、$1\mu g/mL$、$2\mu g/mL$、$4\mu g/mL$、$8\mu g/mL$，共 6 个浓度。以此为标准判断相应药敏卡，是否合乎实际工作需要，不言自明。

实际工作中如果所用卡片没有覆盖上述浓度，怎么办？答案是寻找替代方法。具体包括：

① 肉汤稀释法

a. 宏量肉汤稀释法：为科研方法，常规工作难以采纳。

b. 微量肉汤稀释法：为科研方法，常规工作难以采纳。如果具备试验条件，可以自行设计实施。也有商品化试剂，如果浓度范围足够，是连续浓度梯度，则严格按说明书操作即可。注意有的商品化试剂也是仅仅纳入了有限的药物浓度，和上述卡片面临同样的问题，实际使用时需要考量。

② 琼脂稀释法：为科研方法，常规工作难以采纳。

③ 浓度梯度法：代表性的 E 试验大家都很熟悉。也有国产试剂，按说明书操作即可。这是常规工作中最实用的方法，大家可以实践。

④ 其他：可以覆盖上述浓度的卡片，如果仪器配套有这样的卡片，可以采用。

40. 莫西沙星可以治疗社区相关性/获得性甲氧西林耐药金黄色葡萄球菌（CAMRSA）肺炎吗？

本文缩写：MRSA 是甲氧西林耐药金黄色葡萄球菌。CAMRSA 即社区相关性/获得性甲氧西林耐药金黄色葡萄球菌。有讨论涉及莫西沙星是否可以用于 CAMRSA 所致肺炎的治疗问题。看 2011 年 IDSA 的 MRSA 指南、曹彬教授领衔的亚洲 MRSA 肺炎治疗共识，没有涉及；热病手册 CAMRSA 肺炎部分，没有涉及；莫西沙星说明书提到可以用于下呼吸道感染，但没有提具体菌名。

查 PubMed，题目中有 "Moxifloxacin and aureus" 共 57 篇，没有针对肺炎的随机双盲对照临床试验，多是实验室研究。题目中有 "Moxifloxacin and aureus and pneumonia" 的 0 篇，摘要中有 "Moxifloxacin and aureus and pneumonia" 的 21 篇。值得关注的文章如下。

（1）比利时文章[1] 题目为莫西沙星对细胞内的 CAMRSA 的活性：与克林霉素、利奈唑胺和复方磺胺的比较，并试图确定细胞内的敏感性折点。结论：如果 MIC 较低，莫西沙星对细胞外和细胞内的 CAMRSA 都有效，并且比克林霉素、复方磺胺和利奈唑胺更有效。

（2）美国文章[2] 题目：大剂量达托霉素、万古霉素和莫西沙星单独或与克拉霉素或利福平联合在金黄色葡萄球菌生物膜体外模型中的活性。结论：该文开发了一种新的体外 PK/PD 模型来评估抗生素对成熟的细菌生物膜的活性。达托霉素或莫西沙星与克拉霉素（CLA）联合使用是最有效的方案，可能是治疗金黄色葡萄球菌生物膜引起的持续感染的有希望的选择。按：该文针对金黄色葡萄球菌生物膜，莫西沙星单药不行，和克林霉素联合对生物膜金黄色葡萄球菌有活性。注意这是针对生物膜。莫西沙星和克林霉素不能说是协同作用，下文显示，二者没有协同效果。

（3）希腊研究[3] 题目：莫西沙星成功治疗 MRSA 所致的实验性主动脉瓣心内膜炎（EAVE）。结论：莫西沙星以 20mg/kg 的剂量静脉注射，Bid 持续 4 天，在治疗 MRSA 引起的 EAVE 方面与万古霉素具有同等的效果。当莫西沙星治疗延长至 5 天时，治愈率达到 100％，未观察到心内膜炎复发。按：该文是动物实验——MRSA 心内膜炎动物模型，将万古霉素和莫西沙星进行比较，结果莫西沙星治疗效果明确。

（4）美国文章[4] 题目：CAMRSA 毒力特征以及莫西沙星单独和联合使用对 CAMRSA、HAMRSA（医疗相关甲氧西林耐药金黄色葡萄球菌）和敏感金黄色葡萄球菌的体外活性。结果：测定莫西沙星的 MIC50/MIC90，其值分别为：CAMRSA 为 $1 \sim 8 \mu g/mL$，HAMRSA 为 $4 \sim 32 \mu g/mL$，敏感菌 $\leqslant 0.03/1$。联合药敏棋盘格研究中，抑制指数（FICI）表明，大多数相互作用是加和或无关（$0.5 <$ FICI 值 $\leqslant 2$）。包括利福平 43/52 株、克林霉素 44/44 株、SXT 44/47 株、甲氧苄啶 41/42 株、万古霉素 37/43 株。32/34 菌株的多西环素 FICI 值为 $3 \sim 6$，表明具有拮抗作用，不应与莫西沙星联合使用。按：此文是体外药敏试验和联合试验。结果莫西沙星对 CAMRSA 的 MIC50 和 MIC90 为 $1 \mu g/mL$ 和 $8 \mu g/mL$；莫西沙星和多西环素是拮抗作用，不能联合使用。MIC50 为 $1 \mu g/mL$，比较高，所以需要测试莫西沙星对每一株 CAMRSA 的 MIC 结果，才能确定是否可用。

（5）美国研究[5] 题目：莫西沙星和左氧氟沙星模拟上皮衬液（ELF）浓度对 CAMRSA 的抗菌作用。结论：当模拟人体 ELF 浓度下进行评估时，左氧氟沙星和莫西沙星似乎在初始接种量为 10^6 时，对 MIC $\leqslant 8 \mu g/mL$ 的 CAMRSA 菌株显示出持续的抗菌活性。当 MIC 为 $8 \mu g/mL$ 时，使用高接种量（10^8）似乎会损害氟喹诺酮类药物的抗菌活性，但不会减轻对敏感菌株的抗菌杀灭作用。按：该文模拟肺泡上皮衬液浓度——类似临床肺炎的情况。莫西沙星和左氧氟沙星对 10^6 的浓度、MIC $\leqslant 8 \mu g/mL$ 的 CAMRSA 菌而言，有活性。

（6）中国北京大学人民医院王辉教授文章[6]，其纳入 421 个社区呼吸道金黄色葡萄球菌，没有 MRSA。说明即便有 CAMRSA，概率也不到 1/400。

（7）美国研究题目[7]：关注新型氟喹诺酮类药物 JNJ-Q2 用于治疗社区获得性细菌性肺炎和急性细菌性皮肤和皮肤结构感染。摘要：JNJ-Q2 是一种新型的第五代氟喹诺酮类药物，对多种革兰阳性和革兰阴性微生物具有良好的体内外活性。体外研究表明，JNJ-Q2 对引起急性细菌性皮肤和皮肤结构感染（ABSSI）及社区获得性细菌性肺炎（CABP）的病原体（如金黄色葡萄球菌和肺炎链球菌）具有有效的活性。与该类药物中的其他药物相比，JNJ-Q2 还显示出更高的耐药性屏障，并且对耐药微生物仍具有高度活性，包括 MRSA、耐环丙沙星的 MRSA 和耐药肺炎链球菌。在两项 2 期研究中，JNJ-Q2 的疗效与利奈唑胺治疗 ABSSI 和莫西沙星治疗 CABP 相当。此外，JNJ-Q2 耐受性良好，不良事件发生率与其他氟喹诺酮类药物相似或更低。JNJ-Q2 具有更广的活性谱和较低的耐药性，有望成为 ABSSI 和 CABP 的有效治疗选择。考虑到其发展的早期阶段，JNJ-Q2 对这些感染的决定性作用及其安全性将在未来的 3 期研究中确定。按：该文是临床试验，已经到了 2 期临床阶段（国际上一般一共 4 期临床）；比较了一个化合物 JNJ-Q2（氟喹诺酮类，5 代）与莫西沙星的效果；文中提到莫西沙星用于社区获得性细菌性肺炎。

通过这些信息我们知道：

① 莫西沙星可以用于社区获得性细菌性肺炎，说明书也明确写了，科研中也有实际应用。

② 用于 CAMRSA 肺炎时，尚无人体临床试验，所以没有临床指南推荐。

③ 动物实验、体外试验显示，莫西沙星可以用于 CAMRSA 肺炎。

④ 用于 CAMRSA 肺炎时，需要金黄色葡萄球菌的 MIC 值，MIC 值低的时候可以考虑使用该药。

⑤ CAMRSA 在国内社区呼吸道金黄色葡萄球菌的概率不到 1/400。

⑥ CAMRSA 肺炎时，建议首选药物按临床实践指南选择——万古霉素或利奈唑胺。明确 CAMRSA 肺炎时，指南药物优于莫西沙星。序贯治疗可以考虑莫西沙星。

需要说明的是：体外试验、动物实验、实验室试验、基础试验，不是临床试验（clinical trial），其结论不是临床治疗用药选择的直接证据。这些试验的结果，需要临床试验——最佳的当然是多中心随机双盲对照试验（RCT）——来证实。所有新药或老药的新应用，都应该接受 RCT 或非盲法临床对照试验的检验——是为循证医学。

通过前面 PubMed 信息可知，该药对该菌的基础试验比较多，积累了很多信息，目前尚缺乏临床试验证据。如果限定在 CAMRSA，可能有些难。不妨设计试验，莫西沙星 MIC 在 $1\mu g/mL$ 或 $2\mu g/mL$ 甚至 $4\mu g/mL$ 以下时针对 MRSA 肺炎（也可以同时看 MSSA 肺炎），看看 RCT 或非盲法前瞻性试验中莫西沙星的疗效如何，期待未来……

扩展一下，临床治疗需要同时考虑指南推荐和药敏试验结果。我们喜欢这样描述：指南大方向，证据精细调。

① 指南大方向：相当于已经做了一定数量患者的临床试验。根据临床试验

结果推荐某药物。这样具体患者应用该药失败的概率就很低了。指南药物一般是首选药物。

② 证据精细调：证据指这个具体患者的微生物学证据、药敏证据（比如看MIC 的具体数值）和其他证据（比如肝肾功能等）。

那么对于莫西沙星对 CAMRSA 的情况，指南没有推荐、RCT 没有做，药敏显示 MIC 低的情形呢？我们认为，一线医生应该有小范围应用的灵活性——这是医生的权利。但需要一例一例仔细观察、客观判断治疗效果，同时一定要有明确的不用指南推荐药物的理由（比如过敏、耐药等）。未经证实而大范围铺开使用——是为不合理应用，甚至滥用，显然不可以。

另外，CAMRSA 的判断有难度，临床实验室常规技术难以确定，靠表型推测不具有决定性意义。所以，请慎用 CAMRSA 这个词。我们在个别场合听到的这个词，完全失去了其本义，甚至说的人都不知道这个词究竟是什么意思，令人哭笑不得。而只有经过明确科研方法确立的 CAMRSA，才是真实确定的。而这显然不是临床一线治疗所可以期待的——时间恐怕都不允许。

参考文献

［1］ Lemaire S，Kosowska-Shick K，Appelbaum P C，et al. Activity of Moxifloxacin against intracellular community-acquired methicillin-resistant *Staphylococcus aureus*：comparison with Clindamycin, Linezolid and co-trimoxazole and attempt at defining an intracellular susceptibility breakpoint. J Antimicrob Chemother，2011，66（3）：596-607.

［2］ Parra-Ruiz J，Vidaillac C，Rose W E. Activities of high-dose Daptomycin, Vancomycin, and Moxifloxacin alone or in combination with Clarithromycin or Rifampin in a novel in vitro model of *Staphylococcus aureus* biofilm. Antimicrob Agents Chemother，2010，54（10）：4329-34.

［3］ Galani L，Pefanis A，Sakka V，et al. Successful treatment with Moxifloxacin of experimental aortic valve endocarditis due to Methicillin-resistant *Staphylococcus aureus*（MRSA）. Int J Antimicrob Agents，2009，33（1）：65-9.

［4］ Goldstein E J C，Citron D M，Warren Y A. Virulence characteristics of community-associated *Staphylococcus aureus* and in vitro activities of Moxifloxacin alone and in combination against community-associated and healthcare-associated Meticillin-resistant and-susceptible *S. aureus*. J Med Microbiol，2008，57（Pt 4）：452-456.

［5］ Lee S Y，Fan H W，Sutherland C. Antibacterial effects of Moxifloxacin and Levofloxacin simulating epithelial lining fluid concentrations against community-acquired Methicillin-resistant *Staphylococcus aureus*. Drugs R D，2007，8（2）：69-77.

［6］ Wang H，Liu Y L，Chen M J，et al. ［Antimicrobial susceptibility of community-acquired respiratory tract pathogens isolated from adults in China during 2009 and 2010］. Zhonghua Jie He He Hu Xi Za Zhi，2012，35（2）：113-9.

［7］ Jones T M，Johnson S W，DiMondi V P. Focus on JNJ-Q2，a novel fluoroquinolone，for the management of community-acquired bacterial pneumonia and acute bacterial skin and skin structure infections. Infect Drug Resist，2016，9：119-28.

41. 脑膜脓毒伊丽莎白菌感染如何治疗？

脑膜脓毒伊丽莎白菌——这个菌的名字有几次变迁。从脑膜脓毒黄杆菌（*Flavobacterium meningosepticum*），到脑膜脓毒金黄杆菌（*Chryseobacterium meningosepticum*），到脑膜脓毒伊丽莎白菌（*Elizabethkingia meningoseptica*）。

书籍

（1）MCM11 第 44 章[1] 提到：其天然耐药包括氨基糖苷类、β-内酰胺类、四环素、氯霉素，敏感药物包括利福平、克林霉素、红霉素、磺胺和万古霉素。早期研究者推荐万古霉素用于严重感染，后续研究显示，米诺环素、利福平、磺胺和喹诺酮类的体外活性更高[2,3]，CLSI 尚无 MIC 折点。使用不同方法时，敏感试验结果多变，纸片扩散法尤其不稳定，可以使用肉汤稀释法[4] 或 Etest。该菌对 β-内酰胺类耐药，包括碳青霉烯类、氨曲南、头孢吡肟；对氨基糖苷类、氯霉素、红霉素耐药。氟喹诺酮类通常在体外有活性，米诺环素也有活性。多西环素和磺胺的敏感性可变。利福平对多数菌株有活性，已经用于联合治疗以清除持续性感染。按：此处红霉素与 MCM11[1] 的叙述矛盾，不过该菌不会用红霉素治疗。万古霉素单独或联合用药已经成功用于婴儿脑膜炎的治疗[5,6]，一些报告的病例其 MIC 在 $8 \sim 12 \mu g/mL$[7]。不过有 2 个报告认为其在体外无活性（MIC 在 $16 \sim 64 \mu g/mL$）[3,4]。由此，对于该菌没有最佳治疗方案，需要依靠敏感试验，可能处方包括利福平联合磺胺、万古霉素、氟喹诺酮类或米诺环素。

（2）PPPID3 疾病章节：无涉及；菌章节：该菌对超广谱头孢菌素、碳青霉烯类、氨曲南、氯霉素、氨基糖苷类耐药。旧一些的文献提到该菌对作用于革兰阳性细菌的药物敏感，包括万古霉素、克林霉素、红霉素，不过近来数据不支持该结论。最有活性药物包括米诺环素、利福平、新一代喹诺酮类（包括司帕沙星、左氧氟沙星）。环丙沙星、磺胺、哌拉西林和哌拉西林/他唑巴坦活性低一些[3,4,6]，每个分离株都要做药敏试验，以辅助治疗。用稀释法测MIC，纸片扩散法结果不稳定[4]。按：这意味着之前通过纸片扩散法确立的结论，是不成立的。严重感染包括脑膜炎的最佳治疗方案尚未确立。一些学者建议新生儿脑膜炎用万古霉素，另一些提到几乎所有分离株的万古霉素MIC为$8\mu g/mL$。新生儿脑脊液分离株研究显示，体外协同作用见于万古霉素和利福平；万古霉素和环丙沙星之间是相加作用；万古霉素和美罗培南之间是拮抗作用。这些数据提示高剂量万古霉素和利福平联合是最佳治疗方案[6]，注意利福平不能单药使用。非中枢感染，米诺环素、磺胺、氟喹诺酮类是治疗选择，需要基于敏感试验。按：万古霉素和利福平联合最佳，这仅仅是体外试验结论的引申，需要临床实际验证。

（3）*Red Book Atlas*：无涉及；尼尔森儿科：无涉及；ABX：未及。

（4）热病43[8]：首选左氧氟沙星、磺胺，次选环丙沙星、米诺环素。该菌对青霉素、头孢菌素、碳青霉烯类、氨基糖苷类、万古霉素耐药[9]。按：热病在业界的地位无与伦比。所以这个结论值得重视。在既有信息混杂、没有新证据的前提下，我们建议采纳热病的建议。

指南

IDSA/ASM 2013[10] 微生物学检查推荐将该菌列为病原：脑膜炎、免疫受损患者肺炎。该指南本身不涉及治疗信息。EUCAST天然耐药表；不发酵糖的革兰阴性杆菌（NFB）的天然耐药。NFB也对青霉素G（Benzylpenicillin）、头孢西丁、头孢孟多、头孢呋辛、糖肽类、夫西地酸、大环内酯类、林可酰胺类、链阳霉素类、利福平、达托霉素、利奈唑胺天然耐药。按：此处直接将糖肽类、利福平列为天然耐药，显然不适用于本菌。这是EUCAST表格明显存在的问题。CLSI M100天然耐药表格没有列本菌，看来事出有因。针对该菌列出的天然耐药有氨苄西林、替卡西林、替卡西林-克拉维酸、头孢唑啉、头孢噻肟、头孢曲松、头孢他啶、厄他培南、亚胺培南、美罗培南、黏菌素/多黏菌素。

EFNS 2008儿童和成人社区获得性细菌性脑膜炎处置指南[11]：未及；2016 ESCMID急性脑膜炎指南[12]：未及；CLSI M100第26版（2016）[13] 和M45

第 3 版（2015）[14]、EUCAST 折点表格（2016 年 V 6 版本）[15]：未及。该菌应该属于 CLSI M100 文件的表格 2B-5（其他肠杆菌目细菌的 MIC 折点），不过其中没有万古霉素。其他常用药物左氧氟沙星、环丙沙星、米诺环素、磺胺都有折点，可以参考。

PubMed

题目检索 meningoseptica or meningosepticum 共 276 篇，题目或摘要检索（meningoseptica or meningosepticum）and vancomycin 共 26 篇，其中综述 3 篇。我们知道，这样检索会漏检一些文章，比如只说伊丽莎白菌属的文章。近期综述只有中国台大医院薛博仁教授团队文章[16]。

薛博仁在文章中提到：高风险患者有早产儿、免疫低下人群、ICU 抗生素暴露后；治疗药物包括基于体外药敏试验选择的万古霉素、利福平、新一代喹诺酮类、哌拉西林/他唑巴坦、米诺环素，可能的情况下还有四环素。单药治疗无效，考虑联合用药。按：此处提到四环素，MCM11[1] 提到该菌对四环素天然耐药，需要斟酌；暴发研究中，可能的污染源包括盐水、脂肪乳、氯己定溶液、污染的水池；感控措施：在标准感控措施基础上，抢先接触隔离（pre-emptive contact isolation）、系统性研究以确定污染源，以及彻底清洁仪器、环境表面。

其他近期相关文章：土耳其文章[17]，透析菌血症 1 例，用纸片扩散法（KB 法）显示敏感，万古霉素治疗中出现新的发热。按：用 KB 法不可以。中国香港文章[18]：角膜炎 1 例，5％万古霉素滴眼，治愈。印度文章[19]：新生儿脑膜炎，万古霉素敏感，用万古霉素治疗 9 人，6 人死亡，文章结论否定了万古霉素的治疗作用。按：此文应该全文细读，一是敏感的确定；二是死亡分析。印度文章[20]：成人脑膜炎 1 例，注射哌拉西林/他唑巴坦、万古霉素，口服磺胺，同时鞘内注射替加环素，治愈。印度文章[21]：糖尿病肾病血液透析 1 例，该菌菌血症，万古霉素和头孢他啶联合治疗，治愈。头孢他啶天然耐药。土耳其文章[22]：17 岁地中海贫血 1 例，该菌脑膜炎，万古霉素治愈。斯里兰卡文章[23]：33 例透析患者 35 例次感染，万古霉素、磺胺、利福平敏感，万古霉素和氟喹诺酮类有效。SENTRY（1997—2001）[24]：50 个 *Chryseobacterium* 菌属不同菌种，其中本菌 24 个，左氧氟沙星和利福平的 MIC 最佳，磺胺、环丙沙星和哌拉西林显示合理活性，万古霉素活性不佳（poor potency）。按：这是体外耐药率报告。土耳其文章[25]：新生儿病房暴发菌血症，共 4 例患者，环丙沙星体外敏感，但 3 例用药 7 天无效，后转为万古霉素加利福平，治愈。

关于该菌和该药，我们只能得出如下结论：①该菌如果使用该药治疗，则必须基于药敏报告的敏感结果，需要测 MIC，纸片法不可以。没有药敏结果、没有 MIC 结果、MIC 显示 $8\mu g/mL$ 或更高，不可以用。②万古霉素治疗新生儿脑膜炎、菌血症一定要慎重，我们不建议使用；敏感时，高剂量联合利福平，可以尝试。③成人感染可以用药敏试验显示敏感的万古霉素，不过要密切观察病情，无效则尽早调整。因为都是免疫低下患者，所以可以考虑联合用药。④其他药物可以参考热病等文献、分离株 MIC 结果。

补充：多篇文献直接提到该菌对万古霉素敏感，我们援引如实。不过细思量，该菌根本没有折点，所以说敏感本身就不符合逻辑。我们结论说的 MIC $8\mu g/mL$ 是基于前面文献和保守估计，实际可能 $4\mu g/mL$ 或 $2\mu g/mL$ 为敏感折点。MIC 测定：目前仪器可以提供数值，但对脑脊液、血液分离株，最好用 Etest 复核一下。新生儿和免疫低下患者，该菌会致命，谨慎为上。

参考文献

[1] James H Jorgensen，Michael A Pfaller and Karen C Carroll，et al. Manual of clinical microbiology. 11th edition. American Society for Microbiology，2015：829.

[2] Spangler S K，Visalli M A，Jacobs M R，et al. Susceptibilities of non-*Pseudomonas aeruginosa* gram-negative nonfermentative rods to Ciprofloxacin，Ofloxacin，Levofloxacin，D-ofloxacin，Sparfloxacin，Ceftazidime，Piperacillin，Piperacillin-Tazobactam，Trimethoprim-sulfamethoxazole，and Imipenem. Antimicrob Agents Chemother，1996，40（3）：772-775.

[3] Bloch K C，Nadarajah R，Jacobs R. *Chryseobacterium meningosepticum*：an emerging pathogen among immunocompromised adults. Report of 6 cases and literature review. Medicine（Baltimore），1997，76（1）：30-41.

[4] Fraser S L，Jorgensen J H. Reappraisal of the antimicrobial susceptibilities of *Chryseobacterium* and *Flavobacterium* species and methods for reliable susceptibility testing. Antimicrob Agents Chemother，1997，41（12）：2738-41.

[5] Ratner H. *Flavobacterium meningosepticum*. Infect Control，1984，5（5）：237-9.

[6] Di Pentima M C，Mason E O Jr，Kaplan S L. In vitro antibiotic synergy against *Flavobacterium meningosepticum*：implications for therapeutic options. Clin Infect Dis，1998，26（5）：1169-76.

[7] Hawley H B，Gump D W. Vancomycin therapy of bacterial meningitis. Am J Dis Child，1973，126（2）：261-4.

［8］ （美）桑福德著. 热病：桑福德抗微生物治疗指南. 新译第 43 版. 范洪伟译. 北京：中国协和医科大学出版社，2013.

［9］ Lee C C，Chen P L，Wang L R，et al. Fatal case of community-acquired bacteremia and necrotizing fasciitis caused by *Chryseobacterium meningosepticum*：case report and review of the literature. J Clin Microbiol，2006，44（3）：1181-3.

［10］ Baron E J，Miller J M，Weinstein M P，et al. A Guide to Utilization of the Microbiology Laboratory for Diagnosis of Infectious Diseases：2013 Recommendations by the Infectious Diseases Society of America（IDSA）and the American Society for Microbiology（ASM）. Clin Infect Dis，2013，57（4）：e22-e121.

［11］ Chaudhuri A，Martinez-Martin P，Kennedy P G，et al. EFNS guideline on the management of community-acquired bacterial meningitis：report of an EFNS Task Force on acute bacterial meningitis in older children and adults［J］. Eur J Neurol，2008，15（7）：649-59.

［12］ van de Beek D，Cabellos C，Dzupova O，et al. ESCMID guideline：diagnosis and treatment of acute bacterial meningitis［J］. Clin Microbiol Infect，2016，22 Suppl 3：S37-62.

［13］ Clinical and Laboratory Standards Institute. Performance Standards for Antimicrobial Susceptibility Testing；Twenty-Fifth Informational Supplement. CLSI document M100-S26（ISBN 1-56238-989-0［Print］；ISBN 1-56238-990-4［Electronic］）. Clinical and Laboratory Standards Institute，950 West Valley Road，Suite 2500，Wayne，Pennsylvania 19087 USA，2016.

［14］ Clinical and laboratory Standards institute. Methods for Antimicrobial Dilution and Disk Susceptibility Testing of Infrequently Isolated or fastidious Bacteria；Third Edition-Guideline M45-A3，2015.

［15］ http：//www. eucast. org

［16］ Jean S S，Lee W S，Chen F L，et al. *Elizabethkingia meningoseptica*：an important emerging pathogen causing healthcare-associated infections. J Hosp Infect，2014，86（4）：244-9.

［17］ Bayrak B，Fincanci M，Bınay U D，et al. *Elizabethkingia meningosepticum* bacteremia in a patient with Bardet-Biedl syndrome and chronic renal failure. Mikrobiyol Bul，2014，48（3）：495-500.

［18］ Li E Y，Jhanji V. Massive lipid keratopathy after *Elizabethkingia meningosepticum* keratitis. Cont Lens Anterior Eye，2014，37（1）：55-6.

［19］ Shailaja V V，Reddy A K，Alimelu M，et al. Neonatal Meningitis by Multidrug Resistant *Elizabethkingia meningosepticum* Identified by 16S Ribosomal RNA Gene Sequencing. Int J Pediatr，2014，2014，918907.

［20］ Tak V，Mathur P，Varghese P，et al. *Elizabethkingia meningoseptica*：an emerging pathogen causing meningitis in a hospitalized adult trauma patient. Indian J Med Microbiol，2013，31（3）：293-5.

［21］ Dias M，Prashant K，Pai R，et al. *Chryseobacterium meningosepticum* bacteremia in diabetic nephropathy patient on hemodialysis. Indian J Nephrol，2010，20（4）：203-4.

［22］ Ozkalay N，Anil M，Agus，et al. NCommunity-acquired meningitis and sepsis caused by *Chryseobacterium meningosepticum* in a patient diagnosed with thalassemia major. J Clin Microbiol，2006，44（8）：3037-9.

［23］ Perera S，Palasuntheram C. *Chryseobacterium meningosepticum* infections in a dialysis unit. Ceylon

Med J，2004，49（2）：57-60.

［24］ Kirby J T，Sader H S，Walsh T R，et al. Antimicrobial susceptibility and epidemiology of a world-wide collection of *Chryseobacterium* spp：report from the SENTRY Antimicrobial Surveillance Program（1997—2001）. Clin Microbiol，2004，42（1）：445-8.

［25］ Güngör S，Ozen M，Akinci A，et al. A *Chryseobacterium meningosepticum* outbreak in a neonatal ward. Infect Control Hosp Epidemiol，2003，4（8）：613-7.

42. 少动鞘胺醇单胞菌可以选择哪些药物？

在 PPID8 和 MCM11 中少动鞘胺醇单胞菌的药物差别很大，怎么选择药敏药物，怎么治疗？

少动鞘胺醇单胞菌（*Sphingomonas paucimobilis*）是不发酵糖革兰阴性杆菌，1977 年报道首例感染，当时叫少动假单胞菌，1990 年划分到鞘胺醇单胞菌属。不同书的描述如下。

① MCM11[1]：该菌多数菌株对黏菌素耐药，但对万古霉素敏感，后者是革兰阴性非发酵菌仅有的几个例外之一，其他还有金黄杆菌属（*Chryseobacterium*）、伊丽莎白菌属（*Elizabethkingia*）和稳杆菌属（*Empedobacter*）。多数菌株对四环素、氯霉素、磺胺、氨基糖苷类敏感，对其他抗生素包括氟喹诺酮类可变。

② PPID8[2]：最有效抗生素看起来包括广谱 β-内酰胺类、加酶抑制剂 β-内酰胺类、头孢菌素、氟喹诺酮类和碳青霉烯类。患者治疗效果良好，即便是有个别患者免疫低下，或经验治疗药物在敏感试验中显示不敏感。

③ 热病[3] 和 ABX[4]：没有查到该菌。

④ PPPID3[5]：有一句话：多数分离株对氨基糖苷类、喹诺酮类、磺胺敏感；对 β-内酰胺类可变。

下面将 PubMed 2010 年后文献复习一下。

① 有文章[6] 提到，尚无明确的治疗指南。参见相关综述[7]。

② 土耳其报道[8]：尿路感染，用磺胺（800/160 mg）治疗 10 天，每天 2 次；同时应用头孢呋辛、磷霉素。

③ 印度尼西亚病例报道[9]：患者免疫低下，菌血症致死，多重耐药，但没有药物名称。

④ 希腊病例报道[10]：外伤后眼内炎，对头孢他啶敏感。

⑤ 日本病例报道[11]：脑膜炎，对头孢曲松敏感。

⑥ 印度 2 例病例[12]：菌血症，对喹诺酮类、氯霉素、碳青霉烯类、氨基糖苷类、除青霉素和阿莫西林外的其他 β-内酰胺类敏感。

⑦ 德国病例报道[13]：脓毒性单关节炎，氧氟沙星敏感，治疗好转。

⑧ 土耳其研究[14]：纳入 24 个儿童病例，一半院内感染，一半社区感染，平均住院时长是 7 天（4～22 天），最有效抗生素包括氟喹诺酮类、碳青霉烯类、复方磺胺。

⑨ 土耳其暴发[15] 13 个新生儿出现该菌脓毒血症。

⑩ 土耳其病例报道[16]：儿童唐氏综合征、菌血症，哌拉西林/他唑巴坦敏感，治愈。

⑪ 土耳其病例报道[17]：下颌下涎石症（submandibular sialolithiasis）、下颌腺管化脓感染，氨苄西林舒巴坦治愈。

⑫ 中国台湾研究[18]：成人菌血症。实际病例 16 个，结合报道 26 个，合计 42 例。最常见基础疾病：恶性肿瘤（57.1%）、免疫抑制剂使用（40.5%）、糖尿病（11.9%）。原发菌血症、插管相关菌血症分别为 35.7%、33.3%，医院菌血症为 69.0%。42 例全部存活，3 例有脓毒性休克。相关药物：头孢他啶，68.8% 敏感；哌拉西林，50% 敏感；哌拉西林/他唑巴坦、氨苄西林舒巴坦，81.3% 敏感；庆大霉素、阿米卡星，50% 敏感；环丙沙星，81.3% 敏感；左氧氟沙星，92.9% 敏感；头孢肟肟，68.8% 敏感；亚胺培南，81.3% 敏感。万古霉素：此文引用 20 世纪 80 年代病例报道，有 1 例透析患者使用了万古霉素和阿米卡星。结论：最有效抗生素为氟喹诺酮类、碳青霉烯类、加抑制剂 β-内酰胺类。

在 PubMed 用 paucimobilis 检索，限定题目，有 226 篇。之所以如此之多，是因为该菌还是工程菌。其中 2003 年以前的 100 篇文章，题目、摘要中没有出现过万古霉素。

通过 PubMed 文献、我们的经验可知：

① 该菌少见。

a. 该菌可以导致菌血症、脓毒症、关节炎、眼内炎、脑膜炎、透析感染、尿路感染等。

b. 有暴发报道。

c. 也有假菌血症等假性感染的报道。

d. 土耳其高发！

② 传统鉴定手段容易出错，建议运用不同方式综合判断，建议用质谱。

a. 我们日常工作中，很多初步鉴定为该菌的菌株，其实不是该菌。

b. 我们怀疑，上面报道文献，可能有鉴定错误夹杂其中。

③ 药敏试验

a. 必测：氟喹诺酮类（CIP、LEV）、碳青霉烯类（IPM、MEM）、加抑制剂 β-内酰胺类（ASL、TZP）。

b. 可以测试：经验治疗在用药物、磺胺、头孢（CAZ、CRO、FEP）、氨基糖苷类、氯霉素、氧氟沙星。

c. 万古霉素就不要测了，近年几乎没有用的。

d. 折点可以依据 M100 非肠科折点，文献有按鲍曼不动杆菌进行解释的，注明折点依据、文件版本。

④ 治疗

a. 没有公认治疗指南

b. 确定菌种后，依据敏感抗生素进行调整。如果经验治疗效果良好，即使药敏试验显示耐药，也可以考虑继续。

c. 靶向治疗首选：氟喹诺酮类、碳青霉烯类、加抑制剂 β-内酰胺类。

d. 治疗效果良好，病死者限于个例。

参考文献

［1］ James H Jorgensen，Michael A Pfaller，Karen C Carroll，et al. Manual of clinical microbiology. 11th edition. American Society for Microbiology，2015：826.

［2］ Gerald L Mandell，John E Bennett，Raphael Dolin. Mandell，Douglas，Bennett's Principles and Practice of Infectious Diseases. 8th ed. Saunders，2014.

［3］ （美）桑福德著. 热病：桑福德抗微生物治疗指南. 新译第 43 版. 范洪伟译. 北京：中国协和医科大学出版社，2013.

［4］ John G Bartlett，Paul G Auwaerter，Paul A Pham. Johns Hopkins ABX Guide：Diagnosis and Treatment of Infectious Diseases. 3rd ed. Jones & Bartlett Learning，2011.

［5］ Sarah S Long，Larry K Pickering a，Charles G Prober. Principles and Practice of Pediatric Infectious Diseases：Expert Consult. 3rd ed. Saunders，2008.

［6］ Bermudez-Brito M，Faas M M，de Vos P. Modulation of Dendritic-Epithelial Cell Responses against *Sphingomonas paucimobilis* by Dietary Fibers. Sci Rep，2016，6：30277.

［7］ Ryan M P，Adley C C. *Sphingomonas paucimobilis*：a persistent Gram-negative nosocomial infectious organism. J Hosp Infect，2010，75（3）：153-7.

［8］ Demir T，Dadali M. Recurrent complicated urinary tract infection due to rare pathogen *Sphingomonas paucimobilis*: contamination or real deal? Infez Med, 2016, 24 (3): 241-4.

[9] Hardjo Lugito N P, Cucunawangsih, Kurniawan A. A Lethal Case of *Sphingomonas paucimobilis* Bacteremia in an Immunocompromised Patient. Case Rep Infect Dis, 2016, 2016: 3294639.

[10] Droutsas K, Kalantzis G, Symeonidis C, et al. Posttraumatic *Sphingomonas paucimobilis* Endophthalmitis. Case Rep Ophthalmol Med, 2015, 2015: 192864.

[11] Tai M L, Velayuthan R D. *Sphingomonas paucimobilis*: an unusual cause of meningitis-case report. Neurol Med Chir (Tokyo), 2014, 54 (4): 337-40.

[12] Nandy S, Dudeja M, Das A K. Community Acquired Bacteremia by *Sphingomonas paucimobilis*: Two Rare Case Reports. J Clin Diagn Res, 2013, 7 (12): 2947-9.

[13] Dischereit G, Burk M, Storck-Müller K. Septische monoartikuläre Arthritis durch *Sphingomonas paucimobilis* [Septic monarthritis caused by *Sphingomonas paucimobilis*]. Z Rheumatol, 2013, 72 (8): 822-6.

[14] Bayram N, Devrim I, Apa H. *Sphingomonas paucimobilis* infections in children: 24 case reports. Mediterr J Hematol Infect Dis, 2013, 5 (1): e2013040.

[15] Mutlu M, Bayramoglu G, Yilmaz G. Outbreak of *Sphingomonas paucimobilis* septicemia in a neonatal intensive care unit. Indian Pediatr, 2011, 48 (9): 723-5.

[16] Özdemir M, Pekcan S, Demircili M E. A rare cause of bacteremia in a pediatric patient with Down syndrome: *Sphingomonas paucimobilis*. Int J Med Sci, 2011, 8 (7): 537-9.

[17] Karabıçak C, Karabıçak H, Ağalar C. Submandibüler sialolitiazis zemininde *Sphingomonas paucimobilis* enfeksiyonu [*Sphingomonas paucimobilis* infection with underlying submandibular sialolithiasis]. Kulak Burun Bogaz Ihtis Derg, 2011, 21 (1): 49-51.

[18] Lin J N, Lai C H, Chen Y H, et al. *Sphingomonas paucimobilis* bacteremia in humans: 16 case reports and a literature review. J Microbiol Immunol Infect, 2010, 43 (1): 35-42.

43. 链霉菌侵袭性感染如何治疗?

链霉菌如何治疗? 查 PPID7[1]，没有特别明确的信息。

PubMed 检索：用 Streptomyces and（therapy or therapeutic or antimicrobial or antibacterial or drug or antibiotics）and（infection or infectious）检索，文献竟然海量！在 title/abstract 中检索也 100 多篇。原来链霉菌可以产抗生素，比如链霉素，因此绝大多数都是药物开发、研究文章。

——细看，选择新的词条重新检索："Streptomyces pneumonia" or "Streptomyces infection" or "invasive Streptomyces" or "bacteremic Streptomyces" or "Streptomyces bacteremia" or "Streptomyces endocarditis"，In title /abstract，共 63 篇。肯定有漏选，比如 abscess by Streptomyces，不过对于提炼用药，应该足矣。足菌肿（mycetoma、actinomycetoma）没有入选，因为一般不考虑它是侵袭性感染。

肺炎

（1）德国 1 例病例[2]：肺部烟曲霉菌和链霉菌混合感染。

（2）有文章[[3]] 报道，247 个免疫受损患者，BALF 分离株包括 1 株星形奴卡菌、2 株链霉菌。

（3）美国 1 例病例[4]：HIV 感染早期，肺部结节状浸润，肺部穿刺显示坏死、硫黄颗粒，培养分离链霉菌。用克拉霉素 6 个月，治疗成功。

（4）希腊 1 例病例[5]：52 岁女性，免疫正常，BALF 分离出链霉菌。用多西环素 6 个月，治疗成功。

（5）日本 1 例病例[6]：男，85 岁，胃切除，发热、肺部空洞，经皮细针穿刺取材（transcutaneous needle aspiration），分离出链霉菌。这是日本第 1 例链霉菌肺部感染病例，没有说治疗。按：需要原文。

（6）法国 1 例病例[7]：结节病（sarcoidosis）并脾切除，BALF 高浓度纯生长。静脉应用亚胺培南 14 天、阿米卡星 3 天，序贯为口服利福平、环丙沙星 6 个月，治疗有效。

（7）伊朗 1 例病例[8]：24 岁男性，库欣（Cushing）综合征病史，突发肺部感染。胸水培养为链霉菌生长。经验治疗抗生素在明确病原后，改为克拉霉素 6 个月，治疗有效。

（8）西班牙 1 例病例[9]：77 岁男性，血培养和 BALF 分离出链球菌，该菌 BALF 浓度高达 $4×10^6$ CFU/mL。16S rRNA 测序是阿特拉斯链霉菌（*Streptomyces atratus*）。对测试药物都敏感。左氧氟沙星 3 天无效，改为亚胺培南后序贯阿莫西林/克拉维酸口服，2 个月治疗成功。作者宣称，这是世界首例免疫健全患者肺炎并发菌血症。不过患者高龄，因 COPD 有糖皮质激素吸入治疗。

菌血症

（1）美国 1 例病例[10]：比基尼链霉菌（*Streptomyces bikiniensis*）导致插管相关性血流感染。感染源为未经许可的注射性整体制剂（unlicensed injectableholistic preparation）。头孢曲松联合克拉霉素治疗 1 个月，之后克拉霉素 5 个月，治疗成功。

（2）美国 1 例病例[11]：14 岁女孩，骨肉瘤（osteosarcoma）。诊断后 3 个月一次手术，术后发热，但无其他感染表现。血培养分离出 *Streptomyces bikiniensis*，分离株对万古霉素、阿米卡星、磺胺、红霉素、头孢唑林、四环素敏感，对氨苄西林、青霉素、苯唑西林、克林霉素耐药。患者万古霉素治疗 6 周有效。文中提到：治疗效果分析要谨慎，因为菌株本身会产生抗生素。

（3）荷兰 1 例病例[12]：81 岁，克罗恩病，嗜热链霉菌（*Streptomyces thermovulgaris*）菌血症，住院 25 日死亡。药敏试验结果为该菌对头孢曲松（MIC＝0.32μg/mL）敏感，对阿莫西林、万古霉素、红霉素、磺胺敏感。

（4）美国 1 例病例[13]：插管相关性血流感染，并发脓毒症、脓毒性血栓，没有说治疗。按：需要原文。

（5）印度 1 例病例[14]：24 岁女性，足菌肿并发菌血症，磺胺和青霉素治疗有效。

心内膜炎

（1）美国病例 1 例[15]：世界首例心瓣膜感染。主动脉瓣置换 3 个月后发生心内膜炎。其处置包括换瓣、长疗程亚胺培南。药敏试验：阿米卡星 0.25S、红霉素 2I、米诺环素 0.125S、头孢噻肟 32I、头孢曲松 8S、磺胺 128R、氨苄西林 8S、亚胺培南 0.5S、克拉霉素 1S。注：其中 R、I、S 分别为耐药、中介、敏感。

（2）澳大利亚病例 1 例[16]：66 岁男性，主动脉瓣置换。6 周后发生心内膜炎。处置：住院 6 周、抗生素治疗、手术。没有说具体药物。按：需要原文。

脑脓肿

美国病例 1 例[17]：脑部外伤后继发脑脓肿。作者与美国 CDC 合作，集中了 2000—2004 年 92 个分离株，阿米卡星 100％敏感（测试 92 株）、利奈唑胺 100％敏感（测试 41 株）、米诺环素 77％敏感、亚胺培南 67％敏感、克拉霉素 51％敏感、阿莫西林克拉维酸 51％敏感。

侵袭性感染

一篇美国文章[18] 讨论了侵袭性感染。文中报道了 6 例患者，2 例肺脓肿或肺炎、3 例中心静脉插管相关性血流感染、1 例可能是超敏性肺炎（hypersensitivity pneumonitis）。结合上文文献的 13 例患者进行综述。药敏：对阿米卡星都敏感，对亚胺培南、克拉霉素、红霉素、米诺环素、磺胺大多（frequently）敏感，对环丙沙星、氨苄西林不常（infrequently）敏感。其感染的确立需要微生物学和病理学的关联，以排除污染。

此外，有一篇美国文献[19] 值得关注。慢性肉芽肿性疾病（chronic granulomatous disease）患者出现暴发性肺炎，1991—2004 年共 9 例患者，都是侵袭性丝状真菌感染。4 个患者有链霉菌生长，没有判断为病原。按：此例提示，该菌被分离但不一定是病原。

综上可知：

① 链霉菌侵袭性感染包括肺炎、脑脓肿、心内膜炎、血流感染甚至脓毒症。

② 链霉菌感染患者有自身免疫性疾病，或免疫力低下，或经历了诸如换瓣、置管等操作。

③ 呼吸道链霉菌分离株不都是感染，确立呼吸道诊断需要微生物学和病理学关联，需要除外污染。BALF、肺部穿刺可以确诊。

④ 肺炎、足菌肿会继发血流感染。

⑤ 链霉菌侵袭性感染肺部病理学特点：肉芽肿性改变，局灶坏死，与结核容易混淆[7]，有硫黄颗粒可以提示。

⑥ 建议分离株鉴定到种，建议进行药敏试验。

⑦ 报道菌种：*Streptomyces atratus*、*Streptomyces bikiniensis*、*Streptomyces thermovulgaris*。大多数报道为属。

⑧ 报道的药敏显示：该菌对阿米卡星、利奈唑胺敏感，对亚胺培南、克拉霉素、红霉素、米诺环素、磺胺大多敏感。有文献提到，尽管该菌对青霉素和头孢菌素可能体外敏感，但应考虑耐药[20]。

⑨ 成功治疗用药包括亚胺培南、克拉霉素、磺胺、多西环素、万古霉素、阿米卡星等。

⑩ 有文章提到其一线药物是亚胺培南和氨基糖苷类[7]，需要调节免疫力、去除感染灶。

⑪ 致病菌本身会产生抗生素，干扰疗效判断。

参考文献

[1] Gerald L Mandell，John E Bennett，Raphael Dolin. Mandell，Douglas，Bennett's Principles and Practice of Infectious Diseases. 7th ed. Saunders，2010.

[2] Fischer E，Huetter R，Loeffler W，et al. A mixed infection of the human lung by *Aspergillus* fumigatus and a *Streptomyces*. Schweiz Med Wochenschr，1961，91：864-866.

[3] Shadzi S，Chadeganipour M. Isolation of opportunistic fungi from bronchoalveolar lavage of compromised hosts in Isfahan，Iran. Mycopathologia，1996，133（2）：79-83.

[4] Dunne E F，Burman W J，Wilson M L. *Streptomyces* pneumonia in a patient with human immunodefi-

ciency virus infection: case report and review of the literature on invasive *Streptomyces* infections. Clin Infect Dis, 1998, 27 (1): 93-96.

[5] Kofteridis D P, Maraki S, Scoulica E, et al. *Streptomyces* pneumonia in an immunocompetent patient: a case report and literature review. Diagn Microbiol Infect Dis, 2007, 59 (4): 459-462.

[6] Matsunaga K, Nagata N, Wakamatsu K, et al. A case of *Streptomyces* pneumonia. Nihon Kokyuki Gakkai Zasshi, 2009, 47 (7): 569-574.

[7] Riviere E, Neau D, Roux X, et al. Pulmonary *Streptomyces* infection in patient with sarcoidosis, France, 2012. Emerg Infect Dis, 2012, 18 (11): 1907-1909.

[8] Ataiekhorasgani M, Jafaripozve N, Zaerin O. *Streptomyces* infection in Cushing syndrome: A case report and literature review. Adv Biomed Res, 2014, 3: 26.

[9] Ariza-Prota M A, Pando-Sandoval A, Fole-Vázquez D, et al. Community-acquired bacteremic *Streptomyces atratus* pneumonia in animmunocompetent adult: a case report. J Med Case Rep, 2015, 9: 262.

[10] Carey J, Motyl M, Perlman D C. Catheter-related bacteremia due to *Streptomyces* in a patient receiving holistic infusions. Emerg Infect Dis, 2001, 7 (6): 1043-1045.

[11] Moss W J, Sager J A, Dick J D, et al. *Streptomyces bikiniensis* bacteremia. Emerg Infect Dis, 2003, 9 (2): 273-274.

[12] Ekkelenkamp M B, de Jong W, Hustinx W, et al. *Streptomyces thermovulgaris* bacteremia in Crohn's disease patient. Emerg Infect Dis, 2004, 10 (10): 1883-1885.

[13] Ghanem G, Adachi J, Han X Y, et al. Central venous catheter-related *Streptomyces* septic thrombosis. Infect Control Hosp Epidemiol, 2007, 28 (5): 599-601.

[14] Joseph N M, Harish B N, Sistla S, et al. *Streptomyces* bacteremia in a patient with actinomycotic mycetoma. J Infect Dev Ctries, 2010, 4 (4): 249-252.

[15] Mossad S B, Tomford J W, Stewart R, et al. Case report of *Streptomyces* endocarditis of a prosthetic aortic valve. J Clin Microbiol, 1995, 33 (12): 3335-3337.

[16] Braham E, et al. Malignant glomus tumor of trachea: a case report with literature review [J]. Asian Cardiovasc Thorac Ann, 2016, 24 (1): 104-106.

[17] Rose C E, Brown J M, Fisher J F. Brain abscess caused by *Streptomyces* infection following penetration trauma: case report and results of susceptibility analysis of 92 isolates of *Streptomyces* species submitted to the CDC from 2000 to 2004. J Clin Microbiol, 2008, 46 (2): 821-823.

[18] Kapadia M, Rolston K V, Han X Y. Invasive *Streptomyces* infections: six cases and literature review. Am J Clin Pathol, 2007, 127 (4): 619-624.

[19] Siddiqui S, Anderson V L, Hilligoss D M, et al. Fulminant mulch pneumonitis: an emergency presentation of chronic granulomatous disease. Clin Infect Dis, 2007, 45 (6): 673-81.

[20] Mossad S B, Tomford J W, Stewart R, et al. Case report of *Streptomyces* endocarditis of a prosthetic aortic valve. J Clin Microbiol, 1995, 33 (12): 3335-3337.

44. 替加环素是否可以治疗革兰阳性杆菌感染?

革兰阳性杆菌的范围太大,我们把话题局限在杰氏棒杆菌、纹带棒杆菌、解脲棒杆菌、单核细胞增生李斯特菌和非结核分枝杆菌(NTM)。炭疽芽孢杆菌、放线菌、奴卡菌、结核分枝杆菌各有药物,一般不会用替加环素。厌氧菌也不在本文范围内。

① 热病 43[1]:表 4 中的抗菌谱比较,替加环素对杰氏棒杆菌和单核细胞增生李斯特菌是(+),有活性。在表 12A 中,脓肿分枝杆菌(*Mycobacterium abscessus*)、龟分枝杆菌(*Mycobacterium chelonae*)、偶然分枝杆菌(*Mycobacterium fortuitum*)对之敏感。海洋分枝杆菌:多西环素、米诺环素是治疗药物。没有提替加环素,余未及。表 12B 抗分枝杆菌一线药物和二线药物也没有替加环素。

② PPID7[2]:在四环素一章的文字描述中,替加环素部分没有涉及革兰阳性杆菌。其中表 27-2 显示了 NTM 的 MIC50 和 MIC90,偶然分枝杆菌分别为≤0.06μg/mL 和≤0.12μg/mL,脓肿分枝杆菌分别为≤0.12μg/mL 和≤0.25μg/mL,龟分枝杆菌分别为≤0.06μg/mL 和≤0.12μg/mL。

③ MCM11[3]:此处专论替加环素的抗菌谱,没有提及棒杆菌、单核细胞增生李斯特菌。对快生长 NTM(包括脓肿分枝杆菌、龟分枝杆菌、偶然分枝杆菌群成员),该药比四环素敏感 4～11 倍(MIC90≤0.25μg/mL)。对慢生长 NTM(包括堪萨斯分枝杆菌、海洋分枝杆菌和 *M. Xenopi*),对替加环素的敏感性比米诺环素低。

④ CLSIM45A3(2015)[4] 棒杆菌部分:没有替加环素折点。说明部分提到:根据近期文献,所有棒杆菌对替加环素敏感。

⑤ CLSIM24A(2003)[5]:没有提到四环素,当然这个文献时间太早。

上面信息对分枝杆菌足以说明问题，但对棒杆菌、单核细胞增生李斯特菌还薄弱一些。PubMed 中，用 Tigecycline and（Jeikeium or striatum or urealyticum or monocytogenes）检索，只有 7 个结果，有意义信息如下：

① 呼吸道标本分离的棒杆菌属研究[6]：17 个假结核棒杆菌、7 个纹带棒杆菌、3 个拥挤棒杆菌（Corynebacterium accolens），都对替加环素敏感。

② 土耳其报告 1 例病例[7]：儿童急性淋巴细胞性白血病复发患者，多重耐药杰氏棒杆菌导致脓毒症，替加环素治疗有效，没有拔除中心静脉导管（CVC）。

③ 替加环素对棒杆菌属体外敏感性[8]：共 135 个棒杆菌临床分离株（不包括白喉棒杆菌）。MIC50 和 MIC90 分别是：杰氏棒杆菌，$0.094\mu g/mL$、$0.75\mu g/mL$；纹带棒杆菌，$0.064\mu g/mL$、$1\mu g/mL$；解脲棒杆菌，$0.094\mu g/mL$、$0.125\mu g/mL$；无枝菌酸棒杆菌（Corynebacterium amycolatum），$0.125\mu g/mL$、$2\mu g/mL$；Corynebacterium coyleae，$0.064\mu g/mL$、$0.064\mu g/mL$；金黄棒杆菌（Corynebacterium aurimucosum），$0.094\mu g/mL$、$0.125\mu g/mL$；非发酵棒杆菌（Corynebacterium afermentans），$0.064\mu g/mL$、$0.094\mu g/mL$。

④ 替加环素体外活性研究[9]：220 个棒杆菌和 42 个单核细胞增生李斯特菌，MIC 都低于 $0.5\ \mu g/mL$；例外是 11 株纹带棒杆菌，MIC 为 $1\mu g/mL$。

⑤ 替加环素体外活性研究[10]：对单核细胞增生李斯特菌的 MIC50 和 MIC90 为 $0.12\mu g/mL$、$0.12\mu g/mL$。

通过上面信息可知，替加环素对革兰阳性杆菌——快生长分枝杆菌（脓肿分枝杆菌、龟分枝杆菌、偶然分枝杆菌）：体外试验敏感；棒杆菌属：基本敏感；纹带棒杆菌，其 MIC 可能为 $1\mu g/mL$；单核细胞增生李斯特菌：基本敏感。

实际工作中，首先要参考指南。上面三类微生物也有其他药物选择。其次要看药敏试验结果，MIC 高时，一般不能考虑。国内如果有体外 MIC50 和 MIC90 数据，可以参考。最后因为病例少，所以要严密观察每一例的治疗效果。国际上亟须随机对照试验（RCT）来为治疗提供证据。

参考文献

[1] （美）桑福德著．热病：桑福德抗微生物治疗指南．新译第 43 版．范洪伟译．北京：中国协和医科大学出版社，2013.

［2］ Gerald L Mandell，John E Bennett，Raphael Dolin. Mandell，Douglas，Bennett's Principles and Practice of Infectious Diseases ［M］. 7th ed. Saunders，2010.

［3］ James H Jorgensen，Michael A Pfaller，Karen C Carroll，et al. Manual of clinical microbiology. 11th edition. American Society for Microbiology，2015：1187.

［4］ Clinical and laboratory Standards Institute. Methods for Antimicrobial Dilution and Disk Susceptibility Testing of Infrequently Isolated or fastidious Bacteria：Third Edition-Guideline M45-A3，2015.

［5］ Clinical and laboratory Standards Institute. Susceptibility testing of *Mycobacteria*，*Nocardiae*，and other aerobic actinomycetes. Approved Standard. M24-A，2003.

［6］ Nhan T X，Parienti J J，Badiou G，et，al. Microbiological investigation and clinical significance of *Corynebacterium* spp. in respiratory specimens ［J］. Diagn Microbiol Infect Dis，2012，74（3）：236-41.

［7］ Dinleyici E C，Yargic Z A，Bor O，et al. Tigecycline treatment of multi-drug-resistant *Corynebacterium jeikeium* infection in a child with relapsing and refractory acute lymphoblastic leukemia ［J］. Pediatr Blood Cancer，2010，55（2）：349-51

［8］ Fernandez-Roblas R，Adames H，Martin-de-Hijas N Z，et al. In vitro activity of Tigecycline and 10 other antimicrobials against clinical isolates of the genus *Corynebacterium* ［J］. Int J Antimicrob Agents，2009，33（5）：453-5.

［9］ Salas C，Calvo J，Martinez-Martinez L. Activity of Tigecycline against *Coryneform* Bacteria of Clinical Interest and *Listeria monocytogenes* ［J］. Antimicrob Agents Chemother，2008，52（4）：1503-5.

［10］ Brown S D，Traczewski M M. Comparative in vitro antimicrobial activity of Tigecycline，a new glycylcycline compound，in freshly prepared medium and quality control ［J］. J Clin Microbiol，2007，45（7）：2173-9.

45. 血液分离厌氧菌迟缓埃格特菌，如何治疗？

迟缓埃格特菌（*Eggerthella lenta*）是厌氧菌，相关菌还有副埃格特菌（*Paraeggerthella*）、埃格特样菌（Eggerthellalike taxon）。

（1）MCM11[1] 第52章中提到，迟缓埃格特菌导致腹部脓肿、阑尾炎、腹膜炎、叮咬伤口、菌血症，副埃格特菌导致菌血症，埃格特样菌和细菌性阴道病有关。埃格特菌是球杆菌、短杆菌，成双链或短链；与16S rRNA相比，质谱鉴定准确率达92%；对甲硝唑有耐药株，替拉万星（Telavancin，一种新型糖肽类抗生素）的效果比万古霉素好一些。

（2）PPID7[2] 提到，最稳定有效的抗生素是青霉素和碳青霉烯类。由于甲硝唑是许多厌氧菌感染的首选药物，值得注意的是，严格厌氧的菌属，如奇异菌属（*Atopobium*）、动弯杆菌（*Mobiluncus*）、埃格特菌（*Eggerthella*）和真杆菌（*Eubacterium*），偶尔也存在耐药菌株。一些药物如利奈唑胺、奎努普汀/达福普汀、莫西沙星和替加环素，以及一些未在美国上市的药物［兰贝唑胺（Ranbezolid）、原始霉素（Pristinamycin）、加伦沙星（Garenoxacin）和加替沙星］对厌氧革兰阳性杆菌具有潜在的临床活性。

PPID7 表249-1给出了迟缓埃格特菌具体的 MIC：青霉素 $\leqslant 0.03 \sim 2\mu g/mL$；阿莫西林 $\leqslant 0.06 \sim 1\mu g/mL$；阿莫西林/克拉维酸 $\leqslant 0.06 \sim 2\mu g/mL$；氨苄西林 $\leqslant 0.03 \sim 16\mu g/mL$；哌拉西林/他唑巴坦 $\leqslant 0.03 \sim 32\mu g/mL$；头孢西丁 $1 \sim 64\mu g/mL$；亚胺培南 $\leqslant 0.03 \sim 2\mu g/mL$；万古霉素 $0.5 \sim 4\mu g/mL$；替考拉宁 $0.12 \sim 1\mu g/mL$；替拉万星 $0.12 \sim 0.25\mu g/mL$；利奈唑胺 $0.5 \sim 2\mu g/mL$；莫西沙星 $0.03 \sim 4\mu g/mL$；替加环素 $\leqslant 0.06 \sim 1\mu g/mL$；克林霉素 $\leqslant 0.03 \sim 16\mu g/mL$；甲硝唑 $\leqslant 0.06 \mu g/mL \sim >64\mu g/mL$。

（3）PubMed 中题目出现 *Eggerthella lenta* 的文章不到50篇，每年是个

位数。

比利时文章[3] 报道了血培养分离株的药敏试验结果。共有 49 例，患者的平均年龄为 64（±20）岁，30 天死亡率为 27%。感染源：65.3% 为腹部感染，20.4% 为骶部压疮感染，14.3% 为不明原因感染。所有分离株均对阿莫西林/克拉维酸、甲硝唑和美罗培南敏感，其中 88% 对克林霉素敏感，94%（20% S，74% I）对哌拉西林/他唑巴坦敏感。所有分离株在标准给药方案下对阿莫西林/克拉维酸完全敏感，但部分需要增加哌拉西林/他唑巴坦剂量。该研究结果表明，在经验性治疗埃格特菌感染时，应谨慎使用哌拉西林/他唑巴坦和克林霉素。

有日本文章[4] 对该菌所致菌血症的微生物学和临床特征进行了总结。该研究回顾性分析了 2012 年 1 月至 2020 年 12 月期间广岛大学医院的迟缓埃格特菌菌血症患者——共 14 例。所有分离株均在厌氧瓶中培养，血液培养阳性的中位时间为 52.9h。多数情况下（85.6%），迟缓埃格特菌菌血症的来源与腹腔内感染有关，结肠穿孔是最常见的来源（42.9%，$n = 6$）。药敏试验显示哌拉西林/他唑巴坦（TZP）的最低抑菌浓度（MIC）较高，对氨苄西林/舒巴坦、碳青霉烯类和甲硝唑的敏感性为 100%。本研究表明，迟缓埃格特菌菌血症与腹腔内感染有关，尤其是结肠穿孔，以及 TZP 的高 MIC。当在严重腹内感染患者的血培养中检测到革兰阳性厌氧菌时，临床医生应想到迟缓埃格特菌，如果在用 TZP，最好更换。

参考文献

[1] James H Jorgensen，Michael A Pfaller，Karen C Carroll，et al. Manual of clinical microbiology. 11th edition. American Society for Microbiology，2015.

[2] Gerald L Mandell，John E Bennett，Raphael Dolin. Mandell，Douglas，Bennett's Principles and Practice of Infectious Diseases. 7th ed. Saunders，2010.

[3] Declerck B，Van der Beken Y，De Geyter D. Antimicrobial susceptibility testing of *Eggerthella lenta* blood culture isolates at a university hospital in Belgium from 2004 to 2018. Anaerobe，2021，69：102348.

[4] Nagaoka R，Kitagawa H，Koba Y，et al. Clinical and microbiological characteristics of *Eggerthella lenta* bacteremia at a Japanese tertiary hospital. J Infect Chemother，2021，27（8）：1261-1264.

46. 中枢神经系统新型隐球菌感染如何确定治疗疗程和复发?

如何确定新型隐球菌脑膜炎的疗程? 业界有一个观点, 在感染性疾病所涉及的各个环节中, 从整体上讲, 最不确定的环节是治疗疗程。由此可知, 题目角度就很难。而具体到隐球菌, 更头疼——患者头疼, 我们也"头疼"——什么时候停, 不确定; 停了以后怎么早期识别复发, 也不确定。

先看看书籍介绍。

(1) PPID7 引用文章[1], 给出了一个 HIV 感染者的标准治疗流程:

① 诱导阶段 (induction phase): 两性霉素 B+氟胞嘧啶, 至少 2 周。

② 巩固阶段 (consolidation phase): 氟康唑 (400~800mg/d) 8~10 周。

③ 抑制阶段 (suppressive phase) 或维持阶段 (maintenance phase): 氟康唑 (200mg/d), 没有写终点。文章提到在鸡尾酒疗法 (HAART) 之前, 停药后复发率高达 50%~60%。氟康唑抑制性治疗, 比两性霉素 B 或伊曲康唑间歇性治疗效果好, 复发率低于 5%; 而对于接受 HAART 治疗的患者, 如果 CD4 超过 100 且持续 3 个月以上、病毒载量在检测限以下、血清隐球菌抗原阴性, 可以治疗 1~2 年后停止治疗。

对非 HIV 感染者:

① 诱导阶段的治疗是两性霉素 B±氟胞嘧啶 4 周。

② 巩固阶段的治疗是氟康唑 (400~800mg/d) 8 周。

③ 转换为抑制性治疗后, 停药标准没有明确。停药标准一般包括: 症状缓解、至少 2 次 CSF 培养阴性、CSF 糖水平正常。而 CSF 或血清隐球菌抗原阴性, 或脑脊液正常, 看起来不是终止治疗所必需的。免疫抑制患者延长治疗是有益的, 因为复发很多, 复发率在 15%~25%。多数患者抑制性治疗在 6~12 个月。

这一段内容不长，但饶有意趣，是历史，也折射了专业特点。一方面说明了免疫力的重要性，另一方面也说明了停止治疗的不确定性。无论是 AIDS 患者免疫力恢复后还要治疗 1～2 年，还是非 HIV 感染者抑制性治疗 6～12 个月。

上述观点发布于 1997 年。到 2009 年美国 CDC 发布《HIV 感染者机会性感染防治指南》时，上述观点基本没有改变。该指南提到，维持性/抑制性治疗持续终生，或持续至抗病毒治疗免疫重建之后。而终止治疗的条件更为苛刻：

① 持续性无隐球菌感染症状，CD4 细胞超过 $200/mm^3$ 且持续 >6 个月，HIV RNA 浓度低或连续 3 个月检测不到，则终止治疗。

② CD4 细胞低于 200，则重新开始维持性治疗。

后一点也说明了局面的复杂性。CD4 低于 $200/mm^3$ 就治疗，没有提检查项目和检查结果，比如抗原、染色、培养等。亦即只要 CD4 低于 $200/mm^3$，则启动治疗，无论有无微生物学证据。不知道是否理解达意。

(2)《尼尔森儿科学》第 20 版（2015 年）[2]：儿科中枢神经系统（CNS）感染的治疗理念与成人相同，也是分为 3 阶段。额外提及的可以为成人所借鉴的信息如下：

① 非 HIV 感染者：诱导阶段的疗程取决于治疗反应，有的患者可以长达 6～10 周。维持阶段抗隐球菌治疗的有效性可以通过隐球菌抗原系列测试来监测。血清或脑脊液浓度≥1∶8，意味着复发。

② HIV 感染者：维持阶段治疗需要持续终生。HIV 感染者 HAART 治疗控制良好时，何时终止治疗尚无良好研究。

(3)《约翰·霍普金斯抗生素指南》（2015—2016）[3]：CNS 感染给出了隐球菌治疗药物，但疗程一栏除了给出 5 个病原的疗程之外，没有写隐球菌相关信息。

(4)《热病》43：此处信息值得玩味。

① 非 AIDS 脑膜炎：诱导阶段的治疗约需 6 周。此处给出的竟然是 1979 年的文献[4]。维持阶段：有推荐氟康唑治疗 2 年的，以减少复发[5]

② AIDS 脑膜炎：推荐阅读 IDSA 指南[6]。诱导阶段：提到菌落计数下降速度是衡量治疗效果的指标。这为脑脊液定量培养提供了依据，值得同仁关注。维持阶段：无症状，且 CD4>100～200/mm^3 维持 6 个月以上，考虑停止抗真菌治疗。有作者建议停止治疗之前进行腰穿，血清隐球菌抗原再次阳性则预示复发。100 例进行 ARV 的 CD4>100/mm^3 的患者，停止维持治疗后脑膜炎复发率为 0.4～3.9/100(人·年)。

(5) IDSA 指南[6] 中脑膜炎疗程信息。AIDS 患者脑膜炎——第 11 条推荐：HAART 治疗患者可以考虑停止抑制性治疗，条件是 CD4 细胞>100/mm^3，

HIV RNA 浓度很低或无法检测，持续 3 个月以上，抗真菌治疗最少 12 个月（B 级推荐，Ⅱ类证据）；如果 CD4<100/mm^3，则考虑重新开始治疗（B 级推荐，Ⅲ类证据）。非 HIV 感染者脑膜炎——第 25 条推荐：诱导治疗和巩固治疗后，用氟康唑进行维持治疗 6~12 个月，剂量每天 200mg［3mg/kg］，口服方式（B 级推荐，Ⅲ类证据）。

（6）检索 PubMed 数据库。检索词：（Cryptococcus or Cryptococcosis）and（duration or maintain）and（meningitis or nervous），在题目或摘要中出现，共 51 个。近 10 年无明确结论性信息。可资借鉴的信息包括：

① 巴西研究[7]：无症状 HIV 感染者，CD4 < 200/mm^3，无脑膜炎症状，血清隐球菌抗原阳性率 3.1%（95%CI 1.0%~7.0%）。文章讨论是否有必要普查？

② 日本研究[8]：非结核分枝杆菌感染合并隐球菌感染（16 例）时，表现与 HIV 合并隐球菌感染（32 例）不同。研究组年龄更大、疗程更长；表现为脑膜炎的少，而表现为骨和关节、肺和胸膜、皮肤感染的多。研究组 CSF 培养、染色阳性率低，血清抗原阳性率低，脓液和皮肤病损培养、染色阳性率高。

③ 中国研究[9]：631 例导流性红斑狼疮（SLE）患者，6 例隐球菌脑膜炎，表现不特异。参见相关综述[10]。

④ 印度研究[11]：比较 HIV 感染（102 例）和非感染（15 例）者隐球菌脑膜炎，CSF 中的淋巴细胞、蛋白、糖无区别；CSF 墨汁染色阳性分别为 89% 和 87%，CSF 培养阳性分别为 95% 和 87%，血培养阳性分别为 100% 和 75%；病死率分别为 30.6% 和 0。

⑤ 中国台湾研究[12]：中枢感染的流行病学和预后报道。

⑥ 美国研究[13]：实体器官移植受者隐球菌感染者 83 例。下列情况下初始治疗中两性霉素 B 用得比氟康唑更多：中枢感染（69%vs16%，P = 0.00001）、播散性感染（82.7% vs 20%，P = 0.00001）、真菌血症（29% vs 8%，P = 0.046）。单纯肺部感染用氟康唑多（64% vs 14%，P = 0.00002）。治疗 2 周 CSF 培养阳性者比阴性者，6 个月生存率低（50% vs 91%，P = 0.06）。生存超过 3 周的患者中 68%（54/79）采用了维持治疗。维持治疗疗程平均 183 天，55% 超过 6 个月，25% 大于 1 年。证实复发率是 1.3%（1/79）。

具体到新型隐球菌抗原（CrAg）对治疗疗程、复发判断的价值呢？用（Cryptococcus or cryptococcosis or Cryptococcal）and（antigen or antigenemia）在 PubMed 检索。限制在题目出现，5 年内，共 77 篇，有价值信息如下（其标本都是血清标本）：英国研究[14] 显示，常规经验性抗真菌治疗与 CD4 细胞低于 100/mm^3 有关，与 CrAg 无关。南非研究[15] 显示，HIV 感染后，不筛选 CrAg

者出现播散性念珠菌病的概率，是筛选者的近 2 倍。南非研究[16] 显示，HIV 患者启动 ART 治疗时筛查 CrAg，阳性后使用氟康唑抢先（preemptive）治疗，病死率比历史报道未筛查患者显著减少。美国研究[17] 显示，HIV 患者 CrAg 阳性后氟康唑短疗程治疗，与阴性者相比，病死率一致。瑞士研究[18] 显示，HIV 感染后没有启动 ART 时筛查 CrAg，CD4 <100/mm^3 者阳性率为 4.4%，CD4 100~150/mm^3 者阳性率 2.2%。CrAg 筛选阈值如果是 CD4 <100/mm^3，则会漏掉 18% CrAg 阳性患者，需要调整。1 年后 CrAg 阳性者病死或失访率为 75%，而阴性者为 42%（$P<0.001$）。CrAg 阳性是病死或失访的独立预测因子（HR 2.50；95% CI 1.29~4.83；$P=0.006$）。CrAg 阳性者 39% 出现隐球菌脑膜炎。CrAg>1∶160 与发展为脑膜炎相关（OR 4.83；95% CI 1.24~8.41；$P=0.008$）。使用氟康唑会减低 CrAg 阳性者的病死率或失访率（HR 0.18；95% CI 0.04~0.78；$P=0.022$）。美国综述[19]：CrAg 筛选和阳性的治疗，有助于预防隐球菌感染，减少 AIDS 病死率。德国研究[20] 显示，对 HIV 感染者，结果支持 CD4≤200/mm^3 和（或）PCP 时常规筛查 CrAg。CrAg 滴度≥1∶512 与播散性隐球菌病有关（OR 21.3，$P=0.0008$，95% CI 1.64~277），不过有 10% 播散性隐球菌病患者滴度<1∶16。美国研究[21] 显示，对 HIV 感染者，支持 CD4≤100/mm^3 时常规筛查 CrAg 并治疗阳性患者。英国研究结论一致[22]。坦桑尼亚研究[23] 显示，对 HIV 感染者，支持 CD4 <200/mm^3 时筛查 CrAg。

上述信息都是针对 HIV 感染者，都是关于筛查后抢先治疗，没有已经感染的疗程信息。上述信息提示，CD4 细胞低于一定数值，应该进行 CrAg 筛查；阳性者应该治疗。滴度越高，患播散性隐球菌病的概率越高；不过低滴度的也存在。

近 5 年其他信息，美国病例报告[24]：免疫健全患者，血清 CrAg 阳性，脑脊液阴性且培养阴性，脑活检可见无荚膜隐球菌，治疗后血清滴度下降；中国香港病例报告[25]：群集裂褶菌（*Schizophyllum commune*）引起致死性脓胸（empyema thoracis），导致隐球菌抗原假阳性；英国病例报告[26]：CrAg 阴性，导致隐球菌膜脑炎延迟诊断，患者有淋巴细胞减少。

通过上面信息可知，疗程和检查指标无标准答案：疗程无定论，早期判断复发与否的标准也不统一。无定论、不统一意味着因人——即患者、医生不同——而异。大家天天说"个体化医疗"是发展趋势，其实，个体化医疗天天都在发生。建议按 IDSA 指南、CDC 指南推荐，参考热病等权威书籍、综述信息，结合患者具体情况，确定个体疗程。个体彼此不同是必然的。

明确的信息是：三阶段是基本规程，要遵守；各阶段药物、剂量基本明确，要依从；复发率有些情况下很高。判断：要兼顾免疫力相关信息（如 HIV 载量、

CD4 细胞数）、临床表现、涂片培养结果、抗原检查等指标。支持用 CD4 细胞结合 CrAg 来判断感染、启动抢先治疗。HIV 感染者明确；非 HIV 感染者尚需证据。热病信息提示，脑脊液定量培养对衡量治疗效果有价值。上述美国 2005 年研究也显示，治疗中的培养对预后判断有意义。这是我们特别强调的，针对治疗的微生物学检查——国内薄弱环节，建议大家重视！

隐球菌核酸检查尚无数据，期待方家，期待未来！

参考文献

［1］ Van der Horst C M，Saag M S，Cloud G A，et al. Treatment of cryptococcal meningitis associated with the acquired immunodeficiency syndrome. National Institute of Allergy and Infectious Diseases Mycoses Study Group and AIDS Clinical Trials Group. N Engl J Med，1997，337（1）：15-21.

［2］ Robert M Kliegman. Nelson Textbook of Pediatrics［M］. 20th ed. Elsevier，2015.

［3］ https：//www.hopkinsmedicine.org/antimicrobial-stewardship/guidelines/

［4］ Bennett J E，Dismukes W E，Duma R J，et al. A comparison of Amphotericin B alone and combined with Flucytosine in the treatment of cryptoccal meningitis. N Engl J Med，1979，301（3）：126-131.

［5］ Larsen R A. Editorial response：A comparison of Itraconazole versus Fluconazole as maintenance therapy for AIDS-associated cryptococcal meningitis. Clin Infect Dis，1999，28（2）：297-8.

［6］ Perfect J R，Dismukes W E，Dromer F，et al. Clinical practice guidelines for the management of cryptococcal disease：2010 update by the infectious diseases society of america. Clin Infect Dis，2010，50（3）：291-322.

［7］ Vidal J E，Toniolo C，Paulino A，et al. Asymptomatic cryptococcal antigen prevalence detected by lateral flow assay in hospitalised HIV-infected patients in São Paulo，Brazil. Trop Med Int Health，2016，21（12）：1539-1544.

［8］ Chetchotisakd P，Anunnatsiri S，Nithichanon A，et al. Cryptococcosis in Anti-Interferon-Gamma Autoantibody-Positive Patients：a Different Clinical Manifestation from HIV-Infected Patients. Jpn J Infect Dis，2017，70（1）：69-74.

［9］ Zhong Y，Li M，Liu J，et al. Cryptococcal meningitis in Chinese patients with systemic lupus erythematosus. Clin Neurol Neurosurg，2015，131：59-63.

［10］ Khairullah S，Sulaiman H，Yahya F，et al. Cryptococcal meningitis and SLE：a diagnostic and therapeutic challenge. Acta Reumatol Port，2014，39（3）：254-258.

［11］ Abhilash K P，Mitra S，Arul J J，et al. Changing paradigm of cryptococcal meningitis：an eight-year experience from a tertiary hospital in South India. India J Med Microbiol，2015，33（1）：25-29.

［12］ Chen C H，Sy H N，Lin L J，et al. Epidemiological characterization and prognostic factors in patients with confirmed cerebral cryptococcosis in central Taiwan. J Venom Anim Toxins Incl Trop Dis，2015，21：12.

[13] Singh N，Lortholary O，Alexander B D，et al. Antifungal management practices and evolution of infection in organ transplant recipients with *Cryptococcus*；neoformans infection. Transplantation，2005，80（8）：1033-1039.

[14] Oladele R O，Akanmu A S，Nwosu A O，et al. Cryptococcal Antigenemia in Nigerian Patients With Advanced Human Immunodeficiency Virus：Influence of Antiretroviral Therapy Adherence. Open Forum Infect Dis，2016，3（2）：ofw055.

[15] Vallabhaneni S，Longley N，Smith M，et al. Implementation and Operational Research：Evaluation of a Public-Sector，Provider-Initiated Cryptococcal Antigen Screening and Treatment Program，Western Cape，South Africa. J Acquir Immune Defic Syndr，2016，72（2）：e37-e42.

[16] Longley N，Jarvis J N，Meintjes G，et al. Cryptococcal Antigen Screening in Patients Initiating ART in South Africa：A Prospective Cohort Study. Clin Infect Dis，2016，62（5）：581-587.

[17] Kapoor S W，Magambo K A，Kalluvya S E，et al. Six-month outcomes of HIV-infected patients given short-course Fluconazole therapy for asymptomatic cryptococcal antigenemia. AIDS，2015，29（18）：2473-2478.

[18] Letang E，Müller M C，Ntamatungiro A J，et al. Cryptococcal Antigenemia in Immunocompromised Human Immunodeficiency Virus Patients in Rural Tanzania：A Preventable Cause of Early Mortality. Open Forum Infect Dis，2015，2（2）：ofv046.

[19] Kaplan J E，Vallabhaneni S，Smith R M，et al. Cryptococcal antigen screening and early antifungal treatment to prevent cryptococcal meningitis：a review of the literature. J Acquir Immune Defic Syndr，2015，68（3）：S331-339.

[20] Katchanov J，Jefferys L，Tominski D，et al. Cryptococcosis in HIV-infected hospitalized patients in Germany：Evidence for routine antigen testing. J Infect，2015，71（1）：110-116.

[21] McKenney J，Bauman S，Neary B，et al. Prevalence，correlates，and outcomes of cryptococcal antigen positivity among patients with AIDS，United States，1986-2012. Clin Infect Dis，2015，60（6）：959-965.

[22] Patel S，Shin G Y，Wijewardana I，et al. The prevalence of cryptococcal antigenemia in newly diagnosed HIV patients in a Southwest London cohort. J Infect，2013，66（1）：75-79.

[23] Magambo K A，Kalluvya S E，Kapoor S W，et al. Utility of urine and serum lateral flow assays to determine the prevalence and predictors of cryptococcal antigenemia in HIV-positive outpatients beginning antiretroviral therapy in Mwanza，Tanzania. J Int AIDS Soc，2014，17：19040.

[24] Garcia-Santibanez R C，Gill V，Yancovitz S，et al. Neuroinvasive cryptococcosis in an immunocompetent patient with a negative spinal fluid *Cryptococcus* antigen. Case Rep Infect Dis，2015，2015：857539.

[25] Chan JF，Teng J L，Li I W，et al. Fatal empyema thoracis caused by Schizophyllum commune with cross-reactive cryptococcal antigenemia. J Clin Microbiol，2014，52（2）：683-687.

[26] Kessler B，Bally F，Hewer E，et al. Delayed diagnosis of cryptococcal meningoencephalitis due to negative cryptococcal antigen test. BMJ Case Rep，2013，29：2013.

47. 新生儿血液和脑脊液分离出解脲脲原体或人型支原体怎么办？

有对题目问题进行的讨论，但这应该是低概率事件，而且需要排除采血时的污染。母亲产道可能有两种支原体，经阴道生产后，新生儿皮肤会有二者。采血、采集脑脊液（CSF）时，可能污染。

（1）欧洲《儿童感染性疾病蓝皮书》[1]中这样描述：从正常无菌区域分离到解脲脲原体或人型支原体，如果不存在其他微生物，同时存在感染的证据，则可以考虑应用抗生素。但是，如果不存在感染的证据，则可不给予抗生素治疗。这是因为新生儿的血液和 CSF 中可以分离到这些支原体，不会造成不良事件，不经过治疗也可以自主清除。

（2）《尼尔森儿科学》[2]提到，人型支原体和解脲脲原体可从早产儿的脑脊液中分离出来，但从足月婴儿的脑脊液中分离出来，不太常见。从脑脊液中分离出这些细菌的临床意义尚不确定。同时分离出其他病原体也不常见。大多数婴儿没有明显的中枢神经系统（CNS）疾病迹象。总体而言，脑脊液多个核细胞增多并不一致。有证据表明，在没有特殊治疗的情况下，人体可以自发清除支原体。如果致病，脲原体脑膜炎与脑室内出血和脑积水有关。有限的数据表明，人型支原体引起的脑膜炎可能与显著的发病率和死亡率有关。

（3）MCM11[3]未及，PPPID3[4]未及。

（4）PubMed 中文献很少。

① 美国病例报道[5]显示，一名女婴接受了脊髓脊膜膨出修补术，并出现持续性心室扩张。CSF 培养出人型支原体，诊断为支原体脑膜炎。婴儿接受了包括莫西沙星在内的多种抗生素治疗，并检测莫西沙星 CSF 浓度水平用于药代动力学分析。本病例报告增加了了解婴儿脑脊液莫西沙星水平药代动力学的重要性。

② 美国文献[6] 报道了从低出生体重儿的脑脊液和气管吸出物标本中分离解脲脲原体和人型支原体的频率和意义。该文进行了一项研究，以确定：a. 从脑脊液和气管抽吸标本中分离的频率；b. 红霉素治疗解脲脲原体定植婴儿的临床结果和效果。脑脊液：纳入 920 名婴儿，分离出解脲脲原体 2 例（0.2%），人型支原体 0 例。气管吸出物：纳入 224 名婴儿，37 名（17%）分离到解脲脲原体，4 名（2%）分离到人型支原体。比较解脲脲原体培养阳性或阴性的极低出生体重儿（<1500g）的人口统计学特征和临床结果，尽管阳性结果的婴儿比阴性结果的婴儿成熟度低，但两组之间的临床结果没有实质性差异。对平均年龄为 16.4 天的解脲脲原体培养阳性婴儿开始红霉素治疗，似乎不会改变临床结果。结论：在早产儿中，a. 解脲脲原体感染脑脊液的频率很低；b. 解脲脲原体经常出现在气管抽吸标本中，但似乎与呼吸道疾病的存在或随后发展无关；c. 在 1～3 周时开始红霉素治疗，不会改变临床病程。

③ 美国文章[7] 提到，在过去 20 年中，早产儿或足月儿中枢神经系统感染人型支原体的报告病例不到 10 例。早产儿人型支原体感染的最佳治疗方法仍不清楚。我们报告 1 例由人型支原体引起的持续性中枢神经系统感染的早产儿，并成功接受了氯霉素静脉注射治疗。该文综述了以往有关人型支原体中枢神经感染及治疗的报道。

④ 德国病例报道[8]：1 名在妊娠 28 周出生的早产儿，发现感染解脲脲原体，并在出生后第 1 周出现脑室内出血和进行性脑积水。在没有明显的脑脊液多细胞症的情况下，从婴儿的脑脊液中分离出该解脲脲原体，并基于低葡萄糖和高蛋白质状态，怀疑存在脑膜炎。由于根据临床标准，解脲脲原体对红霉素具有耐药性，因此该婴儿接受氯霉素治疗 20 天。最后证明脑脊液已经清除该微生物；但脑积水持续存在，有必要进行脑室内分流。

综上可知：

① 前提不是污染，如果是污染就没有必要讨论处置了。

② 脑脊液分离出解脲脲原体或人型支原体的概率极低。

③ 如果有临床表现，可以考虑用抗生素覆盖。

④ 如果"新生儿可以自发清除"这个结论为真，则成人血液出现分离株，则应该不必积极治疗。

参考文献

[1] 麦克·沙兰编著. 儿童感染性疾病蓝皮书. 马小军，等译. 北京：科学技术文献出版社，

2015：647.

[2] Robert M Kliegman. Nelson Textbook of Pediatrics，20th ed. Elsevier，2015：1491.

[3] James H Jorgensen，Michael A Pfaller，Karen C Carroll，et al. Manual of clinical microbiology. 11th edition. American Society for Microbiology，2015.

[4] Sarah S Long，Larry K Pickering a，Charles G Prober. Principles and Practice of Pediatric Infectious Diseases：Expert Consult. 3rd ed. Saunders，2008.

[5] Nohren J，Namtu K，Peloquin C. The Pharmacokinetics of Moxifloxacin in Cerebrospinal Fluid Following Intravenous Administration：A Report of Successfully Treated Infant with Mycoplasma hominis Meningitis. Pediatr Infect Dis J，2020，39（8）：e183-e184.

[6] Heggie A D，Jacobs M R，Butler V T. Frequency and significance of isolation of Ureaplasma urealyticum and Mycoplasma hominis from cerebrospinal fluid and tracheal aspirate specimens from low birth weight infants. J Pediatr，1994，124（6）：956-61.

[7] Watson L，Pang Y M，Mitchell S. Mycoplasma hominis Meningitis in a 24 Week Premature Neonate：Case Report and Short Literature Review. J Pediatr Pharmacol Ther，2008，13（4）：251-4.

[8] Hentschel J，Abele-Horn M，Peters J. Ureaplasma urealyticum in the cerebrospinal fluid of a premature infant. Acta Paediatr，1993，82（8）：690-3.

48. 抗生素使用有哪九大误区?

遇到一个帖子《你不知道的九大抗生素误区》,写明来源是人民日报(不确定最先发表之处)。里面图,也明确标识了人民日报。我们没有追究来源确定与否、作者为谁,只把学习体会汇报给大家。

原帖所列九个误区:

① 抗生素=消炎药;

② 抗生素可预防感染;

③ 广谱抗生素优于窄谱抗生素;

④ 新的抗生素比老的好,贵的抗生素比便宜的好;

⑤ 使用抗生素种类越多越能有效控制感染;

⑥ 感冒就用抗生素;

⑦ 发热就用抗生素;

⑧ 频繁更换抗生素;

⑨ 一旦有效就停药。

误区之一:抗生素=消炎药。这是抗生素的最经典误区,患者会这么说,连很多医务人员都口误或笔误,乃至错误。消炎药在专业上主要指非甾体抗炎药(NSAIDS)。专业而言,抗生素不是消炎药。之所以形成这个误区,一方面是因为细菌性炎症太多,而抗生素是治疗细菌性感染的特异性药物。抗生素治疗有效时,细菌所致炎症可以减弱或消失,抗生素起到了间接消炎的作用。但非细菌性感染性炎症、非感染性炎症,抗生素毫无意义。另一方面则是专业人员不学所致。不学乃至误解,乃至以讹传讹,语之患者,遂为民间口语。

故此,医生在提高自身能力的同时,在每一次开具抗生素之前,要尽可能明确炎症的性质。高度疑似细菌性感染，或者至少是有证据提示不能排除细菌性感染，才可以开具抗生素。而不能仅仅因为是炎症，不问青红皂白，就直接开出抗生素。今日而言，是为冒天下之大不韪——卫健委抗生素专项整治，源出于此。

误区之二：抗生素可预防感染。我们觉得将之直接定义为误区——这个表述不太严谨，要辩证地看。这句话有正确的一面——抗生素确实可以预防感染，所以临床有预防用药。不过临床预防用药的指征非常明确。如孕妇 GBS 阳性，针对 GBS 的靶向预防；如脾切除后预防菌血症；如性暴露后预防性传播疾病（STD）；如镰状细胞病预防肺炎链球菌；如外科手术抗生素预防，等等。这句话更为专业严谨的表述是：无适应证情况下，滥用抗生素预防感染——这是误区。

误区之三：广谱抗生素优于窄谱抗生素。我们认为，这句话也要辩证地看。广谱抗生素的抗菌谱，比窄谱抗生素广，从这一点看，前者确实优于后者——这句话有合理之处。临床治疗要追求适度和匹配。比如明确病原，还是要用药敏试验敏感、尽可能窄谱、强度对应的指南推荐药物。而经验治疗要覆盖多种病原时，多用广谱抗生素，但也不必然是广谱抗生素。这要看推测病原、病原构成。此时要依据指南、当地流行病学、患者个体情况选药。广谱药物因为覆盖面广，力度强，导致菌群失调、附加损害的概率似乎更高一些——这说明，广谱抗生素也有不如窄谱抗生素的地方。实际工作中，不问使用前提，一概认为广谱抗生素优于窄谱抗生素，是错误用法、认识误区。

误区之四：新的抗生素比老的好，贵的抗生素比便宜的好。后者不予讨论，因为本身不是治疗学的专业问题——治疗效果与价格无关。前者讨论的价值也不大，因为新旧也不是专业问题。我们觉得前者的表述依然不太严谨。国际市场上新开发上市的药物，多数情况下确实比同类的老药好。最典型的如头孢菌素，一代到四代，对革兰阴性菌而言，确实有迭代增强、相比更好之处。喹诺酮类、四环素类也是。

当然例外也有。比如厄他培南上市时间晚于亚胺培南多年。但前者为一代，后者为二代，一代不如二代。由此，新的确实不如老的好——当然这是泛泛而言。如果明确适应证，二者使用时机不同，综合可比性就弱化了。

患者不知道新旧，也不会考虑新旧。新与旧基本都是医生、药师的观念。这个观念是学习、实践过程中自然形成的，新旧本身是客观事实，无需调整。但从专业上，认为新的就比旧的好，则是误区。反之也是。

误区之五：使用抗生素种类越多越能有效控制感染。一般意义而言，这肯定是错的。专业来讲，这指的是联合治疗。联合治疗有两点要明确：

① 概念：联合治疗指有相加或协同效果，而非两个药一起用就是联合治疗。

② 指征：国际上联合治疗的指征非常明确。除了一些药物从制剂角度已经固化——如阿莫西林/克拉维酸、氨苄西林/舒巴坦、哌拉西林/他唑巴坦、头孢哌酮/舒巴坦外，结核分枝杆菌、中重度铜绿假单胞菌感染，一般是联合治疗；HIV一般是鸡尾酒疗法。一般而言，大多数情况是单药治疗。

国内在概念和指征方面，多少有一些误解，甚至有一般感染五联治疗的奇葩。上面这句话对少数特殊情况是正确的，对大多数没有指征的情况确实是误区。这个误区一般和老百姓无关，甚至很多老百姓懂得，是药三分毒！家里备抗生素，也就是一种两种，不可能五种同时吃。三种以上一起用，基本是医院才特有的现象。由此，如果是误区，那各位临床医生、药师、微生物学工作者要谨慎！这很可能是我们自己的专业误区！

误区之六：感冒就用抗生素。这是老百姓都有的误区，当然其形成在医疗一线。普通感冒、季节性流感，甚至一些大流感，都是病毒性感染。抗生素是针对细菌类感染的药物，对病毒性感染无效。特殊例外要知道。国际上明确的一个规律是，感染流感病毒后，患者有可能出现金黄色葡萄球菌肺炎。这时候用抗生素是合理的。所以类似病毒感染后继发细菌性感染，可以用抗生素。当然，继发细菌感染要有明确的实验室证据或流行病学证据，不能一看见病毒性感染，就用抗生素。

为什么说这个误区在老百姓，但形成在临床一线呢？可以设想，如果所有的病毒性感染，医生都能把关不开抗生素，那老百姓不会产生这个误区——这就是专业、业余的区别。所以，这个误区不但历史上要反思，今日依然有现实意义！

误区之七：发热就用抗生素。这个让人头疼，不能一概而论，因为涉及内科学难题——不明原因发热。我们先看一般情况。就社区而言，最常见的发热原因是感染，细菌感染和病毒感染都很多，细菌感染一般需要使用抗生素，病毒性感染不能用。而在医院感染中，细菌感染的概率比病毒感染高，所以更倾向于使用抗生素。所以发热后用抗生素，有一定的必然性。

我们再看特殊患者——免疫低下者，比如AIDS晚期、恶性肿瘤、固体器官移植受者、造血干细胞移植受者、粒细胞缺乏、糖尿病晚期、联合免疫缺陷病等。此类患者发热，经验性立即使用抗生素是必须的。原因有二：细菌感染概率高；治疗延迟则病死率高。所以，这样的患者发热就用抗生素，不是有一定必然性，而是就是必然的。

而不明原因发热（FUO）更是业界难题！套用一个 20 世纪 80 年代的比喻，它是内科学王冠上一颗最耀眼的明珠！它的缩写是 FUO，类似不明飞行物 UFO 一样，神秘、恐惧、挑战、刺激！普通 FUO 患者（不是 HIV 感染、不是粒细胞缺乏等），感染为主，但普通细菌感染只是其中一少部分！由此，不明确原因贸然使用抗生素，很多情况下可能是错误的，至少是不明确的。但就如检查可以特殊——大撒网一般而言是错的，但 FUO 则有一定合理性——一样，治疗有时候会尝试广谱抗生素覆盖。我们相信，这是临床医生的无奈！

就帖子而言，这句话肯定是说给普通老百姓的，而不是说给专业人员的。就普通老百姓而言，发热就用抗生素，和消炎就用抗生素是一样的误区——可以认为这确实是误区。

误区之八：频繁更换抗生素。显然这是在说医务人员——老百姓自己在家里，想频繁更换，也没有条件；即便频繁更换，药也往往来自医院。而在医疗机构内，频繁更换抗生素在国内是司空见惯的。频繁更换抗生素是其表，对经验治疗的启动、评价是否合理，则是其里。

那我们的临床一线启动经验治疗是否很合理呢？启动后评价是否到位呢？不太乐观。这个话题如果展开，篇幅巨大，不是一个帖子所能完成的。我们这里只提以下几点，看大家是否考虑过，是否有明确答案：

① 启动经验治疗时，临床诊断完全符合诊断标准吗？我们看到的实际情况是，有时候不符合、不满足。

② 经验治疗药物选择，考虑了最可能病原吗？如果只是把疾病名称和抗生素对应死记硬背下来，那显然只是刚刚入门。首先要知道病原谱（国际、当地），然后要结合患者风险因素，推测最可能病原。经验治疗必须覆盖最可能病原——是为底线。

③ 覆盖最可能病原，考虑了所用药物当地的耐药率吗？耐药率阈值是多少，并以此确定我们用或不用一个药物？后一点有比较明确的数值，大家知道吗？评价治疗效果的周期是多少？患者需要分别吗？评价治疗效果的标准是什么？抗感染治疗效果评价，除了临床标准外，还有什么？为此，您做了哪些工作？

如果一线医生、药师不能回答上面问题，那么大家就能理解，为什么我们说"不太乐观"了。由此可知，频繁更换抗生素确实是误区——与百姓关系不大，这是专业误区！

误区之九：一旦有效就停药。这涉及效果评价、停药指征、治疗疗程、复发概率等。这个问题复杂一些，依然无法深入展开。这里简单看一下。

有一些感染，确实是有效就停药。比如轻度的非复发性的单纯性社区获得性膀胱炎，国际上有尝试3日给药，而且结论是肯定的——3日疗程可以——3日，基本上是有效就停药了。如果我们明确，有一类感染是自限性疾病——不必医学干预就会好转——的话，那见效就停药，必然有一定合理性。

另外也有一些感染，一旦有效就停药则是大错特错——要么这一次没有完全好转，要么未来复发率高。比如念珠菌菌血症，如果症状体征消失就停药，那是开患者生命的玩笑。国际明确的是：非粒细胞缺乏患者，症状体征消失、没有转移感染、菌血症消失（血培养明确转阴），此时再治疗2周以上；而对粒细胞缺乏患者则更为严苛，还要加上粒细胞缺乏恢复。再如AIDS新型隐球菌感染，如果症状体征消失就停药，那复发率会有50%，甚至更高。

上述这两个极端，说明了这个问题的复杂性——不能一概而论。

我们不赞成单纯为了完成疗程而完成疗程。疗程只是一个概念，不宜机械，应该具体看治疗效果评价指标、停药指征。患者治疗效果明确、符合停药指征就可以停药，不能只考虑疗程数值本身。有一种观点认为，没有完成疗程，细菌受到的打击不够，会诱导耐药。我们不赞成这个观点。抗生素诱导耐药、选择耐药等现象的基础研究，始终不太明确。药物投放人体或自然界，究竟怎么样导致耐药、筛选耐药，还有很多未知的机制细节。单纯一个附加损害，有谁能说清楚细节呢？可见这里面逻辑漏洞很多。回到这句话本身，反过来看，完成了所谓全部疗程，增加了几天乃至一周的抗生素，你多用的抗生素依然会选择出耐药嘛！你增加投放的药物，无论在人体还是在自然界，都是有选择、诱导作用的。可见上述观点的漏洞，甚至不能自圆其说。

我们想，上面9个误区，也包含着"抗生素是万能的神药"这样的误区。这么多年来，我们开出了这么多抗生素，几乎所有患者都要"三素一糖"。业界到了该反思的时候，而医政也到了必须出手的时候了！目前医患关系紧张若此，难道医疗界本身一点责任都没有吗？各位医学同仁，不应该有所震动吗？希望大家三思！反思！慎思！深思！

第四章
报告和观念

49. 临床恒基、检验恒务是什么？

健康是所有人的根本。预防疾病、诊治疾病自然是所有人瞩目的。就临床医学来讲，其核心是什么？医生关注诊断、患者关注治疗。于医生而言，如果诊断不清楚，则没法治疗——纵使治疗也只是尝试，或者庸医乱用虎狼药。于患者而言，如果治疗没效果，那诊断没意义——说得多了，倒仿佛闪烁其词。

诊断的核心根本，是诊断标准——是为临床恒基。所以对医生而言，是大部头的内科学、外科学、专科学，其中最重要的是诊断标准（定性、定量，包括严重程度）。哪几条，权重多少，如何分级——是的，就是这些，比较简单。

① 于综合内科书而言，如果病因学、病理生理写得太多，诊断标准太少，则是失衡；没有诊断标准，则是失败。张之南等教授编撰的《血液病诊断及疗效标准》[1] 让人印象深刻，内容没别的，都是一条一条标准（以及出处）。

② 于医生而言，首先掌握诊断标准。这些掌握了，才能扩展到之前的病因、中间的病理生理、之后的治疗反应和预后，否则就跑偏了。

③ 于患者而言，其实久病成医。着眼于诊断标准，你会很快理解医生的思维。上海作家陈村，自称"弯人"——因为罹患强直性脊柱炎，久病成弯。就这个病而言，他的水平已经不在专业副高之下。难吗？其实不难。反复看相关书籍，抓住诊断标准这一根本，也就掌握了。所以大家有了疾病，真心关注而且有时间，那很快就会入门。

所以，于医生于患者，最重要的是找到最好的专业书——一睹了然。医学是一个与时俱进、充满未知的领域。书籍之多是一景，内容之乱也是一景。所以找到最好专业书的最新版本，是专业人员必需的经历和眼界。

确立了诊断标准的恒基地位后，延伸的思考是某具体患者的具体结果（就是诊断证据）是否准确——是为检验恒务（还有另一层意思，详见后文）——务必反复检定诊断是否成立。所有的结果都有可能不准确——医生的听诊取决于医生的能力、判断；影像学取决于平台的分辨率、断层；检验取决于准确性、重复性等——总之，现实中没有百分之百。不准确性分几种情况：

① 仪器正常、操作正常情况下的固有变异。注意，此时的不准确，操作者是不必受到指责的，因为任何人都无法避免。

② 超出常态的明显错误——或人为纰漏、或仪器失灵……这种情况需要反馈溯源，避免再次出现。反复出现的话则要有人负责。

③ 医生主观判断，"与临床不符"。这一条我们想提醒各位医生朋友，一定要慎用。越是工作时间短，越是比较陌生的领域，越要谨慎。即使是专家，误判也太多了。而且检查科室是客观科学检测，人为错误概率很低。无端怀疑不准，长期下去会误入迷途。另一方面，辅助科室懂临床，也是题中应有之义，无论医师、技师。

诊断标准有多条，权重不同，分级有别；某具体患者某标准下的检测结果可能不准确——这意味着分析、综合、辨别、取舍，是临床常态。各位医生工作之难，其一即条分缕析、明辨歧义，而各位患者朋友也要理解其难——每个专业都有困境、不确定性。

从医生的角度，处置（包括治疗）是诊断的逻辑下游，所以医生重视诊断是必然的。而诊断明确后，治疗的选择取决于两者：经验和循证医学证据。

经验有两层：一方面是医生个体的经验。医生越老越珍贵，大家都懂。个人经验是一切判断的基础。另一方面是医生群体的经验——权威书籍的最新记录。由此可知，医学依然是主观性很强的学科。这里我们想提醒各位医生朋友的是，个人经验一定至少要经过结果的反馈性检验，不可过于自信。而广大患者朋友也不要过于迷信专家的个人经验——个人再牛，也比不了多数医生的共同经验，比不了循证医学证据。另外，患者朋友也不要过于相信自己的感觉——主观直觉会"骗人"，尤其是关心则乱。

因为经验非常主观，所以西医近几十年不断强化循证医学——并以之作时代冠名。循证医学最核心的理念，就是基于一定患者群体数量，来客观判断某处置是否有益——最大限度避免患者个体的生物学变异、避免负责医生的主观臆断。所以，循证医学是西方医学纳入统计学、走向科学的必然阶段。那些从根本上否定循证医学的所谓惊人见解，其实恰恰是不懂西医的自供。

经验和循证医学证据综合一起，是什么？——是临床处置指南。指南对经验效果、循证证据进行分级、给出推荐，由此构成了西医的处置（包括治疗）核心——亦为临床恒基。需要注意的是，在具体应用时，一定要验证在具体患者身上的处置效果——基于先有的经验固然容易错，而基于群体的指南推荐也不一定适用于此时此刻此患。由此，指南不能机械地套、不能强制性照搬——看看指南的声明就知道了。此亦是检验恒务（还有另一层意思，详见后文）——务必反复核验治疗是否有效。

前面两处提到检验恒务，这里的检验是检定、核验，是泛称。检验恒务还有针对检验医学的专指含义。检验医学有临床的一面（故名检验医学，但国内非常薄弱），也有技术的一面（名为医学检验，属于科学范畴）。从检验医学角度，检验恒务，务什么呢？

① 于书而言，明确列出某检验项目所在的诊断、治疗标准，才是根本。写了检测原理、参考范围、影响因素种种（这些本身当然也重要），却不写其在临床标准中的地位和价值，太遗憾了——完全丢失了根本。以此观之，很多检验书籍可能都要重写。常见的临床意义写法，某指标升高见于 A 情况、B 情况……对 C 疾病的诊断有重要意义。恕直言，这没有多大意义，或者说，把最重要的意义丢掉了。

② 于检验工作者而言，掌握具体项目所在的诊断、治疗标准，是临床沟通的基本前提。你和医生、患者说质控在控、说重复性好，没有些许效果，还有可能被误解为心虚。针对具体患者的病情进行检验医学分析，才是真正的医检对话，才可能"高水平地吵架"。

③ 于患者而言，一大堆检验项目结果，若干个箭头，先不要焦虑。看看哪个有诊断意义！这里面最有迷惑性和恐怖性的就是肿瘤标记物。很多单位查体都查——这是不准确的选择——不唯非医疗专业人员不懂，很多临床医生也有误区。原因很简单，很多肿瘤标志物是治疗效果判断指标，不是疾病诊断指标。没有诊断，轻度升高没有意义。也就是说，先确诊肿瘤，再看肿瘤标志物。不确诊，轻度升高也只能是轻度升高，不能做推断。

很多专业书遗漏了，很多检验同仁对此也很模糊，所以此处简单写明，以为检验恒务。

参考文献

[1] 张之南，沈悌主编．血液病诊断及疗效标准．第 3 版．北京：科学出版社，2007．

50. 医务工作为什么要务虚严谨？

不可离开剂量谈用药危害/毒性；不可离开治愈标准给患者治病；不可只做培养不涂片；不可离开临床诊断标准，空谈实验室检查。

不可离开剂量谈用药危害/毒性

瑞士医学家巴拉塞尔萨斯有一句名言：万物皆有毒，关键在剂量。我们认同这句话。

我们学病理学时，有一个词记忆深刻——水中毒。简单地说，短期内喝水过多，会中毒；体内局部水分过多，也会水中毒。其他如盐类、酒精等，所有化合物摄入都是这个道理。剂量超过了人体所能承受的，就会出现危害、毒性。所以我们讨论危害、毒性时，必须以剂量为前提。

这里面的危害包括很多角度，如急性毒性、慢性毒性、遗传作用、致畸性、致癌性等。

而这里的剂量，则是从最低治疗剂量开始，逐渐增大到中毒剂量的连续数量。剂量不同，危害分级、角度也会有不同。

例如伪麻黄碱。小孩上呼吸道感染，服用它会收缩鼻黏膜血管，减轻鼻塞症状。但麻烦的是，该药属于拟肾上腺药物，有一定依赖性。于是问题来了，到底给不给小孩服用。这其实就是剂量问题。连续长期服用 1 个月，会有依赖。只用 3 天，不会有依赖。所以，当用则用，当停则停。不必畏惧不用，也不要连续滥用。

再如万古霉素的使用，其副作用为红人综合征。该综合征的出现以剂量/血药浓度、滴注速度为前提。所以国际上一般推荐治疗药物监测，这样明了实际药物浓度，可以辅助判断治疗效果、避免红人综合征的出现。这也是这句话的例证。

不可离开治愈标准给患者治病

必须摆脱药物、器械依赖，必须恢复功能，这样才算治愈。治愈标准应该简洁明了，正常人应该一看就懂，不应该是某些人忽悠，或者某专家说好就算好、实验室说好就好。

我们是实验室工作者，于临床治疗不是专家，只有一点"专业感受"——介于老百姓和治疗学专家之间的感受。

我们赞同结尾部分。治愈标准应该包括客观指标，不能只是主观判断。单纯的专家判断，容易陷入主观夸大，甚至主观错误。

至于说"正常人一看就懂"：这显然是外行话了！西方医学发展在百年以上，经验奇多；人体也过于复杂，问题和变数奇多——这导致很多专业标准，不要说普通百姓不太可能一看就懂，就是专业领域内不同分工的工作人员，都不见得完全懂得知晓。

而必须摆脱药物、器械依赖，必须功能恢复，显然过于关注局部了。治愈应该是整体上的，生命、生活质量为第一位。同时，有些情况已经不可逆转，此时强调功能恢复是强人所难。换句话说，医学还没有如此发达，能够完成所有的功能恢复。简单例子如产气荚膜梭菌肢端感染，严重时需要立即截肢。此时很简单，要命还是要腿。这一条老百姓倒是"一看就懂"。

显然，原作者给出的理由，有些牵强。

那么这句话有没有合理之处呢？我们觉得稍微改写一下即可——离开治疗标准（包括治愈标准）给患者治病，就是要流氓！这是正确的。这里的治疗标准是业界公认的，包括很多客观指标，同时也结合了患者个体化因素的标准。临床医生在启动治疗前，必须明确治疗标准。比如简单的菌血症，国际上非常明确，治疗标准包括治疗期间的血培养检查。血培养转阴是治疗标准不可缺少的要素之一。这里面的血培养就集中了这三方面的考虑：

① 国际公认：这方面国内的临床实践要落后一些，大多数患者可以进行血培养，但由于医生认识不足，没有开出血培养医嘱。

② 客观检查：血培养阴性或阳性，主观因素很少。

③ 个体化因素：特殊患者可能无法完成，比如恶病质患者血容量过低的情况。当然这是少数患者的例外。如果一个医生治疗了几百个菌血症患者，都没有进行血培养，那显然是医学素质问题，不是患者个体化因素所致。

治疗标准方面，必须考虑的国际公认准则就是循证医学指南。循证医学指南是西医最核心的精华，是西医最集中的体现，是西医最重要的标准。这体现在：

① 药物选择：目前西方医学启动一个新药进入治疗序列，或一个老药进入一个新的治疗领域，必须有循证医学证据——多中心随机双盲对照试验（RCT）。这已经是确立了 30 余年的游戏规则。换句话说，一个药的使用，不是一个专家拍脑门，或者一个江湖神汉胡乱吹牛就可以启动的。这需要证据，甚至是多轮临床试验证据。国内部分从业同仁，类似常识还没有建立起来，导致用药随意主观，甚至漏洞百出。其实，抗生素滥用于此是最为根本的原因。甚至有一些所谓专业人员，打着反对滥用的幌子，在悄然滥用——让人瞠目结舌。

② 药物使用细节：关于具体给药方式、疗程、调整、终止治疗，如果有RCT，则 RCT 都是最高等级证据。

③ 疗效判断：首先是疗效判断标准要明确，其次基于该标准，RCT 结果会给出明确的疗效数值。实际遇到患者时，可以基于 RCT 结果，结合个体化因素进行疗效预期。

④ 预后判断，类似疗效判断。

不可只做培养不涂片

国内细菌学、真菌学检查存在一个弊端——培养为主，涂片过少。

一般而言，所有进行培养的标本，同一标本同时都应该进行涂片。少数例外：血培养；原始标本过少的情况，比如眼科标本；假体或血管内插管等。这些一般情况下不必或不能涂片，当然特殊情况下也可以，比如血液标本可以瑞氏染色、革兰染色，细菌浓度高时，会有查见。除了这少数特例外，其他绝大多数标本的细菌、真菌培养，原则上都应该同一标本同时进行涂片、染色、镜检。之所以国内涂片过少，分析有如下原因：

① 临床医生专业认识不足、感染性疾病诊断素质不够。主要是不明确涂片的价值，不知道涂片在诊断、治疗中的作用，从而轻视、忽略了涂片检查。

② 医嘱模式。国际上其实医生水平也参差不齐，但很多实验室有追加医嘱、补录收费的权利——国内病理学实验室有，临床微生物学实验室一般没有。这导

致了实验室同仁干着急，没办法。

③ 实验室工作人员的数量、素质。数量不必统计，全都缺人——赫赫有名如北京协和医院，细菌室依然缺人。这个缺人不是说要超过国际最好实验室，而是和国际同等类型医院的平均水平相比，都缺人。这是国内临床微生物学检验面临的最大难题。而专业素质，则广大普通三级医院、二级医院不甚乐观。此时即便做了涂片，能够发现多少问题也令人堪忧。

④ 收费。这个问题大家都懂，不展开了。

上述原因导致国内涂片数量太少。我们关注过的，好一些的医院也不过50％，差一些的医院甚至只有10％。

涂片的作用体现在：实质上，可以知晓组织细胞、炎症细胞、病原三者的实际情况——本来面目、一目了然。有些有确诊价值，比如脑脊液查见新型隐球菌；有风险因素男性生殖道多形核粒细胞吞噬革兰阴性双球菌；有风险因素男性硬下疳分泌物，暗视野显微镜看到螺旋体；狗咬患者脑组织查见内基小体等。细菌性阴道病是特例，它没有培养检查，单靠涂片进行确诊。有些有极似诊断价值，比如 BALF 标本中性粒细胞吞噬菌体超过 5％；组织、无菌部位标本查见菌体；米泔水样便暗视野显微镜查见流星穿梭运动，制动试验阳性等。有些有排除价值，比如组织标本反复查找未见菌体，则细菌、真菌感染的概率下降。

形式上，有图有真相，国内报告已经进入到图像化呈现阶段——报告带有图像。

关于涂片检查，我们提示如下注意事项：

① 涂片和培养是并列检查，彼此不是对方的检测前提。其结果、解释是在临床层面纳入综合判断。在临床综合层面，并不是说，涂片是培养必需的实验室检查前提。否则，国际、国内没有涂片的培养，都成了空中楼阁——这显然不是事实。而培养作为独立检查的意义，稍微懂得专业常识即可明了。当然也有故意抹杀培养价值的，这就和你永远叫不醒装睡的人一样，不够专业，不值一晒。

② 涂片大多数情况下不是确诊标准。原因很简单，单纯涂片革兰染色，不知道菌种，而确诊需要菌种的明确信息。这类证据可以称之为极似诊断证据——有重要提示，但不能确诊。因为培养可以确定菌种，所以涂片对培养的依赖，比培养对涂片的依赖要大。

③ 涂片的灵敏度比培养低。增加灵敏度的方法包括浓缩、增加视野、调整染料等。

④ 病理学检查所见菌体，是微生物学证据。这是病理学和临床微生物学的交叉部分。认为病理学检查所见菌体只是病理学证据，不是微生物学证据，这是

错误的观点。

⑤ 吞噬要谨慎——区分黏附、不能判断直接菌种、和培养明确对应无歧义才能推断菌种、要有一定数量（BALF：5%为阈值）。注意有非特异性吞噬——这意味着不是所有的吞噬都有意义。必须报告数量比例：黏附不计数；不确定不计数；细胞结构不完整不计数。

⑥ 涂片的优势之一是速度，要尽快回报结果。

⑦ 反之，涂片少，是不是我们的培养过多呢？显然不是。我们的培养依然少，而且结构失衡。这是另外的话题。

不可离开临床诊断标准，空谈实验室检查

这一条是我们的观点，附于骥尾，机理和上面离开治疗标准谈治疗一样。

临床微生物学实验室的最重要价值是服务临床。就诊断而言，临床实验室所有项目，不唯微生物学，价值高低的核心判断是其在临床诊断标准中的地位，是确诊性，是提示性，还是排除性，各有不同。而不考虑目前公认的诊断标准，空谈实验室检查多么有意义，是自欺欺人、掩耳盗铃。

以感染性心内膜炎为例。AHA 2005 版《感染性心内膜炎的诊断、抗微生物治疗和并发症处置指南》通过表 1A 和表 1B 给出了诊断标准。

（1）表 1A 改良 Duke 标准中感染性心内膜炎（IE）的定义、确诊 IE

① 确诊 IE 的病理学标准：赘生物、伴栓子的赘生物或心肌脓肿标本，通过培养或组织病理学检查，显示有微生物存在；或有病理性改变；赘生物或心肌脓肿标本，通过组织病理学检查，确定有获得性心内膜炎。

② 确诊 IE 的临床标准：2 个主要标准；或 1 个主要标准和 3 个次要标准；或 5 个次要标准者。

③ 可疑 IE：1 个主要标准和 1 个次要标准；或 3 个次要标准。

④ 排除 IE：有确定的其他诊断可以解释之前认为是 IE 导致的表现；或应用抗生素（≤4 天）症状缓解；或抗生素治疗≤4 天时，手术或尸检未见 IE 的病理学证据；或不符合上述可疑 IE 标准。

（2）表 1B 诊断 IE 的修订的 Duke 标准中术语的定义、主要标准

① 主要标准中诊断 IE 的阳性血培养

a. 独立两次的血培养均发现和 IE 一致的典型微生物：草绿色链球菌、牛链球菌、HAECK 菌群、金黄色葡萄球菌；或社区获得性的无原发病灶的肠球

菌；或

b. 和 IE 一致的微生物，持续血培养阳性。持续阳性的定义：间隔 12h 以上至少 2 次血培养阳性；或全部 3 个或≥4 次的血培养中多数阳性（第一个和最后一个标本至少间隔 1h）。

c. 伯氏考克斯体（*Coxiella burnetii*）单一培养阳性，或抗 1 相 IgG 抗体滴度>1∶800。

② 主要标准中的心内膜受累证据

超声心动图〔TEE 推荐用于人工瓣膜患者和复杂 IE（瓣周脓肿）患者，TEE 检测人工瓣膜显示阳性证据时至少可以通过临床标准分层为"可疑 IE"；其他患者首选 TTE〕显示 IE 阳性证据的定义：活动赘生物附着于瓣膜、瓣下支持结构、反流喷射路线上或没有其他解释可能的置入物表面；或脓肿；或人工瓣膜新的部分撕裂；新瓣膜反流（之前既有的杂音加重或改变不是足够证据）。

③ 次要标准

a. 基础性疾病、基础性心脏病或静脉药瘾者（IDU）。

b. 发热，>38℃。

c. 血管征象：大动脉栓塞，脓毒性肺梗塞，感染性动脉瘤（mycotic aneurysm），颅内出血，结膜出血，Janeway 损害。

d. 免疫征象：肾小球肾炎，Osler 结节，Roth 斑，类风湿因子阳性。

e. 微生物学证据：血培养阳性，但不符合上述主要标准或和 IE 相一致的微生物活动感染的血清学证据要求。

f. 超声心动图中次要标准证据取消。

④ 说明

a. 除外下列微生物血培养的单一阳性结果：血浆凝固酶阴性葡萄球菌，其他不引起心内膜炎的微生物。

b. TEE 即经食管超声心动图（transesophageal echocardiography）；TTE 即经胸超声心动图（transthoracic echocardiography）。

通过上面信息可知：

① 诊断要分层。这和我们一贯倡导的分级诊断、分级治疗是一致的。微生物学证据地位一目了然。病理学标准、主要标准、次要标准中的微生物学证据（黑体字），描述非常清楚，微生物学在 IE 诊断中的价值不言自明。甚至污染情况、病原谱之外的情况都非常清楚。

② 面对这样的标准，无论微生物学内部自我拔高或自我贬低，或来自临床的盲目贬低，都不攻自破。国际标准客观明确，反之，如果有意或无意地漠视这

个标准，则微生物学价值无从谈起。

③ 业界很多讨论，比如 G 试验、降钙素原、TSOPT、Xpert 查 TB、涂片吞噬、分离株污染、药敏试验价值等，都应该基于临床诊断标准进行。

④ 延伸而言，这个例子提示实验室工作同仁，不唯临床微生物学，要有临床诊疗常识——知道诊断标准、明了治疗指南。离开了临床诊断标准，空谈微生物学检查的意义、应用，没有丝毫价值。

由此大家可以形成习惯，多问多查。说降钙素原好，哪一个临床指南有？除了拯救脓毒症运动指南外，还有哪一个指南有？说 G 试验不好，为什么 EORTC 指南有？为什么 IDSA 指南也有？说吞噬好，哪一个临床诊断标准有？除了美国 CDC2008 年医院感染诊断标准 BALF 部分提及外，为什么其他部分都没有涉及？为什么其他诊断标准同样罕见？说某药可以用，哪一个指南提及？有 RCT 支持吗？比如呼吸道铜绿假单胞菌感染用大环内酯类治疗，究竟有没有临床试验证据？再如 PCP 用卡泊芬净治疗，究竟有没有临床试验证据？说某药副作用，究竟有什么证据支持？比如头孢菌素过敏皮试，比如亚胺培南中枢神经系统副作用，究竟证据多少？在什么层面？

我们想，业内的很多观念混乱，通过这些提问查找、刨根究底，都可以纤毫毕现、尘埃落定！都可以正本清源、一目了然！

51. 为什么要慎重"结合临床"？

　　检验医学为临床一线的诊断、治疗提供证据、辅助服务，"结合临床"是题中应有之意。不过过分强调"结合临床"，过分依赖患者的症状、体征，则会削弱检验医学工作的独立性，最终会有害于临床诊断和治疗。先看几个例子。

举例 1

　　① 标本和检查项目：咳痰抗酸染色找抗酸杆菌。

　　② 结果：镜下全是上皮和成堆杂菌，可见抗酸杆菌（＋）。因为痰不合格，所以和医生沟通，医生说没有明显的症状，因此没有报告。

　　③ 分析：咳痰标本抗酸染色，不必进行质量判断，不必管上皮细胞多少。无论有无症状，看到抗酸杆菌就应该按姜尼抗酸染色报告的 WHO 规范或国内规范进行报告。不必与临床沟通。将阳性结果改为阴性，错误。

　　④ 正确做法：按规则报告临床即可，不必沟通。

　　⑤ 点评：医嘱目的明确的情况下，此例正常完成检验、正常报告即可。此时与临床沟通会浪费时间、影响效率，而由阳性改为阴性，则是错误行为。假如抗酸杆菌是结核分枝杆菌；无症状意味着潜伏性结核。而"没有明显症状"本身也是一个模棱两可的说法。很多结核病患者的临床表现不明显，只有轻度、非特异性的症状。需要在正式报告的基础上，结合影像学、检验医学、病理学等辅助检查，完成最终诊断。

举例 2

　　① 标本和检查项目：脑脊液墨汁染色找新型隐球菌。

　　② 结果：全片只见一个新型隐球菌菌体，荚膜宽大，有出芽；未见其他细胞。多人复片明确是新型隐球菌。看化验单诊断写"病毒性脑膜炎？"，和医生沟通，医生说神经系统症状轻微，没有脑膜刺激征。因此没有报告。

③ 分析：无论临床表现如何，看到新型隐球菌，就应该回报。此例数量极少，可以写明数量。将阳性结果改为阴性，错误。

④ 正确做法：按规则报告临床。沟通不是为了修改报告，而是作为危急值提示临床，考虑新型隐球菌感染，重复留取标本、重复涂片检查，增加培养、抗原检查。

⑤ 点评：此例确实是特例。一般新型隐球菌感染，脑膜刺激征明显，镜下大量菌体。但这样的特例确实存在。我们自己遇到过，印象中北京协和医院感染科老师也报告过类似病例。对于这个特例而言，镜下所见菌体的报告，可以彻底明确病原，扭转诊断不明的局面。而且，菌体越少，靶向治疗效果越好。如果首次报阴，等菌体量多、症状典型再报，则贻误了最佳治疗时机。此例是典型的疾病初期，菌体少、症状轻。而实验室因错误观念导致错误报告，对诊断和治疗产生了负面影响。

举例 3

① 标本和检查项目：尿液普通细菌培养。

② 结果：鲍曼不动杆菌 $10^4 CFU/mL$。因为尿液中该菌少见，和医生沟通，医生说不考虑泌尿系统感染，改为"无细菌生长"，发出报告。

③ 分析：无论临床表现如何，有鲍曼不动杆菌，应该回报。有症状则判断是否为病原，无症状则考虑是无症状菌尿。将阳性结果改为阴性，错误。

④ 正确做法：按规则报告临床。可以与临床沟通，如果没有临床表现，考虑无症状菌尿，则可以不做药敏试验。

⑤ 点评：医嘱目的明确的情况下，此例正常完成检验、正常报告即可。如果改为阴性，一是如果患者后续出现尿路症状，会迷惑临床；二是如果患者出现菌血症，会导致感染源误判；三是如果有尿路插管，阳性结果可以提示拔管，阴性会导致误导；四是无症状无插管时，如果准备尿路操作，无菌的报告会导致操作后感染风险增加。可能医生需要的恰恰是这样的结果，如果阳性改为阴性，则是巨大的遗憾。此例是一种带菌状态的提示，应该正常回报，在临床层面进行综合判断。

上面例子提示我们，这些工作要么不必与临床沟通，要么应该基于不同的目的与临床沟通。例子本身的沟通是失败的沟通，适得其反，会误导临床。

概括而言，首先要强调医学检验工作的相对独立性。我们一贯坚持医学检验是科学，是有别于临床医学的科学工作。检验有自身的一套工作流程。这些流程在大多数情况下，独立运作，不必与临床沟通、不必依赖患者表现。

其次，要强调检验医学判断的相对独立性。检验医学是医学，对疾病判断有一定独立性。典型例子有 2 种情况，不必优先考虑临床。一是 HIV 阳性。如果明确真阳，排除实验技术因素导致的假阳性，那无论患者是否有临床表现，都是异常状态，都是疾病。二是患者厌食油腻、肝区不适、黄疸、胆红素升高。此时肝炎的临床表现明确，但是甲乙丙丁戊哪一种肝炎，不取决于临床，只取决于实验室。实验室检查是乙型肝炎，则不是丙型肝炎，无论临床多么"像"丙型肝炎。这些例子说明，对典型的病原，有没有症状或有没有特异性症状，不是主要问题，此时临床微生物学证据是确诊证据。如果患者脑脊液中见到大量新型隐球菌，结果的解释还要依赖临床表现，那只能是开检验医学的玩笑，"检验医学"这个词根本就没有存在的必要了。

第三，结合临床、与临床沟通时，一定要带有专业预期。要对可能的临床情况有一系列预先推测、思考和研判，沟通时针对临床的回答再予以定夺。而不是让临床医生决定微生物学工作，这样的话医生也一头雾水、不明所以。建议大家沟通前，至少先明确一下该微生物的流行病学、致病性、临床表现、临床诊断和实验室诊断、耐药性和治疗等。沟通时则先明确患者的具体临床情况，比如主诉、入院诊断、病情演变、其他检查结果和已有治疗的效果等。这样知己知彼，沟通才有质量。

第四，要强调效率。没有必要沟通的事情不要去沟通，沟通不利重则导致误解，轻则影响工作效率。

临床情况异常复杂、千变万化，有的没有症状，有的症状持续不典型，有的在症状初期尚且幽隐，有的被其他病因表现所覆盖……而临床诊断本身要么尚未确定，要么有继发病变需要不断评估，治疗效果也在动态变化、不确定之中……如此种种，建议要慎重"结合临床"。要有综合分析能力再与临床沟通。这个分析可以让医生进行，也可以让实验室进行，但一定要以能力为前提；而不是双方都不明所以，最后要么不了了之，要么胡乱甚至错误选择。

"请结合临床"作为规避风险的一种说法，我们赞同。而作为专业表达，我们说出"请结合临床"这句话时，一定要先明确分析前、分析中环节的一系列要素，同时要带有后续一套具体、明确的能力来分析思路、判断证据、推测结局，否则从专业角度讲，请慎重表达，不要随意说"请结合临床"。

52. 常见观念有哪些似是而非?

实际工作生活中,很多医学相关观念似是而非。这里举出若干,加以甄别,各位探讨。

(1) 发热一定是感染;发热一定是细菌性感染;发热一定要用抗生素;发热怎么能不用抗生素呢?

要分析。发热的原因太多了,感染只是其中之一。如果不排除其他原因而直接认定:发热必是感染、必是细菌性感染、必须用抗生素,显然过于执着了!

(2) 某感染一定有某症状。比如,菌血症一定有发热,菌血症怎么会没有发热呢?

任何事情没有100%。感染时,初期症状轻微,甚至没有症状。感染是微生物所致,微生物的特点是"微",最开始侵入、引起免疫应答都是微观层面的,而症状、体征是宏观表现。微观改变不累积到一定程度,不会有宏观表现。所以感染初期,大多数症状并不表现出来。此时感染发生了,没有症状。另一方面,特殊患者可能感染全程都没有表现,或表现不典型。极端年龄患者的菌血症没有发热,不常见,但也不是特别少见的事情。

(3) WBC/中性粒细胞升高,细菌,上抗生素! 没有升高,抗病毒!

这是经典误区。实际上体温、WBC、中性粒细胞计数(NEUT)、CRP、ESR等都是炎症反应指标,非感染状态这些指标也会波动,与感染没有必然关系。将之用于区分细菌病毒,更是天方夜谭。目前有细菌的特异性指标,只有降钙素原,效果还不太理想。用WBC给用药找理由,只是自我安慰而已。

(4) 感冒就输抗生素,我感冒了,为什么不给我输抗生素?

不知道病原谱。普通感冒,或季节性流感,基本都是病毒性疾病,输抗生素只有负面作用，没有实际意义。

（5）临床微生物学实验室报告了细菌/微生物，则马上用药、马上"打"，怎么能不打呢？

要厘清。实验室报告的微生物要分为 3 种。①经典致病菌：比如结核分枝杆菌、HIV 这些，早晚要用药。急症不能耽误，马上用药，比如脑膜炎奈瑟菌脑膜炎。不过也有很多慢性状态不必着急。②可能致病菌：这一类一定要分析，不必然是病原，得把"可能"的帽子摘掉。典型例子，是肺炎时痰培养报告肺炎克雷伯菌，单纯培养的证据阳性预测值只有 50%，离确诊还远，更不必"马上"用药。③定植菌：这类微生物一定不要治疗。比如咳痰报告的甲型溶血性链球菌、大多数患者尿液回报的念珠菌（例外是播散风险高的人群，见 IDSA 念珠菌病指南 2016 版[1]）。如果这样的回报都治疗，说明抗感染还没有入门。

（6）痰标本、粪便标本看到酵母菌出芽、看到假菌丝，直接等同于感染。

没有这个规律。出芽、假菌丝说明繁殖，与感染无关。这两个地方的念珠菌是正常菌群，不是病原。

（7）看到中性粒细胞吞噬，一定是致病。

有些夸大了。中性粒细胞吞噬细菌，是非特异性吞噬。非特异性意味着，吞噬是因为异物，而非基于病原特异的免疫应答。国际上 BALF 吞噬有 5% 的诊断阈值，这意味着从临床角度看，低比例吞噬没有意义。

（8）高浓度微生物，一定是致病。

有些跑偏了。微生物是否致病，是毒力、浓度、患者免疫力、入侵门径等因素综合作用的结果；而对临床具体病例，要用临床表现或指标来反馈衡量，不能把浓度一个因素绝对化。浓度有时候要考虑，有时候高浓度也意义不大。有意义的情况：我们知道，结核分枝杆菌肺部感染、沙门菌所致腹泻，都有感染剂量，换句话说就是浓度不够，一般不发病。但这个感染剂量的前提是二者的致病性。BALF、尿液中阈值以上的微生物，是致病菌的概率高；阈值以下微生物，是致病菌的概率低。IDSA 2016 HAP/VAP 指南[2] 不建议对阈值以下浓度微生物进行治疗。另外，CMPH2[3] 提到伤口感染时，急性伤口中微生物的载量可以预测伤口延迟恢复、预测感染。微生物越多，感染可能性越大，伤口可能延迟愈合。无意义的情况：比如表皮葡萄球菌在肺部，即使比结核分枝杆菌感染剂量高很多，也不一定致病。咳痰中表皮葡萄球菌（＋＋＋＋），一般不必理会（例外是纯生长的情况）。比如尿液中白念珠菌即使超过 10^4（注意真菌无阈值），一般也不必干预（例外是纯生长的情况）。尿路有"无症状菌尿"的概念，首先要定量培养，这是无症状菌尿定义所必需的。不过符合定义浓度，却没有症状，则不是致病状态，大多数不必抗微生物治疗。从微生物的角度，致病性/毒力是首要的，其次才是浓度。

（9）对细菌性感染，抗生素是神药，起决定性作用。

有认识误区。细菌性感染的好转，取决于免疫力、抗生素、感染灶控制，抗生素只是其中之一。对自限性疾病，不必用药物。对脓肿，"切开霉素"是最好的抗生素。对肺炎，积极排痰保持呼吸道通畅，意义不可小觑。这些情况下，抗生素的作用明确，但有限。

（10）广谱抗生素一定比窄谱抗生素好，贵的就比便宜的好！

前者只适用于经验治疗的特定情况。对经验治疗的其他情况、靶向治疗，这是错误的观念。经验治疗时，如果经过临床表现、风险因素、可能病原分析，确定需要广谱抗生素，此时广谱抗生素是合理选择。经验治疗时，如果经过分析，不必用广谱抗生素，比如化脓性咽炎不需要广谱抗生素，那还是窄谱抗生素好。靶向治疗时，选择敏感而窄谱的抗生素是基本原则，盲目应用广谱抗生素没有意义。

（11）临床微生物学实验室说耐药，那这个药一定无效果。

要区别。如果是天然耐药，那这个药对该菌的感染一定无效果。有的会好转，那是免疫力的功劳，与药物无关；或者，那个菌压根儿是定植，不是感染。如果是获得性耐药，则不一定。单一微生物致病，患者免疫力正常，非重度感染，此时用已经获得性耐药的药物治疗，还有 60% 会好转，只是疗程会长一些，此即 90-60 规则。

（12）重症感染一定是耐药菌引起。

这个观点某些时候是正确的。正确的情况，比如 IDSA 2016 呼吸机相关肺炎（VAP）指南[2] 中，多重耐药的（MDR）VAP 的风险因素包括了 VAP 时出现脓毒症。这意味着重症感染可能由 MDR 病原引起。这句话的问题出在"一定"二字——绝对化了；"菌"——也绝对化了，比如腺病毒导致重症肺炎，根本不是细菌。

（13）经验性治疗要覆盖所有可能的致病微生物。

不看病原谱。看看病原谱就知道了，大多数情况下这是不可能的。经验治疗只要覆盖最常见、最可能的病原即可。

（14）经验治疗都要选择广谱抗生素。

绝对了。经验治疗首先要分析可能病原。病原如果有限，那窄谱抗生素即可。典型例子是化脓性咽炎，最可能病原是化脓链球菌，不用广谱抗生素；如果最可能病原是病毒，那压根不该用抗生素。

（15）特别富于迷惑性的词：antibiotic。

antibiotic，抗生素，包括狭义、广义、泛指。狭义：指抗细菌药物，来自微生物的自然产物，也包括对自然产物的人工修饰物。广义：指抗细菌药物，狭义抗生素加人工合成的化合物，如磺胺、氟喹诺酮类。泛指：指一切抗微生物药物。抗微生物药物、抗细菌药物、抗真菌药物、抗病毒药物、抗寄生虫药物各有英文对应，都不是antibiotic。"抗菌素"这个词已经废止。"抗菌药物"是国内名词，没有英文对应，其字面含义是抗细菌药物加抗真菌药物。不过，国内偶尔有说法也包括抗病毒药物。

（16）特别富于迷惑性的词：antibiogram。

很遗憾，国内几乎都翻译错了，包括有的书名。antibiogram特别容易翻译为抗菌谱，其实这是2个不同的词。抗生素的抗菌谱（spectrum of activity）：指一个药，哪些菌敏感，哪些菌耐药。经验治疗时要覆盖多个菌，更多关注这个词。细菌的抗生素谱/敏感谱/耐药谱（antibiogram）：指一个菌对哪些药敏感、对哪些药耐药。靶向治疗时病原明确，药敏数据明确，更多关注这个词。这个词字面翻译是抗生素谱，本意是敏感/耐药谱。CMPH中有时称为antimicrobial profile，同样的含义。antibiogram是临床微生物学实验室的报告，实验室人员翻译、理解错了，是莫大遗憾。它是临床药师工作的客观依据，药师要有深入理会。它更是医生的最佳伙伴之一，医生要懂得、要实践。

参考文献

[1] Pappas P G，Kauffman C A，Andes D R，et al. Clinical Practice Guideline for the Management of Candidiasis：2016 Update by the Infectious Diseases Society of America. Clin Infect Dis，2016，62 (4)：e1-50.

[2] Kalil A C，Metersky M L，Klompas M，et al. Executive Summary：Management of Adults With Hospital-acquired and Ventilator-associated Pneumonia：2016 Clinical Practice Guidelines by the Infectious Diseases Society of America and the American Thoracic Society. Clin Infect Dis，2016，63 (5)：575-82.

[3] Henry D Isenberg，et al. Clinical Microbiology Procedure Handbook. 2nd ed. ASM press，2004.

53. 微生物学临床报告有哪些要素？

在自然科学领域，形式和本质基本是统一的。检验报告固然是形式，很多时候其实就是本原、实质。所以，报告值得关注。我们理解，完善的微生物学检验报告包括下列要素：

① 图示（Picture）：镜检、菌落、参数图（类似血常规的直方图，比如血培养的生长曲线）。其实也是结果，图形化的结果。

② 结果（Rcsult）：文字、数字、符号。

③ 解释（Interpretation）：对结果的内涵进行解释、说明、阐述。比如耐碳青霉烯类肠杆菌科细菌（CRE）是什么意思。

④ 评价（Comment）：对结果的临床意义、价值作用进行说明、评述，相当于结果的外延。比如，血培养分离出金黄色葡萄球菌，注明"确诊层面的证据"。这一条可以个体化，也可以泛论。

⑤ 结论（Conclusion）和推荐（Recommendation）：基于结果，对感染性疾病的诊断、治疗、控制给出结论，并进行推荐——基于微生物学和医学的推荐。比如，诊断为新型隐球菌脑膜炎，建议复查脑脊液（隐球菌抗原、涂片、培养）；建议血培养；建议呼吸系统检查；治疗用药建议；控制建议。这一条必须个体化，也只能个体化。

为了便于记忆，首字母可以连在一起（两个 C 合并）PRICE：价格、代价、定价、比较价格。这意味着，如果报告做得好，值得一个价格；做不好，要付出代价。报告，是实验室的"定价"！我们以为，五点当中，①～③一般是检验技师负责；③～⑤是检验医师负责。实际工作中，检验医师也可以负责全部。

结果的本质：准确（这是实验室工作的生命，准确是必须的，是质量控制的核心关键）；可重复（这是科学的要义，是科学则可以客观重复，不受主观影响）；全面［一方面针对医嘱，遗漏不能容忍；另一方面针对结果，所见要全面性报告。达到医嘱目的和（或）有临床意义，这是医学检验所必需的——服务临床］。

结果的展示和呈现：区分（比如培养鉴定和药敏试验是不同检查，结果不能混为一处）；动态（有些检查不是一次到底，会有初步结果、最终结果，形式上要考虑动态变化，比如血培养，比如慢生长细菌/真菌的鉴定报告）；分层（哪些报告报给哪一层，要区分，比如 MSSA，则不报万古霉素，二线医生需要，才报告）；侧重点（主要结果和次要结果，在形式上要有区分，避免混淆）；统一（不同报告人员的报告格式要基本统一，不同时间同一病原的报告格式要基本统一，至少不能有巨大分歧）；多形式（电话、电子版和纸质版等）。

国际上，微生物学报告一般是①～④，CMPH 或 CLSI M 系列文件都有细节要求和体现，国内实际可能只有②。

① 实施不难，这是一个电子化的时代。只要经费到位，一夜即可改变。当然配图的选择，要有代表性，这个能力需要积累、提高。③也不难，相信国内绝大多数微生物学工作者，还是知道自己在做什么，报告的菌名、分型、毒素、MIC、RIS、ESBL 是什么含义，基本可以说清楚，自然也可以写清楚。当然也有一些可能有问题，比如缩写不准、形式漏洞、自相矛盾，等等，有的报告问题也比较严重。不过我们相信，经过培训、针对性分析和改进，这一点容易解决。如果说"朝阳"学科是在路上，那我们正在完善③的路上。中华医学会微生物学和免疫学分会临床微生物学组也正在致力于改变国内的现状，可以关注《常见细菌药物敏感性试验报告规范中国专家共识》[1] 及后续文件。④有困难，国内实验室做到位者罕见。这背后实际是对医学的理解，临床感染性疾病学知识不掌握/积累到一定程度，不容易说到位，很多经年的同仁也一头雾水。大家发言、文章和会诊，暴露的问题一目了然！随着国际化的深入持久，大家已经认识到了这个问题。应该说，征帆扬起，远航在即！这个问题解决的关键在临床指南。临床指南里，辅助科室比如影像学、病理学、检验医学等的具体检查结果的价值、评价，都有阐释，掌握即可。⑤最难。这里面对诊断的明确结论，就是诊断报告。国际上对⑤没有明确建议，国内逐渐在热议，一直有争议。它对微生物学从业人员的考验也最大，需要相对扎实的内科理论基础、感染性疾病临床诊治经验；如果可以，由感染科医师进行，是很好的选择。

关于⑤，我们有如下认识：这是检验医学名实所必需的。临床微生物学帮助临床判断感染、甄别分离株地位、辅佐治疗和控制、解释微生物学和感染性疾病学规律……这是天然义务、责无旁贷。由此，诊断性/结论性报告是专业必需的。

名为医学，却不能发诊断报告，大家不觉得奇怪的吗？简单举一个例子。医生分不清脑脊液隐球菌和痰草绿色链球菌的意义。在菌名的基础上，需要解释、评价和判断结论。这种报告是学科发展的逻辑必然。既然是为临床服务，那么学科发展、专业认识、人员能力达到一定高度，发出结论性报告/诊断性报告，是逻辑必然。这一点不必需要国外的认可或先行。临床微生物学不是某国的，逻辑基础上的专业直觉和敏感对专业发展而言非常必要，也更为重要。反之，看不到发展趋势，具备了相应能力而不去响应，正所谓"天与弗取，反受其咎"——这是无奈的专业遗憾、巨大的学科损失。

国内检验医学一直是临床医学实践比较薄弱的环节，从业人员在医院的地位最低。不能出具诊断报告，则专业不会发展，服务不会提高，地位不会改善。这样的专业地位，不是比内科学、外科学低，而是比能够出具相关报告的如影像学、病理学等都要低。之所以提及"地位"，因为这是专业感受的自然体现、实际工作的自然诉求。名公巨卿或许不觉，一线同仁身在"水火"！这和国家设定"检验医师"的初衷是完全一致的。这一点，我们觉得都没有必要讨论。这注定是一个缓慢的过程，不能一蹴而就。自然生出，外力适当促进则好；扼杀萌芽或拔苗助长，都不好，不必勉强。一是人员能力，不能勉强。二是报告本身，得不出结论的，不必勉强，不要一刀切。三是临床认可，无法勉强，总有一个逐渐接受的过程。

注意，这样不会改变学科分工的大局——医主检辅。医生主导临床诊治的格局，是西医历史发展自然形成的，是临床医学内在必需。我们即使发了诊断报告，也不会给临床"添乱"。临床的乱，岂是检验所能添？这是临床医学自身的宿命所在。不过，不能发诊断报告，则是"医主检附"。发了诊断报告，才真正能做到"医主检辅"。需要相应环境、律法保障和医政配套，以规避风险，促进发展。业界可以探索，逐渐积累经验、规避风险。

实践者的资质和能力，是最关键的。先行配套准入制度也可，实践后再形成准入制度也可。在国内检验医师严重不足的局面下，我们完全赞同检验技师参与会诊、出具诊断性报告/结论性报告。做好资质把关、能力认定即可，没有人天生是医生，都可以学。该工作本身大发展的转折点，应该是接受系统性微生物学和感染性疾病学培训的检验医师/感染性疾病医师整体到位的那一刻。个体化最难，这一步到位的前提是实验室配套 HIS。出具微生物学诊断/结论性意见的前提是对患者病情的全面掌握，必要时可与管床医生深入沟通。没有个体化，则没有结论。积极鼓励试点！不开始，永远是空想；不实践，永远没有经验；路虽漫漫，也都是走出来的。这个试点，既指实践的实验室，也指该实验室服务的对象

（科室、病种、患者）。国内个别的一些机构，已经具备了尝试的基本条件，鼓励尝试！

其实，结论性报告/诊断性报告和临床会诊本质上是一样的。会诊的发言要录入病历，有些就是结论性陈述或判断。也有的会诊要填会诊单，更是雷同。措辞：我们不建议用"诊断性报告"这个词，因为这把治疗、控制漏掉了。当然这只是用词，不必深究；而且治疗、控制是诊断的下游，广义诊断也可以包括这两点。能用"结论性报告"吗？我们也没有更好的建议。推荐是结论的逻辑延续。结论站得住，才谈得上推荐。结论靠不住，推荐都是虚的。推荐本身倒是相对容易，把各大指南和国内专家共识吃透，结合患者具体病情，不难给出具体建议。

规避风险的方式：很多同仁视"诊断报告"如同虎狼，谈之色变。我们觉得大可不必。影像、病理与临床判断不一致的情况多如牛毛，医院依然在运转。正是太平世界，环球同此凉热。当然也有一些技巧可以规避风险，建议如下：暂不入正式病历，可以有一个适应期，等临床与实验室就格式、内容达成共识后再入病历；报告用语要有弹性，要留有回旋余地，这一点，广大医生同仁有丰富的经验，可以就教。可以用"可能""不除外"这样的模糊词语；特别肯定、明确的，清晰表达即可。从微生物学的角度，对病原体进行分层，这样诊断随之分层。拟诊断、极似诊断、确定诊断——分层不同，意义不同。治疗、控制可以根据指南，提供不止一个处置方案。其实临床药师经常会提供治疗建议，有的会入病历，最终取舍还是在医生。这些不会干扰医生的处方权。必须有规避风险的一些声明，比如"仅供参考""请结合临床""请结合其他检查结果"。

参考文献

[1]　王辉，宁永忠，陈宏斌，等．常见细菌药物敏感性试验报告规范中国专家共识［J］．中华检验医学杂志，2016，（1）：18-22．

54. 对痰和支气管肺泡灌洗液细菌学、真菌学涂片报告有什么建议?

检验报告是临床实验室对医学检查的正式回复,具备法律效力,虽然仅仅是形式,却至关重要。

报告正文

说明:下列信息是报告必备要素。形式要清晰无混,内容要明确均备,此处包括咳痰、抽吸痰、诱导痰、支气管肺泡灌洗液(BALF)。诱导痰按咳痰处理。不包括组织、PSB、支气管洗液。注意,支气管洗液不是BALF。此处报告是最终正式报告。不要因最终报告而耽搁有重要价值信息的提前沟通。此处报告是用于临床诊断的报告,不针对其他目的,如流行病学。

(1)标本

① 标本性质和量、标本采集时间、接收标本时间、质量判断(如外观无异常);是否已经使用抗生素(以及更详细信息);如果有前处理,则写明处理方式(如匀质化、盐水洗)。

说明:咳痰标本建议用蛋白酶匀质化,匀质化时注意防止污染;盐水清洗不是国际常规。BALF先行涂片,有助于确定后续培养操作。如果涂片见到菌体较多,则$1\mu L$或稀释后接种;见到菌体很少,则浓缩$10\times$甚至$100\times$后接种。

② 涂片质量判断结果。

说明:咳痰涂片质量判断的方式没有统一,见《感染性疾病的微生物学》[1]。建议用《临床微生物学检验》标准[2],或行标报批稿。实验室要和所服务的临床医生取得共识;实验室内部操作、判断必须统一。BALF质量判断,微生物学领域不同于体液学领域。微生物学标准是鳞状上皮细胞＞1％为不合格。咳痰、抽吸痰质量判断不合格，强烈建议严格执行拒收。此处是质量合格时的结果。实际工作中不合格标本很多，甚至过半。建议对 BALF 也进行质量判断，不执行拒收，但写明结果，后面可以分析影响因素。抗酸染色、真菌学检查一般不必质量判断。

③ 制片方法：直接涂片、甩片等。

（2）革兰染色

说明：从专业原则而言，培养标本都要涂片镜检。涂片在国内一般是单独医嘱，可以不和培养结果一同回报。如果能够确定是同一份标本进行的涂片和培养，一同回报更好。注意在形式上，涂片和培养要分开，对应不同医嘱或检查，不要混淆。注意二者结果矛盾时的处理和解释。

① 菌体特征：痰半定量［未见、（＋）～（＋＋＋＋）］、染色方法和结果（阳性、阴性、可变）、细菌形态（球菌、杆菌、球杆菌、L 型样，要有具体描述，比如肾形球菌、棒状杆菌、粗大杆菌）、结构（如芽孢、荚膜等）和聚集性（如葡萄状、链状、双球菌等；如柴捆、VLXY 字母）、真菌形态（酵母相和菌丝相，菌丝分真菌丝和假菌丝，并有进一步描述，比如出芽、分隔、菌丝宽窄、分枝角度等；注意伴宽大荚膜出芽的酵母样菌，提示隐球菌；注意肺胞菌包囊）、其他异常提示（如肿瘤细胞、寄生虫形态；特征性菌体形态，可以给出菌种推测）。

说明：痰半定量判断国际没有统一，国内 2 种判断方式分别见《临床微生物学检验》[3]。实验室要和所服务的临床医生取得共识；实验室内部操作、判断必须统一。BALF 重点关注吞噬。没有胞外菌体半定量标准，可参照痰。注意不着色的类似细长菌体的染色空白，提示抗酸杆菌。

② 细胞特征：炎症细胞（注意数量，核固缩、碎裂、溶解，胞浆的颗粒、空泡等，脓性变或坏死）、巨噬细胞、组织细胞（如纤毛柱状上皮）并半定量。

说明：细胞低倍镜半定量参见 CMPH 标准。该标准提示，如果 40 个视野少于 10 个细胞，则不必报告细胞形态。

③ 菌体与细胞的关系：吞噬（必须报告吞噬百分比）、聚集倾向。

说明：肺炎细菌病原 BALF 吞噬判断阈值 5％；痰无阈值，可以参照 BALF；非肺炎诊断无阈值。要谨慎区分吞噬和黏附，容易混淆。吞噬的镜下特点：淡染（阳性菌比胞外浅弱）、晕（匀、濡）、粗圆（启动消化）、聚集（局部突然菌体数量增多）、与边平行（受细胞膜限制）、与核重叠时（核染色改变）。吞噬和黏附可以同时存在。吞噬可以球菌、杆菌同时存在。

其他：库什曼（Curschmann）螺旋纤维、弹性蛋白或胶原纤维、淀粉样小体；肿瘤细胞；结晶。必要时附瑞氏染色结果。

说明：BALF常规一般由检验科临检组完成，没有开展时建议开展；建议汇报瑞吉染色细胞分类结果。

（3）分枝杆菌荧光染色：报告染色方法和抗酸杆菌半定量结果、菌体形态（如细长弯曲、丝状、珠状）、菌体关联（如菌体聚集）。其他信息参见革兰染色。

说明：半定量判断和报告，建议采用国内结核病综合防治系统6层方式。[4]

（4）分枝杆菌抗酸染色：报告染色方法和抗酸杆菌半定量结果、菌体形态（如细长弯曲、丝状、珠状）、菌体关联（如菌体聚集）。其他信息参见革兰染色。

说明：半定量判断和报告，建议采用国内结核病综合防治系统6层方式。[4]

（5）弱抗酸染色：报告染色方法和半定量结果、菌体特征。如果特征明显，可以给出菌种提示信息。其他信息参见革兰染色。

说明：半定量参照抗酸染色标准。MCM11[5]提到，弱抗酸阳性见于奴卡菌、马红球菌、冢村菌属（*Tsukamurella*）、戈登菌属（*Gordonia*）、迪茨菌属（*Dietzia*）。另有书籍提到军团菌、隐球菌也可着色，需要核对。

（6）真菌KOH或乳酸酚棉兰染色：报告染色方法，酵母相和菌丝相，菌丝分真菌丝和假菌丝，并有进一步描述，比如出芽、分隔、菌丝宽窄、分支角度等。酵母相可以报告量。其他信息参见革兰染色。

（7）新型隐球菌墨汁染色：报告染色方法，查见或未见，可以报告菌体特征（荚膜、出芽等）。其他信息参见革兰染色。

说明：主要针对BALF标本，明确看见可以诊断，没有看到不可以用于排除。对痰标本，需要先行液化处理。

（8）肺胞菌六胺银染色：报告染色方法，查见或未见，可以报告菌体特征（包囊和滋养体特征，杯状、皱缩葡萄干样、囊形塌陷状空壳或破裂乒乓球样外观、囊壁有特征性新月状或圆括号样结构）。其他信息参见革兰染色。

说明：主要针对BALF和诱导痰标本，明确看见可以诊断，没有看到不可以用于排除。对痰标本，需要先行液化处理。

（9）声明：该结果只对该标本负责。如有疑问，请于3日内与临床微生物学组联系。

说明："该结果只对该标本负责"和时间，是法律免责声明，不是专业原则。

（10）其他：如报告时间、检验人员名讳（接收、检验、审核）、实验室联系方式等。

（11）图片：呈现有特征性、代表性和诊断性的图像照片 1 幅或多幅，注明标本和处理方式、染色方式、放大倍数，必要时在图中以箭头、文字、符号等方式加以标注。

说明：是可选择报告的信息，不是必备要素，视客观条件而定。

报告评述

说明：下列信息不是报告必备要素，各实验室根据自身能力、具体结果进行权衡取舍，详略由宜。一旦给出评述，要能进一步解释，并承担相应责任。建议最好给出参考文献。

（1）声明：下列评价、解释、建议仅供参考，请结合临床进行综合判断。

（2）标本评价：是否延迟、是否体积不足/过量、其他观察特征，以及其影响，如延迟送检会使得浓度不准确等。如果留取标本时已有抗生素使用，评价其可能的影响。

（3）质量判断和性状：Koneman 临床微生物学（无中译本）[6] 教材有肺炎相关数据——半数标本质量判断不合格；1/4 脓痰源自没有肺炎（影像学或临床表现）的患者；肺炎患者 40％痰不是源自深部；有非脓性痰液的患者仅有10％是肺炎；肺炎患者有脓性痰的比例仅仅过半。

（4）革兰染色结果解释和诊治建议。

说明：解释前提一般是肺炎或感染的临床诊断成立。如果排除了肺炎，不是感染性疾病，则革兰染色所见一般菌体不必解释，视为定植。如果是肺炎之外其他感染性疾病，则解释要慎重，需要积累经验。

一般信息：油镜 1 个菌体，相当于 10^5 CFU/mL。革兰染色敏感性在 10^5 个菌体/mL，使用甩片机时为 10^4 个菌体/mL。可以选择替代检查：吖啶橙染色的敏感性比革兰染色高，为 10^4 CFU/mL，可以看到一些革兰染色看不到的革兰阴性菌、支原体、脲原体，尤其适合脓性标本、革兰染色未见菌体的情况，不过不能区分革兰阳性菌、革兰阴性菌。

细菌和其他形态的提示举例：

弹性蛋白或胶原纤维、库什曼螺旋纤维、坏死的白细胞：提示感染。大量多形核白细胞，伴：革兰阳性球菌成对或成短链排列，可疑肺炎链球菌性肺炎；革兰阳性球菌成堆排列，可疑金黄色葡萄球菌性肺炎；革兰阴性双球菌，可疑卡他莫拉菌局限性肺炎；革兰阴性小球杆菌，可疑流感嗜血杆菌性肺炎；革兰阴性椭圆"胖"杆菌有荚膜，可疑克雷伯菌肺炎；革兰阴性细长微弯菌体有荚膜，提示铜绿假单胞菌。大量多形核白细胞，大量革兰阴性小杆菌、球杆菌，革兰阳性链球菌及其他不同形态的细菌，需在报告中特别提示；吸入性肺炎，此时培养结果会显示"生长符合口咽部正常菌群"。阈值以上吞噬提示感染。痰中的真菌出芽、菌丝相的存在提示繁殖，不提示侵袭。解释需要结合培养、抗原检查（肺炎链球菌、流感嗜血杆菌、军团菌等）、分子生物学检查；结合临床表现、影像学检查等；结合经验治疗效果。涂片与培养结果不符合时，复片、重复观察平板和鉴定且经过专业人员讨论仍不符合，则各自分别报告，在临床层面综合，建议复查。

说明： 涂片和培养是各自独立的检查，不建议以一种方法的结果为根据，来修改另一种方法的结果。

举例1： 临床诊断为社区获得性肺炎，咳痰标本合格，革兰染色显示有荚膜革兰阴性杆菌优势存在，形态符合肠杆菌科细菌，与WBC伴随，未见吞噬：可能是肺炎的病原体；建议升级标本；建议病毒学检查；建议培养等；在进行病原学整体评估的同时，对重症肺炎，治疗可以覆盖。

举例2： 临床诊断为社区获得性肺炎，BALF标本合格，革兰染色显示吞噬菌体比例为10%，单兰阴性杆菌形态符合肠杆菌科：这是确诊层面证据，治疗需要覆盖。

（5）抗酸染色结果解释和诊治建议

一般信息：抗酸染色检测下限为约10^4个菌体/mL。

结核分枝杆菌（TB）和非结核分枝杆菌（NTM）都是阳性，阳性没有菌种特异性。多数NTM比TB粗短，呈棒状、短棒甚至颗粒状。确定菌种需要鉴定（培养、分子生物学检查等方法）。阴性不能排除结核菌感染。阳性分五级，1～8个菌体/300倍视野时感染可能性不大，（＋＋＋）/（＋＋＋＋）时感染可能性大。解释需要结合培养、IGRA、分子生物学检查；结合临床表现、影像学检查、TST等；结合经验治疗效果。

（6）弱抗酸染色结果解释和诊治建议：弱抗酸阳性见于奴卡菌、马红球菌、冢村菌属（*Tsukamurella*）、戈登菌属（*Gordonia*）、迪次菌属（*Dietzia*）[5]（另有书籍提到军团菌、隐球菌也可着色，需要核对）。解释需要结合培养检查；结合临床表现、影像学检查等。

（7）真菌KOH或乳酸棉兰染色和新型隐球菌墨汁染色结果解释和诊治建议。对鹅口疮和支气管念珠菌性白膜：念珠菌有诊断意义。对肺炎：痰液念珠菌没有意义，新型隐球菌、曲霉菌、毛霉菌等可能有诊断意义。注意HIV感染者可以定植隐球菌；曲霉菌可以污染、定植、感染、过敏，其解释依赖临床。痰中的真菌出芽、菌丝相的存在提示繁殖，不提示侵袭。解释需要结合培养、抗原检查（G、GM、念珠菌抗原、隐球菌抗原）、分子生物学检查；结合临床表现、影像学检查等；结合经验治疗效果。

举例3：肿瘤患者，肺炎临床诊断成立，消化后痰液墨汁染色见少量新型隐球菌：可能是肺炎的病原体；建议抗原检查、培养；建议中枢神经系统评估；在进行肺部病原学整体评估的同时，对重症肺炎，治疗必须覆盖。

举例4：医院获得性肺炎，痰液KOH涂片查见少量念珠菌酵母相和假菌丝：不考虑是病原体；如果怀疑，请升级标本。

（8）肺孢菌六胺银染色结果解释和诊治建议：阴性不能除外感染。非特异性检查，量少或形态不典型，解释要谨慎。量多、形态典型者，有诊断意义。解释需要结合分子生物学检查；结合临床表现、影像学检查等；结合经验治疗效果。

举例5：免疫低下患者，临床肺炎诊断成立，BALF六胺银染色查见大量肺孢菌包囊——这是确诊层面证据，治疗必须覆盖。

参考文献

［1］ 宁永忠，李明，严岩．感染性疾病的微生物学．北京：化学工业出版社，2013：101.

［2］ 王辉，任健康，王明贵．临床微生物学检验．北京：人民卫生出版社，2015：276.

［3］ 王辉，任健康，王明贵．临床微生物学检验．北京：人民卫生出版社，2015：160，283.

［4］ 王甦民，中国防痨协会基础专业委员会．结核病诊断实验室检验规程．北京：中国教育文化出版社，2012.

［5］ James H Jorgensen，Michael A Pfaller，Karen C Carroll，et al. Manual of clinical microbiology. 11th edition. American Society for Microbiology，2015：321.

［6］ Gary W Procop. Koneman's Color Atlas and Textbook of Diagnostic Microbiology. 7th ed. Jones & Bartlett Learning，2016.

55. 对痰和支气管肺泡灌洗液普通细菌、真菌培养阳性报告有什么建议？

痰和支气管肺泡灌洗液（BALF）普通细菌、真菌培养阳性正式报告如下。

报告正文

说明： 下列信息是报告必备要素。形式要清晰无混，内容要明确均备。此处包括咳痰、抽吸痰、诱导痰、BALF。诱导痰按咳痰处理。不包括组织、PSB、支气管洗液。此处针对可能致病菌，不包括厌氧菌、分枝杆菌等特殊微生物。此处报告是最终正式报告，不要因最终报告而耽搁有重要价值信息的提前沟通；此处报告是用于临床诊断的报告，不针对其他目的，如流行病学。

（1）标本描述

① 标本性质、标本采集时间、接收标本时间、质量判断（如外观无异常）；是否已经使用抗生素（以及更详细信息）；如果有前处理，则写明处理方式（如匀质化、盐水洗）。

说明： 咳痰标本建议用蛋白酶匀质化，匀质化时注意防止污染；盐水清洗不是国际常规；BALF先行涂片，有助于确定后续培养操作。涂片见到菌体较多，则$1\mu L$或稀释后接种；见到菌体很少，则浓缩$10\times$甚至$100\times$后接种。

② 质量判断结果。

说明： 咳痰、抽吸痰质量判断不合格，强烈建议严格执行拒收。此处是质量合格时的结果；建议BALF也进行质量判断，不执行拒收，但写明结果，后面可以分析影响因素。

（2）涂片革兰染色结果：菌体特征（量、染色、形态、聚集性、其他）、细胞特征、菌体与细胞的关系［比如吞噬（必须报告吞噬百分比）、聚集倾向］、其他。必要时附瑞氏染色结果。

说明：从专业原则而言，培养标本都要涂片镜检；涂片在国内一般是单独医嘱，可以不和培养结果一同回报。如果能够确定是同一份标本进行的涂片和培养，一同回报更好。注意，在形式上，涂片和培养要分开，对应不同医嘱或检查，不要混淆。注意二者结果矛盾时的处理和解释。

（3）培养结果：接种方式（1μL 或 10μL；定量/半定量），培养时间××h，正常菌群描述和量，可能致病菌描述、菌种名称和量。并附：对临床有意义的菌落特征（如黏液型、荚膜）、鉴定仪器/方法、鉴定百分比、重复结果（如果有）。

说明 1：①咳痰/抽吸痰一般半定量，可以定量，阈值是咳痰 10^7 CFU/mL、抽吸痰 10^6 CFU/mL；BALF 必须定量，阈值是 10^4 CFU/mL。②口咽部正常菌群、可能致病菌的判断，建议参考国内行标、CMPH、IDSA/ASM2013 指南。③口咽部正常菌群需要半定量/定量，并加以描述。无论有无可能致病菌，都要描述回报。④可能致病菌需要半定量/定量，鉴定。⑤马红球菌、需氧的放线菌（奴卡菌属、链霉菌属）、新型隐球菌、非腐生性的丝状真菌（如曲霉属、毛霉属、引起系统性真菌病的菌种），无论多少，一律回报临床。

说明 2：①标明鉴定方法、仪器是检验通例。细菌学纳入质谱后，需列出鉴定方法，以示区别。②鉴定百分比：报告目的是让医生知道，菌种的确定是相对的。这和疾病诊断概率是一样的道理，也可以不报告。

（4）有非实验室污染的微生物生长时，提示污染、建议复查。

说明：注意判断实验室内污染。实验室内污染不必提示。

（5）各菌种对应的药敏结果，包括方法、数值、RIS 解释；特殊耐药性结果。

说明：如果可以完成，则报告实际结果；如果不能完成，可以说明一下。注意，形式上不要与培养结果相混淆；建议分级报告。当分离株对窄谱药物敏感时，不发放广谱抗微生物药物的结果，例如当检测到金黄色葡萄球菌对苯唑西林或头孢西丁敏感时，则不报告万古霉素的结果；可以列出天然耐药，不过不能写MIC 或直径，避免误解；建议与结果分开写在报告评述里，避免混淆；具体请参见王辉教授《常见细菌药物敏感性试验报告规范中国专家共识》，此处不予展开。

（6）声明：该结果只对该标本负责。如有疑问，请于 3 日内与临床微生物学组联系。

说明："该结果只对该标本负责"和时间，是法律免责声明，不是专业原则。

（7）其他：如报告时间、检验人员名讳（接收、检验、审核）、实验室联系方式等。

报告评述

说明：下列信息不是报告必备要素，各实验室根据自身能力、具体结果进行权衡取舍，详略由宜。一旦给出评述，要能进一步解释，并承担相应责任；建议最好给出参考文献。

（1）声明：下列评价、解释、建议仅供参考，请结合临床进行综合判断。

（2）标本评价

① 是否延迟、是否体积不足/过量、其他观察特征，以及其影响，如延迟送检会使得浓度不准确等。

② 如果留取标本时已有抗生素的使用，评价其可能的影响。

（3）分离株解释

① 举例：肺炎克雷伯菌。社区获得性肺炎（CAP）临床诊断成立，咳痰标本合格，该菌（＋＋＋）或（＋＋＋＋），而且比正常菌群多时，该菌是肺炎病原的阳性预测值为 50％。

② 举例：金黄色葡萄球菌。社区获得性肺炎（CAP）临床诊断成立，BALF标本合格，该菌纯生长，浓度达 $10^4 CFU/mL$ 以上。如果临床表现和影像学结果无矛盾，可以认定该菌为病原。

③ 举例：曲霉菌。无论多少，排除污染后，一律回报。

④ 举例：CAP 诊断，咳痰标本，粪肠球菌、表皮葡萄球菌、白念珠菌是正常菌群，不必鉴定、药敏，例外是纯培养的情况。

说明：咳痰标本纯培养结果，非常罕见。

⑤ 举例：只有口咽部正常菌群生长，见于非感染性疾病、病毒性肺炎、支原体肺炎、吸入性肺炎等。

说明：没有涂片结果时，培养可以单独解释。有涂片结果时，结合涂片进行解释。二者矛盾时，建议复片、重复平皿阅读、专业人员讨论。若仍有矛盾，则各自回报、与临床沟通，建议重复留取标本。不建议以一种方法的结果为根据，来修改另一种方法的结果。

说明：解释前提是肺炎临床诊断成立。如果排除了肺炎，不是感染性疾病，则分离株不必解释，视为定植。

（4）诊断建议

对①例，如果患者胸水培养为肺炎克雷伯菌，则肺炎克雷伯菌肺炎诊断成立。

对②例，金黄色葡萄球菌肺炎诊断成立。

对③例，该菌可以污染、定植、过敏、慢性感染、急性侵袭性感染，诊断请结合临床表现、真菌标志物如 GM 试验、影像学检查。如果 GM 试验持续阳性且逐渐升高，影像学表现支持，则侵袭性肺曲霉菌病诊断成立。

请结合其他微生物学检查，比如关联标本培养等检查结果、抗原检查（肺炎链球菌和军团菌尿液抗原）、抗体检查（一些病毒）、核酸检查（一些病毒）、G 试验、GM 试验等。请结合炎症指标，尤其是降钙素原（PCT）。

注意寻找并去除易感因素，比如吸烟、酗酒、上呼吸道感染（流感病毒感染后继发金黄色葡萄球菌感染）、慢性阻塞性肺疾病急性加重期（AECOPD）等。

注意播散导致的转移感染，比如肺炎克雷伯菌肺炎继发肝脓肿，比如金黄色葡萄球菌肺炎继发脾脓肿。

注意慢性阻塞性肺病急性加重（ABECOPD）、慢性支气管炎急性加重（ABECB）、支气管炎、类似肺炎的非感染性疾病相鉴别。

（5）药敏解释

① 特殊耐药性的解释，比如 MRSA 意味着什么。

② 对没有折点（及借用折点）、流行病学界值（ECV）的解释。

③ 该分离株的天然耐药情况。天然耐药意味着不能成为治疗药物选择。（说明：重点参考 CLSI M100 表格注释，同时参考 EUCAST 等信息。）

④ 如果分级报告，提示临床可以咨询未报告药物结果。

⑤ 注意考虑药物在肺部的分布。

（6）治疗建议：根据诊断（比如普通 CAP 和 COPD 并发肺炎有区别）、标本、分离株、药敏结果，结合指南，给出治疗建议（可供选择的药物名称）。

请考虑基础性疾病和感染的严重程度（比如肺功能）等，考虑体温、外周血 WBC、PCT（启动、停止抗生素）等；请考虑经验治疗效果；请考虑同类患者同部位同菌感染的治疗疗效流行病学数据（最好是当地信息）。如果对实际情况有充分掌握，有能力进行综合判断，可尝试将治疗建议进一步具体化（药物排序、剂量、给药方式、疗程……）。

请同时咨询临床药师。

（7）预防和控制建议

① 确定并尽可能去除易感因素，比如 COPD 的影响。对呼吸机相关肺炎，注意插管的指征和影响、拔管的指征与主动、可采用集束化预防方案（如选择性肠道消毒、抬高床头、声门下吸引等）。

② 评价分离株的传播性，给出建议，比如 CRE 感染患者的隔离建议。

③ 注意防止转为慢性感染，注意防止复发。

④ 上次征求意见的互动中涉及此处问题的说明：讨论中涉及的时效和分析中鉴定错误，本身与最终报告的规范没有必然关系。

56. 对尿普通细菌、真菌培养阳性报告有什么建议?

报告正文

说明：下列信息是报告必备要素。形式要清晰无混，内容要明确均备；此处包括清洁中段尿、新插导管尿、耻骨上膀胱穿刺尿液。长期导管尿、导尿管、尿袋尿液要拒收。此处不包括厌氧菌、分枝杆菌、支原体、性传播疾病病原等。此处报告是最终正式报告，不要因最终报告而耽搁有重要价值信息的提前沟通；此处报告是用于临床诊断的报告，不针对其他目的，如流行病学。

（1）标本描述：标本性质、标本采集时间、接收标本时间、质量判断（如外观无异常）；是否已经使用抗生素（以及更详细信息）

（2）革兰染色结果：菌体特征（量、染色、形态、聚集性、其他）、细胞特征、菌体与细胞的关系、其他。必要时附瑞氏染色结果。

说明：以专业原则而言，培养标本都要涂片镜检；涂片在国内一般是单独医嘱，可以不和培养结果一同回报。如果能够确定是同一份标本进行的涂片和培养，一同回报更好。注意形式上涂片和培养要分开，对应不同医嘱或检查，不要混淆。注意二者结果矛盾时的处理和解释。

（3）接种 $1\mu L$ 或 $10\mu L$，培养 $\times\times h$，有 1 或 2 种可能致病菌生长时，各自菌种名称、浓度。并附：对临床有意义的菌落特征（如黏液型、荚膜）、鉴定仪器/方法、鉴定百分比、重复结果（如果有）。如果 2 种菌生长，一种不是可能致病菌，则该菌同时描述回报。

（4）培养 48～72h，有 3 种或更多分离株生长时，描述回报，并提示污染、建议复查。

（5）各菌种对应的药敏结果，包括方法、数值、RIS 解释。

说明： 如果可以完成，则报告实际结果；如果不能完成，可以说明一下。注意形式上不要与培养结果相混淆；建议分级报告。当分离株对窄谱药物敏感时，不发放广谱抗微生物药物的结果，例如当检测到金黄色葡萄球菌对苯唑西林或头孢西丁敏感时，则不报告万古霉素的结果；可以列出天然耐药，不过不能写 MIC 或直径，避免误解；建议与结果分开写在报告评述里，避免混淆；具体见《常见细菌药物敏感性试验报告规范中国专家共识》[1]，此处不予展开。

（6）常规接种量为 $1\mu L$ 或 $10\mu L$。特殊患者需要捕捉更低浓度分离株时，请与临床微生物学组联系。

（7）声明：该结果只对该标本负责。如有疑问，请于 3 日内与临床微生物学组联系。

说明： "该结果只对该标本负责"和时间，是法律免责声明；不是专业原则。

（8）其他：如报告时间、检验人员名讳（接收、检验、审核）、实验室联系方式等。

报告评述

说明： 下列信息不是报告必备要素，各实验室根据自身能力、具体结果进行权衡取舍，详略由宜。一旦给出评述，要能进一步解释，并承担相应责任；建议最好给出参考文献。

（1）声明：下列评价、解释、建议仅供参考，请结合临床进行综合判断。

（2）标本评价

① 是否延迟、是否体积不足/过量、其他观察特征，以及其影响，如延迟送检会使得浓度不准确等。

② 如果留取标本时已有抗生素使用，评价其可能的影响。

（3）分离株解释

① 举例：大肠埃希菌。社区获得性尿路感染中，该菌构成比达 80%；医院感染时其构成比达 50% 以上。有临床症状，可以认为该菌是致病病原。

② 举例：粪肠球菌。该菌也是尿路感染较常见病原。有临床症状，可以认

为是致病病原。

③ 举例：表皮葡萄球菌。该菌可以引起插管相关性尿路感染、无症状菌尿。此例纯分离株，浓度在 10^5 CFU/mL，有症状，尿中有阈值浓度以上白细胞（WBC），有插管，可以认为该菌是插管相关性尿路感染的病原。

④ 举例：白念珠菌。该菌是插管后常见定植菌，对尿路感染的阳性预测值低于 5%，确定病原须谨慎，不能直接根据培养结果予以治疗。

说明： 如果有同一标本涂片信息，进行分离株解释时可以参考。

（4）诊断建议

① 纯生长，浓度 10^5 CFU/mL，如果有临床症状，则该菌为病原，尿路感染诊断成立。如果无症状，则是无症状菌尿。

② 请结合其他微生物学检查，比如抗原/抗体检查、核酸检查、G 试验、GM 试验等。请结合炎症指标。

③ 注意寻找并去除易感因素。比如尿路插管、尿路梗阻等。

④ 注意播散导致的转移感染。该菌有导致尿源脓毒症的可能。

⑤ 注意与性传播感染（包括细菌性阴道病、念珠菌性阴道炎）相鉴别。

（5）药敏解释

① 对特殊耐药性的解释，比如 MRSA 意味着什么。

② 对没有折点（及借用折点）、ECV 的解释。

③ 该分离株的天然耐药情况……天然耐药意味着不能成为治疗药物选择。

说明： 重点参考 CLSI M100 表格注释，同时参考 EUCAST 等信息。

④ 如果分级报告，提示临床可以咨询未报告药物结果。

⑤ 注意考虑药物在尿路的分布。

（6）治疗建议

① 根据诊断（比如膀胱炎和肾盂肾炎有区别）、标本、分离株、药敏结果，结合指南，给出治疗建议（药物名称、剂量、给药方式、疗程……）。

② 请考虑疾病严重程度等，考虑体温和外周血 WBC 等；请考虑经验治疗效果；请考虑同类患者同部位同菌感染的治疗疗效流行病学数据（最好是当地信息）。

③ 请同时咨询临床药师。

（7）预防和控制建议

① 拔管的建议。

② 评价分离株的传播性，给出建议，比如 CRE 感染患者的隔离建议。

③ 注意防止转为慢性感染、注意防止复发。

参考文献

［1］ 王辉，宁永忠，陈宏斌，等. 常见细菌药物敏感性试验报告规范中国专家共识［J］. 中华检验医学杂志，2016，（1）：18-22.

57. 对新生儿"败血症"诊治共识，有什么细节需要商榷？

中华医学会儿科分会新生儿学组和中国医师协会新生儿科医师分会感染专业委员会发布了《新生儿败血症诊断及治疗专家共识（2019 版）》[1]。细读之后，发现该文有一些细节问题。这里讨论一下。

原文摘要

① 摘要似乎太短，没有实质性内容。国际上有些指南是大型指南，推荐几百条，有些是小型指南，不过二者一般都有摘要，摘要都有实质性内容。这实质性内容集中在两方面：最重要的（哪怕不新），最新的——也就是作者最想强调的。摘要太短，估计也有杂志社格式要求的因素。

原文第一段

② GBS 首次出现，建议先出规范的种名——无乳链球菌（*Streptococcus agalactiae*），再出常用名——B 族链球菌（Group B *Streptococcus*）。注意 GBS 是名词，是菌名，建议首字母大写，这样从语言上更正规一些，当然小写也不是原则性错误。另外还一个细节是 β 溶血——不写也可以。而且实际上 GBS 不是一个规范菌名，其本质是链球菌的血清学分群。从概念上讲，GBS 和 *Streptococcus agalactiae* 并不能完全等同，只是目前客观上两个群体吻合。

③ 第一段中，只写到了诊断和治疗，而没有提预防。而正文第八部分阐述和推荐了预防措施。建议第一段修改为"本共识旨在进一步规范新生儿败血症的诊断及防治"。预防是临床医学的最高境界与发展趋势，值得关注。

原文第一部分：定义

④ 名词翻译前后不统一：在定义中，明确将 sepsis 翻译为脓毒症。但 early-onset sepsis 和 late-onset sepsis 分别翻译为早发败血症和晚发败血症，同一个 sepsis 在正文中出现两个汉语翻译，建议统一为脓毒症。

定义中将 septicemia 翻译为败血症，early-onset sepsis 和 late-onset sepsis 将 sepsis 也译作败血症。同一个"败血症"，对应了两个英文词汇。septicemia 的规范翻译是脓毒血症。

⑤ 脓毒症（sepsis）定义的问题是：只列出了细菌、病毒、原虫，虽有"等"作为结尾，若将当前越来越重视的病原"真菌"添加上再"等"更好。

国际上对 septicemia 并没有明确的定义，常常等同于菌血症或 sepsis。随着 sepsis 定义越来越明确，septicemia 使用越来越少——查一下 PubMed 就知道了。此处没有必要单独提出。

⑥ 细菌性脓毒症在原文中对应的英文是 bacteria sepsis，虽不能说错误，但更好的选择是 bacterial sepsis。后者才是常见表达方式，比如名著第七版 *Infectious Diseases of the Fetus and Newborn Infant*[2] 中，一章题目为 *Bacterial sepsis and meningitis*。再如 PubMed 中，用"bacteria sepsis"检索（截止到 2019.4.12），仅有 4 篇。用"bacterial sepsis"，检索则有 1483 篇，可见差别。

⑦ "为了与前两版方案保持一致"——这句话非常费解。难道为了保持一致，竟然看不见专业的发展，漠视用词的随意和翻译的混乱？这样处理非常不妥。定义段落中名词使用混乱显然与此有关，以至于刚刚表态"本共识将沿用败血症这个词"，立刻接"主要讨论细菌性脓毒症"。专家共识首先应该取得基本的共识，确定名称和定义。尊重传统和习惯无可厚非，但必须确定，且前后一致。

⑧ 第一段结尾提到，"主要讨论细菌性脓毒症这部分内容"。不考虑寄生虫也就罢了，竟然也不考虑病毒和真菌。虽然一般而言，国际上儿科领域也是讨论细菌感染占绝大多数，但病毒性脓毒症早已进入了临床视野，中文共识中应该有所说明。且从感染的角度，病毒性感染远比细菌性感染多。此外，血培养会生长真菌，有报道念珠菌占晚发脓毒症（LOS）的比例可达 12%（这意味着国际上

LOS 的内涵并不回避真菌），不予考虑确实不太合适。原文第七部分治疗中，（一）2. LOS 一段，却又有抗真菌药物内容，前后说法不一若此。

如果一定只限于细菌性脓毒症，应予以更具体的理由，也许与抗生素不规范使用、目前国内新生儿病例的病原学分布等有关吧。果然如此，不如将题目修订为"新生儿细菌性败血症诊断及治疗专家共识"。

⑨ 关于时限

a. 早期和晚期的分界：国际上有＞3 天到≥7 天的不同界定——都是人为规定。本文可以用＞3 天。但这是人为规定，不宜用"一般"进行描述。"一般"，给人的印象是客观规律，而非人为规定。如果用"一般"，则应该明言，"一般规定为 n 天"，加了规定，一目了然。

b. 另外，题目是新生儿败血症。新生儿的日龄，国际上多数是 28 天。本文应该界定一下日龄范围——最大日龄到多少，这样才完善。

c. 而段首的"发病时间"接"日龄"也不妥，改为"发病时日龄"更好。

原文第二部分：危险因素

⑩ 首先是 risk factor 这个词，建议翻译为风险因素。因为 risk 是危险程度＋发生概率的和，侧重于概率，单翻译为"危险"（也有概率，但侧重于危险程度），不太合适。而且，risk 含有保护性因素。保护性因素翻译为"危险"，会引起误解。

⑪（一）1. 最重要危险因素，竟然没有 RR 或 OR 值。下面的（二）对应部分也是，首要危险因素竟然没有数据支持。临床诊断是一种概率性逻辑推测和证据性验证，最好有概率方面的数据。

⑫ 对于早产也没有给出定义。在第七部分治疗（一）2. LOS 一段却写了早产的时限。如果给，应该在第一次涉及时给出。

⑬（一）2. 第一句是胎膜早破（PROM）"常常伴随着早产"，下文却没有看出两者作为危险因素的不同影响。鉴于上文早产是最重要危险因素，此处应该明确说明 PROM 是独立因素还是混杂因素，不明确说明，此句则容易误解。

⑭（一）3. 绒毛膜羊膜炎的诊断标准。按文字表述，母亲发热＋WBC 超标＋母亲心率超标，就是绒毛膜羊膜炎！如果母亲是单纯性肺炎呢？后两条——胎儿心动和宫内情况，应该必有其一才对，甚至需要加入需排除的情形。

⑮ （二）LOS 系院内感染和社区获得性感染。一般而言，一个感染不是院内感染就是社区感染——那这一句有什么特别的用意吗？如果一定要写，如下表达似乎更为合适：LOS 既有院内感染，也有社区获得性感染，以……为主，并配以构成比。

⑯ （二）3. "延长经验性使用抗菌药物的疗程是 LOS 的高危因素"。个人以为，"延长预防性使用抗菌药物的疗程"这样表达似乎更好。

讨论的是 LOS 的高危因素，说明还没有发生 LOS。如果是经验治疗，那说明 3 日内出现了感染［包括早发脓毒症（EOS)］，这样概念就混乱了。改为"预防性"更符合逻辑。

⑰ 风险因素还包括新生儿：严重损伤和较大手术切口，严重慢性躯体疾病，免疫抑制，全胃肠外营养，Apgar 评分≤6 分，胎儿窘迫等；母亲：体温升高，GBS 定植等。

上述风险因素可以不展开，但作为国家级共识，应该提及。

原文第三部分：病原菌

⑱ 肠杆菌属（如大肠埃希菌）：应该是肠杆菌科（如大肠埃希菌）。大肠埃希菌是埃希菌属。

⑲ CONS 应该是 CoNS，革兰阴性，特别加了英语 gram negative 和缩写 G⁻。

一方面英文领域罕有这样表达，都是革兰阴性杆菌（Gram negative bacilli，GNB）整体出现。一方面 Gram 是人名，G 应该大写。另一方面，后文 G⁻ 这个缩写后文只出现一次。总之，这是常见词汇，缩写在原文也重复得很少，没有加英文的必要。

⑳ 整体而言，文章明确了主体是写细菌性脓毒症，而这一节专论病原菌，愚意此处应该有国内的病原谱和构成比，才更为明确。原文涉及的微生物种类很少，而且对其比例都是文字描述，比如"增多""不高""主要""多见"——类似这样模棱两可的表达。

㉑ 应该提及念珠菌和比例。其构成比并不低，而血培养技术也会有分离生长——即使前面限定了细菌性脓毒症。

原文第四部分：临床表现

㉒ 表1中需要补充或调整的内容。全身：皮肤弹性差，皮疹（尤其是广泛的压之不褪色的），水疱，脱水，中心皮肤体温差>3℃。呼吸系统：通气需求增加，气道塌陷等。血液系统：瘀点。神经系统（竟然整体缺失）：烦躁、容易激惹、肌张力下降、昏迷、嗜睡、惊厥、癫痫发作、前囟膨隆等，GCS评分。

鉴于脓毒症的诊断标准一直在调整，也无法精准预测，临床表现和风险因素是避免漏诊的两大关键，也常常是起点，故内容应力争全面。

原文第五部分：实验室检查

㉓ （一）1. 血培养是诊断败血症的金标准。

这样表述并不合适，正常的说法应该是：血培养是诊断菌血症的金方法。

sepsis的诊断，核心是临床表现＋非特异性实验室指标。大家看一下第一代sepsis定义到第三代sepsis定义，都是如此。在这些诊断中，血培养从来也不是金标准。

当然，儿科脓毒症的概念，更加模糊一些。第二代定义比成人领域晚，第三代还没有公认，就是显证。儿科领域更爱用"培养证实的脓毒症"一词。英文世界对这个概念的表述：Culture-proven sepsis—The isolation of pathogenic bacteria from a blood culture is the gold standard to confirm the diagnosis of neonatal sepsis.[3]注意，一方面它说的是分离株，而非血培养技术本身；另一方面它针对的是培养证实的脓毒症，而非全部脓毒症。这样称之为金标准（gold standard），才比较准确。

儿科领域，主流是至今仍然在用感染（疑似或确证）＋SIRS（2条或更多）来诊断sepsis。所以血培养显然不能成为金标准。换个角度想，如果是金标准，那培养阴性的临床脓毒症，如何理解呢？说金方法，就好理解了。

审稿建议：严格说来，血培养等都不是诊断某种"病"的金标准，只是确定某病的病原学的金标准。这是口头交流书面化的不规范说法。

㉔ "由于新生儿尤其低、极低或超低出生体重儿取血量的限制，导致血培养

敏感度更差，故要求每次抽血量不少于 1ml。"这个因果关系——难以理解为何在此要强调。新生儿菌血症的采血量，是由血液中细菌浓度和新生儿循环血液容量两方面确定的。一方面，更差是和谁比——和青少年、成人吗？这种比较有意义吗？高与低的标准是什么？另一方面是循环血液容量评估，这才是关键。抽血量也不是不能低于 1mL，迫不得已时 0.5mL 以上也可以。

㉕（一）2. 清洁导尿或穿刺尿液，仅用于 LOS 的病原学诊断。"仅"是为何？可以做尿常规，看 WBC。

㉖（一）只有血培养、尿培养、核酸检测。需要补充下列检查——EOS：体表（脐带、腋窝、腹股沟、外耳道）培养、胃抽吸物培养、呼吸道抽吸物培养等；LOS：任何感染灶的微生物学检查，如气管分泌物、局部脓性分泌物等。

㉗（二）1. WBC 计数。

EOS 等一下是规律，因为出生后，有自然波动。

为什么 LOS 要等发病 6h 后才能采集血做血常规？成人脓毒症领域有"黄金 1 小时"之说。这种说法不一定准确，但要等 6h 才能采集标本确实难以理解！

现实中，儿科医生接诊一个疑似 LOS 的患者，要等 6h 才查血常规？可能吗？

㉘（二）3. 血小板，特异度和灵敏度都不高。前文用的都是敏感度，用词不一。

灵敏度与敏感性/敏感度，对应英文都是 sensitivity，各种翻译在国内并行，但一篇文章内措辞行文最好统一。如果二者都有，最好明确一下二者的关系。

㉙（二）4. CRP，首先募集 IL-6。募集是什么意思？

是聚集的意思吗？募集带有主观性，偏文学色彩。而且，感染活化巨噬细胞，巨噬细胞产生一系列因子，如 γ 干扰素、TNF、IL 等，IL 即 IL-1、IL-6。IL-6 也是局部产生，何处募集？

㉚除了 CRP 和 PCT 外，IL-6、IL-4、IL-10、TNFα、SAA、HBP、presepsin、pro-ADM 等似乎也可以提及，国内已有部分开展。SAA 甚至已有共识，当然有一定争议。

而尤其重要的是乳酸。乳酸是 sepsis-3 概念的核心，是成人脓毒症、儿童脓毒症、新生儿脓毒症必测指标。现实囿于条件做不了，不必强求。但国家级别共识，这么重要的指标，只字未提，确实难以想象。哪怕简单一些，一定要有涉及才对。

凝血指标也应该涉及，比如 INR 等，化学检查、血气生化检查也是如此。

㉛（三）脑脊液检查指征，（1）是血培养阳性。

一方面血培养阳性报警，时间上比较滞后（原文有提及）；一方面血培养阳性，不一定是真正感染，要排除皮肤定植；另一方面难道不应该综合判断吗？不应该有脑膜炎表现或疑似表现吗？按字面理解，血培养阳性则有脑脊液检查指征，似乎过于粗疏。而第一句明言，新生儿败血症有 23％ 合并脑膜炎，都采集脑脊液似乎过于积极。

而（2）有临床表现且非特异性指标≥2 项阳性，这个临床表现依然是语焉不详。脓毒症表现？脑膜炎表现？

㉜ 除了实验室检查外，竟然没有其他辅助检查，如影像学、超声。

原文第六部分：诊断标准

㉝ 标题1（1）①，看下文，此处严谨表述应该加上：非特异性指标阴性或只有 1 个阳性。

㉞ 标题1（2）③血液致病菌 DNA。这一条不是确诊指标很好，但作为第二层证据，也应该提示一下。仅有 DNA 而没有菌体（涂片看到或培养分离）的情况，需要验证，并和验证结果一起综合考虑。

㉟ 标题1（3）血培养阳性即可，竟然不用区分定植与污染。此处严谨表述应该是：明确的菌血症或细菌性脑膜炎。

㊱ 诊断标准里有其他"无菌腔液"，病原学检查却没有涉及。病原学检查里有尿培养，诊断里却没有，行文比较费解。

另外一般多数写作无菌体液，英文也是。无菌腔液，倒也不错，但范围显然比无菌体液小。

㊲ 标题2除了日龄，LOS 的诊断与 EOS 相同。既然相同，诊断标准何必分开表述呢？

㊳ 标题1和2竟然都没有把风险因素写全。早产或极低出生体重是最重要的危险因素，没有写。PROM 相对次要，却写了。思维如此飘忽。

原文第七部分：治疗

㊴ 用治疗也没有错，但用处置（management）的更多一些，范围也比治疗

大。题外话，management 翻译为管理，不太好。管理的对象更主动一些，管理与被管理是博弈关系；而处置的对象则被动得多，基本是施受关系。患者在医疗流程中，信息严重不对称，无法主动，更何况还有休克的状态——显然译作处置好于管理。

㊵ 治疗/处置应该有一段总括，比如包括抗生素和感染灶控制、补液、血管活性药、吸氧、PICU 监护等。这样比直接阐述抗菌药物更好一些。

㊶ 脓毒症显然是急症，处置中要分即刻与后续。目前第一段阐述了尽早用抗菌药物，这是正确的。最好同时阐述生命支持、血培养、休克判断和处置、急诊还是 PICU 等事宜——这些是救命的急所，所谓"黄金 1 小时"是也。

㊷ （一）1. 中，三代头孢的不良反应，表述不当。

㊸ （一）1. 中，氨基糖苷类<6 岁的不用，不符合说明书。

㊹ （一）2. 中，是铜绿假单胞菌就用头孢他啶？哌拉西林钠/他唑巴坦钠（特治星）受到鄙视，表示不服。

㊺ （一）3. 血培养结果。确认 GBS 感染后，因对青霉素敏感（尽管 GBS 对青霉素耐药有增加的报道）——令人费解。已经确定是 GBS，大多数情况下有药敏结果。有了药敏结果，敏感后还加耐药（率）增加的说明，意义何在？

当然这样说涉及具体技术，因为如果单纯 PCR 阳性，则没有药敏。所以这里建议：早期——无论是培养检出还是 PCR 阳性，都要加做药敏。因为不着急清除，时间足够。培养和药敏的价值远大于 PCR，希望临床能够懂得。晚期：除非是紧急情况，否则只要是预产期前正常入院，时间允许，都可以做培养加药敏。所以有培养和药敏技术，应该是大多数的现实情况——药敏结果自然存在。而单纯的 PCR，不应该长期成为唯一技术条件。单纯 PCR 结果，一般情况下不能成为独立的微生物学证据，必须有验证。

㊻ （一）3 和 4，多处用字问题。

3 后部，美罗培南，不是美洛培南。当然译名可以变化，但最好符合常用翻译，避免误解。查万方数据，杂志范围，题名里出现二者的数量，美罗培南是814，而美洛培南是 48，可见常用与否。另外，说明书是美罗培南。

3 结尾处，金黄色葡萄球菌，不是金黄色葡萄糖球菌。

4 脆弱类拟杆菌？规范名称是脆弱拟杆菌、脆弱拟杆菌群，或脆弱类杆菌、脆弱类杆菌群。"类"和"拟"同时出现，是错的。

此文涉及的细菌名称多有错讹，药学内容也有偏颇。其实，大多数临床实践指南/共识都是多学科内容，或者成文之先有其他学科参与，或者成文之后有其他学科审校。

㊼（一）3. GBS 合并脑膜炎，“考虑联合三代头孢”，是否过于笼统？指南需要明确具体的药物种类。下面 4 是合并脑膜炎，合并在一处表达更好。

㊽（一）3. 氨基糖苷类括号内的说明，和上文重复，写个注意事项同上即可。

㊾（一）3. MRSA 考虑万古霉素或利奈唑胺，考虑联用萘夫西林。利奈唑胺联用萘夫西林的依据是什么？

国际上一般不太用利奈唑胺，国内实际有用，是否应该说明一下。

㊿（一）3. 疗程 10～14 天，难道不应该根据培养阳性与否、菌种不同等进行区分？难道不应该给出停药指征？难道不复查血培养？

(51)（二）支持治疗过于笼统。一方面，休克本身的处理，是脓毒症处置的最难点——比抗生素使用难，此处不宜减省。补液、正性肌力药物、救治成功的判断等，应该有所展开。

另一方面，其他辅助治疗也应该说一下。心肺支持（氧合、灌注等）、WBC 输注、丙种球蛋白输注、集落刺激因子、尽快去除侵袭性因素、血浆置换等，需要提一下。激素也是同理，虽然循证证据确实不足。再广泛一些的有预防血栓、预防溃疡、纠正糖、镇静镇痛、ECMO 等。

最后，很多合并 DIC，其判断、处置也应该提及。

原文第八部分：预防

(52) 标题 2. LOS 血培养阳性（除 CoNS）立即拔管。除了血培养阳性不等于菌血症外，还要明确是否是这一个导管导致的导管相关性血流感染（CRBSI）。如果不是，不急于拔呀！另外，如前所述，血培养阳性有滞后。现实中和指南上，都高度疑似 CRBSI 时，采血后即可拔管。

(53) 其他预防措施：母亲注射疫苗，减少新生儿对病原体的暴露，乳铁蛋白，益生菌，手卫生，严格导管护理，谨慎抗微生物药物的使用，病房或 ICU 环境优化等。

上医治无病，预防是一大关目，值得临床重视。

整体而言，该共识有两个优点值得关注：①这是世界难题，在国际上少有共识与指南的情况下，我们有所尝试，而且连续几版，值得鼓励。②诊断的分层，比国际上表述得更好一些，而细节问题却多多。

另外还有整体性问题——没有看到对国际观念变化、国际证据积累增多的互相呼应。比如2017年ACCCM发布了《儿童和新生儿脓毒性休克血流动力学支持临床实践参数》（*American College of Critical Care Medicine Clinical Practice Parameters for Hemodynamic Support of Pediatric and Neonatal Septic Shock*）[4]（也不是第一版），按理应该有所体现。

这里只是想探讨专业问题和共识行文，只为专业，无意其他。

参考文献

［1］ 中华医学会儿科学分会新生儿学组，中国医师协会新生儿科医师分会感染专业委员会. 新生儿败血症诊断及治疗专家共识（2019年版）［J］. 中华儿科杂志，2019，57（4）：252-257.

［2］ Christopher B Wilson，Victor Nizet，Jack S Remington. Infectious Diseases of the Fetus and Newborn Infant. 7th ed. Saunders，2010.

［3］ www.uptodate.com/

［4］ Davis A L，Carcillo J A，Aneja R K，et al. American College of Critical Care Medicine Clinical Practice Parameters for Hemodynamic Support of Pediatric and Neonatal Septic Shock. Crit Care Med，2017，45（6）：1061-1093.

58. 临床微生物学在重症医学中的作用是什么？

重症医学是西方医学的焦点，是内科学与外科学的交汇，是临床学科与辅助学科的胶着。重症医学自身有严格的专业学科界定。不过简单来看，一切进入ICU病房的患者表现，一切疾病的急危重症状态，都在重症医学的视野之内。感染性疾病和重症医学可以相互为继、彼此先后。感染性疾病会出现急危重症情况，自然需要ICU监护，属于重症医学范畴。而非感染性疾病的急危重症阶段，会继发感染，基本都是医院内感染。二者因果交互，导致除了关注重症医学本质外，感染性疾病是重症医学医生最为关注的相关学科之一。由此极端化，感染性疾病乱诊、抗生素滥用、耐药菌泛滥的滥觞出现在ICU，感染性疾病的高手、菁华、精锐，也会出现在ICU。是故重症医学，成也感染、败也感染。临床微生物学是感染性疾病最重要的辅助学科，能够提供确诊及以下所有层面的证据，故而也在重症医学中发挥着不可替代的作用。具体而言，不外诊断、治疗、防控三大角度。

诊断证据

第一方面是一般性的鉴别诊断。比如脓毒症确定，需要SOFA评分（PaO_2/FiO_2、血小板、胆红素、格拉斯哥昏迷量表、肌酐、尿量）（Sepsis 3.0定义[1]），需要炎症指标（WBC及分类、CRP）和细菌性感染的特异性指标（PCT）（SSC 2016[2]）。第二方面是极似诊断层面，需要非特异的涂片检查结果、GM和G结果等。第三方面是确定诊断层面，微生物学可以为临床提供明确的种属信息、确诊依据。

比如持续性菌血症，是典型的急危重症状态。患者炎症反应提示进行血液培养，血培养阳性则确定病原，由此确立菌血症的病原学诊断，疾病得以确诊。血培养是菌血症的确诊方法。比如重症肺炎，患者 SARS 筛查、甲流筛查阳性，可以迅速确定诊断，为治疗、防控提供不可替代的客观证据。可以说只有临床微生物学检查，才能为急危重症患者炎症和感染表现提供确诊和鉴别诊断依据。

治疗依据

第一方面是感染性疾病确诊前的治疗，主要是经验治疗。目前公认，降钙毒原（PCT）在肺炎、ICU 感染中可以作为是否启动抗生素的依据。免疫低下、持续性发热且抗细菌规范治疗无效时，G 试验连续阳性逐步升高则可以启动抗真菌治疗；GM 同理，可以启动抗曲霉菌治疗。第二方面是确诊后的治疗。明确病原后，药敏试验结果可以为临床抗生素效果判断、选择或更换以及停止抗生素使用等，提供明确的证据，注意同时要结合指南、患者临床表现。没有药敏试验结果，可依据病原种属，在指南中按图索骥。指南推荐药物是首先考虑的药物。

比如金黄色葡萄球菌，无论对社区感染还是医院获得性感染，都举足轻重。经验治疗没有覆盖时，确诊后马上要覆盖；经验治疗想要覆盖，用药依据是当地耐药性的流行病学（药敏试验结果累积数据）。靶向治疗时，首先看药敏结果是否是 MRS。这是药物选择的关纽。甲氧西林敏感金黄色葡萄球菌（MSSA），则用二代头孢菌素以降；MRSA 则用万古霉素、利奈唑胺等。持续性 MRSA 感染万古霉素治疗无效，除了患者免疫力、感染灶等因素外，需要考虑异质性万古霉素中介金黄色葡萄球菌（hVISA），这也需要实验室提供证据（当然这有难度）。

除了提供药敏试验的具体结果和流行病学统计结果，微生物学实验室还可以通过治疗药物监测来为临床提供感染部位（主要是血液）的药物浓度，这样临床精细调节药物浓度就有了客观依据。参见万古霉素监测中国指南[3]。

防控根据

感染性疾病最与众不同的特点，一是有微生物病原，二是疾病能传播。所以临床医生常常迫切需要明确，A 床与 B 床分离的铜绿假单胞菌是否为同一株，患者感染是否存在传播。临床微生物学是此类判断的第一工具。临床微生物学提供了不同的技术手段（PFGE、MLST、rep-PCR 等）来判断菌株同源性，为患者之间菌株是否播散提供判断，进而为防控提供证据。大家如果有关注，就会记得，无论 SARS 还是高致病性禽流感，能否人际传播，都是彼时焦点。此时舍临床微生物学，别无选择。大家每日工作，也必然面对层出不穷的肺炎克雷伯菌、鲍曼不动杆菌……大家自然会问，它们是否为一株？此时如果各位想到临床微生物学，说明您的感控思维已经建立起来。由此可知，临床微生物学通过自身的多种技术手段，明确确立了在感染性疾病防控体系中不可替代的底定地位，是临床医学、预防医学、流行病学的关键。

精准医学时代

近十余年，西方医学也新旧融通、革故鼎新。之前，西方医学属于循证医学阶段（EBM），而下一代医学（next generation medicine）则是业界公认的精准医学（precision medicine）阶段——从统计学无差别的群体到卓然独立的个体，故而亦名个体化医学。

临床微生物学在精准医学的发展过程中，肩继肿瘤学，方兴未艾！比如诊断，患者脑膜炎状态，通过宏基因组学技术，可以同时检测多种病原完成快速诊断[4]。比如治疗，抗 HIV-1 药物马拉韦罗，处方前需要通过下一代测序技术进行 HIV-1 向性（CCR5）检测[5]。比如防控，澳大利亚 427 株单核细胞增生李斯特菌（导致院内新生儿感染、社区食物中毒）中，近百株进行了全基因组测序，完成了流行病学检测，为该菌防控提供了重要的第一手客观资料[6]。

发挥作用的现实必由

上述临床微生物学的关键作用，在现实中能有所发挥的前提是送检微生物学标本。不送标本，一切无从谈起。

（1）临床要有强烈的、明确的、正确及时的送检意识：判断医生送检意识的最好角度，是血培养送检。可以概括但肯定地说，国内临床一线（不唯 ICU）的血培养明显不足、送检意识明确缺乏。大量具有适应证而应该进行的检查，没有实施。一些菌血症持续状态、一些治疗效果判断应该有的检查，没有进行。其他标本也不乐观。这是巨大的遗憾。

（2）具体送检行为要规范：符合适应证并且有必要性（这一点国内薄弱，相关检验书籍往往遗漏了这一点）及时间、体积、数量、保藏速度符合要求，二者至关重要，直接影响结果。送检规范角度最好的体现是咳痰培养，医嘱是否到位、是否监视、实验室是否拒收，这是国内的薄弱点。做到痰培养有效拒收、血培养双抽四瓶，才是迈进了现代感染性疾病诊断的大门。现实中，甚至很多ICU，都仅仅是血培养单瓶为主、痰培养来者不拒。

（3）实验室自身能力的建设：由于历史原因，也由于国内特有的因素，临床微生物学长期以来发展缓慢、欠账很多，和国际上日新月异的变化，形成鲜明对比。改变局面，一方面需要临床微生物学同仁不忘初心、砥砺前行，另一方面需要国家、医院两级医政管理能有统筹考虑。应该说2009年开始的卫生部抗菌药物专项整治，是临床微生物学发展的历史机遇，但目前仍不能满足临床实际需要，亟须改变。现实途径，舍人员投入及素质培训、资金投入而无他。参见相关国内共识[7,8]。

（4）强化沟通：临床医学（包括重症医学）、微生物学（乃至检验医学）彼此百年发展，信息量巨大。二者从最开始的不分彼此，终至渐行渐远、裂隙深化。二者彼此的沟通，自然是专业必需、当务之急。沟通除了电话、电子邮件外，面对面沟通最重要，临床多学科会诊对实验室最具考验。面对面沟通包括科室团队间正式沟通、实验室参加早交班（比如参加ICU交班）、床旁或多学科会诊（比如感染性疾病危急重症会诊）。应该说，检验医师制度的建立和发展是解决实验室与临床沟通难题的关键。这方面，我们必须做的、我们能够做的、我们可能做的，还有很多，期待业界！参见国内相关建议[9]。

综上，感染性疾病是重症医学的重要内容，而临床微生物学在重症医学的诊断与鉴别诊断、处置和预防用药、控制与预防感染等方面，作用巨大、不可替代。可以说，临床微生物学能力是重症医学建设的前提条件。重症医学走强，必然伴随着临床微生物学水平提高。重症医学不佳，很可能临床微生物学是短板。是以彼此"缠绕"、不可不察。

参考文献

[1] Singer M，Deutschman C S，et al. The Third International Consensus Definitions for Sepsis and Septic

Shock（Sepsis-3）. JAMA，2016，315（8）：801-10.

［2］ Rhodes A，Evans L E，et al. Surviving Sepsis Campaign：International Guidelines for Management of Sepsis and Septic Shock：2016. Crit Care Med，2017，45（3）：486-552.

［3］ 翟所迪，贺蓓，王睿，等.《中国万古霉素治疗药物监测指南》解读［J］. 中国临床药理学杂志，2016，（17）：1633-1636.

［4］ Brown J R，Bharucha T，Breuer J. Encephalitis diagnosis using metagenomics：application of next generation sequencing for undiagnosed cases. J Infect，2018，76（3）：225-240.

［5］ Wilkin T J，Gulick R M. CCR5 antagonism in HIV infection：current concepts and future opportunities. Annu Rev Med，2012，63：81-93.

［6］ Kwong J C，Mercoulia K，Tomita T，et al. Prospective Whole-Genome Sequencing Enhances National Surveillance of Listeria monocytogenes. J Clin Microbiol，2016，54（2）：333-42.

［7］ 王辉，马筱玲，宁永忠，等. 细菌与真菌涂片镜检和培养结果报告规范专家共识［J］. 中华检验医学杂志，2017，（1）：17-30.

［8］ 马筱玲，胡继红，徐英春，等. 临床微生物学实验室建设基本要求专家共识［J］. 中华检验医学杂志，2016，（11）：820-823.

［9］ 宁永忠，王辉. 临床微生物学专业参与感染性疾病临床会诊的建议［J］. 中华检验医学杂志，2014，37（12）：982-986.

59. 实际临床微生物学工作中有哪些具体问题？

在临床微生物学实际工作中其实有大量问题需要讨论——从实验室到临床，从微生物到技术到理论到实践，从国际到国内，从初学到经验丰富，多角度多层面多环节多视野。下面是实际交流中遇到的部分问题，我们尝试给出了一些回答，和大家一起讨论。

血培养

（1）每一年算血培养污染率，要确定污染。污染的确定，是由临床判断还是由实验室判断？

答：双方都需要判断。

正规情况下，临床医生会将每一次判断结果写到病历里。年度总结，或者想发表文章，需要回到临床去查病历，看病历的真实记录、当时医生的判断。

实际工作中，一方面病历往往不详——很多医生不写，另一方面实验室工作时间很紧张，没有长时间查病历的可能。只有实验室自己判断。

七种可能污染菌，实验室多套中单瓶或单套阳性，一般按污染处理。①只送一套/一瓶，其中的丙酸杆菌属、气球菌属、微球菌属、芽孢杆菌属（除外炭疽）、棒杆菌属（除外 JK）一般直接按污染处理。②只送一套/一瓶，没有感染性心内膜炎，草绿色链球菌可以按污染处理。来自心内科或急诊室，如果没有写诊断，要沟通一下。③只送一套/一瓶，CNS 看一下报警时间，长的按污染处理。CNS 有一定比例的感染。

建议看北京大学人民医院王启老师在京港感染论坛的帖，另外参见国内血培养共识[1]。

（2）血培养的阳性报警时间和差异报警时间（DTTP）是什么？

答：阳性报警时间是采集到报警阳性的时间，国内往往是从上机到报警阳性的时间，不是太准确。DTTP的计算需要经皮和经导管同时采集。判断导管相关性血流感染（CRBSI）的阈值是2h，优点是不必急于拔管。

（3）儿童标本，血液污染多，怎么破解？

答：微生物学实验室多去宣传、沟通、讲解。护理工作落实到人头，计算污染率，和护理考核挂钩。区分一下脐血。脐血污染率高于静脉血。对于新生儿中枢神经系统（CNS）疾病，棒杆菌也可能是感染，要具体分析，不能一概而论。

（4）血培养阴性，仍然考虑菌血症，第二套什么时候取，取多少套？

答：感染性心内膜炎（IE）是明确的，第一个24h阴性，第二个24h再抽2套。其余不太明确。我们建议：如果前面没有规范留取（比如只有一套，或时机不合适），建议第二个24h正规2～3套。如果第一个24h正规2～3套，仍然考虑菌血症，并认为比前一天菌血症概率更高，则第二个24h，建议正规2套——就是参照IE。如果第一个24h正规2～3套，仍然考虑菌血症，但概率不变或减少，也可以等待1～2天，观察病情变化，同时等待第一天的血培养结果。参见国内血培养共识[1]。

（5）血培养2种革兰阴性杆菌，是否都报告临床？

答：都报告，一般不会是污染菌。即便不能百分百，报了，在临床层面综合分析即可。

尿液标本

培养和涂片等细菌性检查，标本离心吗？

答：一般不需要离心。如果离心，记得离心倍数，定量培养乘上倍数。

呼吸道标本

（1）儿童标本咽拭子多，怎么破解？

答：需要区分一下，是为了使用抗生素、满足检查要求拿咽拭子凑数，还是真的有上呼吸道感染？前者：尽一切可能沟通、说服，但也慎重外部暴露——会激化矛盾。后者：支持，可以和临床说明一下培养的特点——金标准，但慢，阳性率低。国际上有 GAS 的抗原检测。

（2）非均质性痰液，如何均质化？半定量，是否均质化的痰液才能准确判断半定量的结果？

答：均质化——加入蛋白酶孵育、消化。

咳痰/抽吸痰半定量：阴性预测值高。对机会致病菌，阳性预测值只有 50%，不是确诊标本。均质化结果会更准确，但阳性预测值（PPV）仍然不高。不均质化也可以，均质化是优化操作，不是必需操作。

创伤分泌物

创伤分泌物，涂片未见 WBC，培养阳性是否为定植，而只做鉴定？

答：对创伤而言，金标本是组织标本。需要定量培养，但国内空白，一般不这样操作。镜检可以查找组织细胞、炎症细胞、菌体。拭子分泌物：不好确定机会病原的地位。如果与临床沟通，需要告知临床，尽量不送这种标本。拭子中，金黄色葡萄球菌、GAS、铜绿假单胞菌，建议做鉴定和药敏；其余：纯生长，（＋＋＋＋）可能有意义，可以做；杂生长，（＋）～（＋＋），可能没有意义，不建议做。

关节液、肝脓肿液体

关节炎、肝脓肿涂片可见细菌、培养无生长，原因是什么？

答：可能的原因包括厌氧菌、抗生素等抑制物的影响、菌种对培养基有特殊要求、某些微生物会自溶（如肺炎链球菌）。

解决方法：终极解决方法是分子生物学方法，如 PCR 或 mNGS 等，就是绕开培养这种方式。也可以增菌液连续传代，点种金黄色葡萄球菌，使用特殊培养基、给培养基增加营养，做抗原检测（如肺炎链球菌抗原、淋菌抗原），建议再送标本、多送标本。

前列腺液

（1）如何诊断前列腺炎？如何留取标本？

答：男性下尿路感染定位诊断的序贯尿培养（sequential urine culture）法——①膀胱尿 1（voided bladder urine sample 1，VBS1）：尿流开始的 5～10mL。②膀胱尿 2（VBS2）：中段尿。③前列腺按摩液（expressed prostatic specimen，EPS）：前列腺按摩过程中的分泌物。④膀胱尿 3（VBS3）：前列腺按摩后立即收集尿流开始的 5～10mL。

四者在羊血琼脂和麦康凯琼脂定量（10μL）培养，看生长的对比。确定细菌性前列腺炎：VBS3 中的病原比 VBS2 中的浓度高 10 倍或更多时；EPS 中的病原比 VBS1 中的浓度高 10 倍或更多时。

慢性细菌性前列腺炎时，腺体本身可能菌体数量较少，这些男性患者 EPS 定量培养尤其重要。

EPS 标本还要进行显微镜检查，观察脓性细胞和吞噬脂肪的巨噬细胞，以判断炎症反应。

一般的前列腺分泌物或拭子，意义不大。

（2）诊断是前列腺炎，分泌物培养总爱生长凝固酶阴性葡萄球菌（SCN），有时候耐药性很强，不知道有没有意义？

答：急性和慢性细菌性前列腺炎的基本病原（primary pathogen）包括肠杆菌科、铜绿假单胞菌、肠球菌属、金黄色葡萄球菌、链球菌 A/B/C/G 群、假丝酵母菌属。血浆凝固酶阴性葡萄球菌、棒杆菌属和其他皮肤定植菌，如果是纯生长，或生长的量与基本病原相同，则进行鉴定和药敏。特殊情况，考虑结核分枝杆菌。地方流行，考虑真菌——皮炎芽生菌、粗球孢子菌、荚膜组织胞浆菌[2]。

凝固酶阴性葡萄球菌（SCN）

SCN 在什么培养里有意义？

答：正常无菌部位——分离后，如果除外了采集时的污染，意义大。有菌部位：多为定植、判断有难度。如果有明显的吞噬（数量超过一定比例），与培养菌种鉴定相对应，彼此相符无歧义，可以考虑；或纯生长，有时候可以考虑有意义。

上述前列腺炎，可见基本病原谱里没有 SCN。所以一般不必考虑，尤其是多种分离株共存的情况。

非结核分枝杆菌 （NTM）

NTM 在实际工作中如何培养、鉴定？

答：综合医院一方面不允许分枝杆菌纯培养、操作菌落进行鉴定，另一方面不具备环境条件、人员条件。

综合医院可以考虑液体增菌培养，做抗酸染色、分子生物学。考虑快生长 NTM，普通血平皿多放 2 天，保湿即可。考虑慢生长 NTM，可以用加厚平皿、分枝杆菌专用平皿。注意生物安全。鉴定时可以考虑分子方法。不具备仪器等，可以外送。传统鉴定建议送结核病综合防治系统医院。可以通过 XPERT、结核试验性治疗等，排除结核。

涂片培养技术

培养与涂片不符合，如何甄别二者的关系？

答：方法不同，经常出现不符合，不符合不是特殊情况，也不少见。培养是感染性疾病确诊金方法，缺点是慢。涂片是极似诊断层面证据，速度快，可见炎症细胞，敏感性比培养低，需要培养结果才知道菌种。

二者不符合，则分别判断临床意义。涂片：菌量、与炎症细胞的关系、明确而显著的吞噬等。培养：菌量、菌种及毒力等。二者在临床层面综合分析即可。

药物敏感性试验 （AST）

（1）儿科血培养分离 CNS，全部做 AST？

答：如果是新生儿及免疫低下、有明确感染源者，尽量做。其余按成人规则即可——看阳性的瓶数、TTP 等。

（2）血培养报阳后，第一瓶完成了药敏试验。第二瓶报阳，做药敏试验吗？

答：正规方式看 CLSI M100 文件。

如果菌落形态、镜下、简单生化反应结果基本一致，有时可以不必进行鉴定、药敏。也可以在传代时，在二区、三区交界处，贴药敏试验的关键药物——这是不正规的方法，如果人力奇缺，也可以参考。

（3）AST 重复测定的方式是什么？

答：正规方式看 CLSI M100 文件。

长期定植的泛耐药鲍曼不动杆菌，呼吸道再一次分离时，可以考虑同之前的报告，可以用关键药物判断一下。

（4）多重耐药（MDR）、泛耐药（PDR）的标准是什么？

答：基本没有公认的可以实际落实的标准。欧洲有共识，国内有专家共识，但不是统一标准。可以自行规定——具体实验室，和感染管理、临床药师、感染科沟通，形成本单位共识，或看地方文件。

国家把 MRSA、CRE 等几种情况，定义为 MDR，是方便上报，见相关文件。对金黄色葡萄球菌是否是 MRSA 比 MDR 重要；对肺炎克雷伯菌（KPN）是否是 CRE 比 PDR 重要。

（5）头孢哌酮/舒巴坦对非发酵杆菌（NFB），药敏报告如何报？

答：只报 MIC 就可以。M100 无解释，期待国内专家建议。只报直径，错误；按头孢哌酮解释，严格来说，不正确。

（6）黏液铜绿假单胞菌如何进行药敏？

答：首先，把黏液铜绿假单胞菌直接等同于生物膜情况，是不严谨的。

菌悬液制备：周庭银老师方法——增菌 6h，上清调 0.5McF。优点是可以单个菌落操作，缺点是慢。宁永忠方法：如果原始培养菌落量多且纯，多刮一些，适度研磨后机械震荡，上清调一下。优点是快，缺点是需要的菌量大。

黏液铜绿假单胞菌的药敏试验操作：仪器法不可以，纸片法可以。注意浓度 0.5McF，不是 1McF。孵育时间国内有建议 48h，但 M100 中是 24h。注意对生物膜细菌，这种药敏试验无意义。

（7）上报耐药数据，回复"复核"，有没有复核标准？基层可以使用的方法有哪些？

答：M100 中有少见表型，提示复核。这个要有基本记忆，上报数据中出现太多"少见表型"，应该反思体系准确性。王辉教授药敏报告共识[3] 中有一些信息。关注耐药率。如果与本地区其他数据明显不同，那要寻找原因。如果耐药不少见，操作准确、质控在控、体系稳定，那对自己的结果要有自信。有标准时，纸片扩散法（KB）即可。仪器法、Etest、琼脂稀释法等，都可以。

（8）宫颈分泌物：SCN、肠球菌（EC）、链球菌，培养结果与临床沟通后几乎都要做药敏，如何从实验室角度判断做还是不做？

答：三者是女性阴道正常菌群，不必沟通，不必做鉴定、药敏。宫颈分泌物针对性传播疾病、产前筛查、特有疾病，如细菌性阴道病（BV）、外阴阴道念珠菌病（VVC）。这些疾病的病原谱，不包括这三者。

临床沟通

（1）WBC、CRP、ESR、PCT是否与感染成平行关系？有时候WBC、CRP不高，培养阳性，是否定植？

答：不平行。

不能单纯依据WBC和CRP判断是否定植，应该根据临床表现、影像学、炎症指标、涂片、培养（量、菌种）、关联标本分离株、经验治疗的疗效反应等，综合评估分析。

（2）泛耐药鲍曼不动杆菌（PDR Aba）如何治疗？

答：首先要知道，这是世界难题，没有标准答案。其次要知道，如果是PDR Aba菌血症，那病死率很高。

治疗：有多黏菌素，则联合治疗。有替加环素且敏感，则联合治疗。没有二者，则以碳青霉烯类为核心，以舒巴坦制剂为核心，两联或三联联合治疗。对于呼吸道，考虑氨基糖苷类雾化吸入。碳青霉烯类耐药，如果MIC低，可以用，需要高剂量、延长输注时间。

IDSA、EUCAST和国内有相应治疗共识。

（3）MDR感染后，感控部门要求连续送检多次，直到阴性才解除警报，这样做有没有根据？是否合理？

答：没有看到相应文件根据。除非是暴发，或病情加重，否则不太合理。如果实验室在人力、条件、成本方面没有压力，做了也没有原则性错误，但似乎有一些过度监测。

（4）什么是细菌生物膜？如何治疗？

答：生物膜（biofilm）是细菌的社会化，集体存在的方式。细菌不同个体之间有了分工，性状不同。多细胞集体存在，分工合作，不同于浮游菌，单细胞存在。这样细菌就有了不同于单细胞的性状，如表面耐药，但内部敏感。见于慢性感染、迁延不愈的感染、难治性感染、有假体的感染等。

治疗极具难度，还在摸索中。目前常规的药敏试验都是针对浮游菌——都是对单细胞进行判断，不太有意义。针对生物膜的药敏试验，一般临床实验室难以完成。

感染灶控制很关键，假体可以去除；炎症可以调节；针对性抗微生物药物在研发中；既有抗生素可以尝试。有观点提到，对铜绿假单胞菌生物膜，须用大环内酯类治疗感染（注意不是针对定植和预防），这是错误观念。

国际上有生物膜治疗指南[4]，时间比较早，可以参考。

（5）微生物学工作如何参与会诊？

参见相关文章[5,6]，不展开了。

参考文献

[1] 中国医疗保健国际交流促进会临床微生物与感染分会，中华医学会检验医学分会临床微生物学组，中华医学会微生物学和免疫学分会临床微生物学组.血液培养技术用于血流感染诊断临床实践专家共识 [J].中华检验医学杂志，2022，45（2）：105-121.

[2] Miller J M，Binnicker M J，Campbell S，et al. A Guide to Utilization of the Microbiology Laboratory for Diagnosis of Infectious Diseases：2018 Update by the Infectious Diseases Society of America and the American Society for Microbiology. Clin Infect Dis，2018，67（6）：e1-e94.

[3] 王辉，宁永忠，陈宏斌，等.常见细菌药物敏感性试验报告规范中国专家共识 [J].中华检验医学杂志，2016，（1）：18-22.

[4] Høiby N，Bjarnsholt T，Moser C，et al. ESCMID guideline for the diagnosis and treatment of biofilm infections 2014. Clin Microbiol Infect，2015，21 Suppl 1：S1-25.

[5] 宁永忠，王辉.临床微生物学专业参与感染性疾病临床会诊的建议 [J].中华检验医学杂志，2014，37（12）：982-986.

[6] 宁永忠.如何成为感染性疾病临床会诊中的称职检验医师 [J].中华临床实验室管理电子杂志，2014，2（4）：61-64.

第五章
防控相关

60. 如何理解医院感染的概念？

一些名词缩写和翻译：nosocomial infection，NI，医院感染；hospital infection，HI，医院感染；hospital acquired infection，HAcI，医院获得性感染。按：hospital acquired infection 一般缩写是 HAI。因为下面的"医疗保健相关感染"目前的通用缩写是 HAI，而且该词使用更多，为避免混淆，本文用 HAcI 以示区别！我们理解：HAcI＝HI＝NI。health care-associated infection，HAI，医疗保健相关感染，我们以前常常缩写该词为 HCAI，不过感控领域习用 HAI。

（1）看胡必杰教授的译作《Bennett & Brachman 医院感染》第 6 版（原书 2014 年出版，翻译书 2016 年由上海科技出版社出版）第一章[1]，阐述了 HAI/NI 概念的发展源流。以下几点值得注意（下面一些细节与胡教授翻译不同，是我们直接译自英文原书）。

① 中文版前言，明确提到了书名为 HI，内容为 HAI。并提到，除了特别注释，二者可以统一理解为"医院感染"。按：这意味着 HI 和 HAI 大同小异，二者的不同只是特别情况。而且，这一点上一版就是这样。

② 2014 年第 6 版和 2007 年第 5 版，此处内容、用词几乎完全一致。按：这意味着近十年左右，整体性概念没有改变、HAI 的用词没有改变。国内有观点认为概念变化很大。其实，在英语的世界里，概念和认识几乎没有变化——改变的只是细枝末节。

③ 概念源流

a. 该书早期版本，HAcI 和 NI 一直使用。其定义为：在医院里发展或住院（hospitalization）期间获得的微生物导致的感染。按：该书第 1 版 1979 年，第 2 版 1986 年，第 3 版 1992 年。早期版本定义体现了当时十余年（20 世纪 80 年代）的界定，强调"医院"内。

b. 医疗保健服务、范围扩大后，该定义随之扩大。CDC定义HAI为：患者因其他情况接受处置（treatment）过程中获得的感染，或医务人员在医疗环境中履行职责时获得的感染。其定义引文指向2006年美国CDC关于HAI的网页。按：这里明确HAI的范围是扩大了，所以包含了上面概念，而非否定；由强调医院，改为强调处置，这样就突破了医院的围墙物理限界；强调了医务人员感染，比如医务人员履行职责感染了SARS CoV或HIV，其实都是医院感染。国内始终有观念认为医务人员SARS患者不属于医院感染，这是典型的错误观念。

c. 2005年美国整合NNIS等形成NHSN。NHSN定义强调了定义标准化，用以突出流行病学、HAI，并以此区别于其他感染性疾病。该定义为：HAI是一种因感染性病原体或其毒素存在而产生的不良反应所引起的局部或系统性状态，患者入院或进入医疗机构时不存在，也没有在潜伏（incubating）。对细菌性HAI，这也意味着感染通常≥48h［即典型潜伏期（incubation period）］才能获得证据。因为病原潜伏期、患者基础性疾病不同，每一个感染必须个体化判断。按：这就是著名的美国CDC 2008年医院感染诊断指南[2]。这里的毒素指微生物产生的毒素，而非全部化学毒素。此处用词为incubation，而非latency。此定义又一次强调了"医院"，是20世纪80年代定义的回归。时间界定是48h，强调细菌性，所以非细菌性的可以灵活一些。

d. 2007年第5版、2014年第6版后续没有新的定义，只是对上一个定义进行展开。2种特殊情况是HAI——产道引起的新生儿感染；医院获得、出院发病的情况，如手术部位感染（SSI）。2种特殊情况不是HAI——感染或其发展在入院时即已存在；新生儿感染经胎盘获得。2个重要原则——可预防感染、不可预防感染。2个来源——内源性、外源性。按：如前所述，相关概念在2008年确定，截止到书籍出版（2014年），整体无变化，细节有调整。

e. 美国CDC 2008年医院感染诊断指南提到，该指南第1版、第2版分别出版于1988年、2004年。我们没有追原文，推测其定义对应上面第1、第2两个概念。2008年还额外提到3种情况不属于HAI——潜伏感染的再活（如水痘带状疱疹病毒、单纯疱疹病毒、梅毒或结核）、定植、非感染因素如外伤或化学物质刺激组织导致的炎症。

f. 有同道喜欢关注名词——这完全可以理解，因为名词首先入眼，会形成第一印象。其实，如果真要关注名词，我们提醒，不妨关注一下2016年IDSA的医院获得性肺炎指南。该指南明确提到，不再用医疗保健相关肺炎（health care-associated pneumonia）一词。这意味着health care-associated不再具有临床诊断意义，该词将仅余流行病学、感染控制学含义。这一点值得思考，HAI与

NI 的分歧本来不大，由此将更加趋同。

（2）第二本书是 PPID7[3]。

① PPID7 在 2010 年出版，共 330 章。它有专门一部分（section）内容，题目即为 NI，共 9 章。尽管 section 的名称是 NI，正文行文一开始就用了 HAI 这个词。该书没有对 NI、HAI 进行细节定义。按：这意味着，整体而言，NI＝HAI 几乎是共识。

② 该 section 第 304 章 "医院尿路感染（Nosocomial urinary tract infection）" 开头第 2 句话写道：美国 CDC 使用了一个更加通用的（generic）术语——医疗保健相关（health care-associated），来代替医院（nosocomial）——这样这个概念也可以参考用于发生在任何地方的医疗保健活动相关的情形，甚至包括家庭。"来代替医院（nosocomial）" 处引用了 2008 年美国 CDC 制定的 2008 医院感染诊断指南。按：此处强调了医疗保健活动相关，而不一定限定在医院范围内——这其实是上面最先两种概念、观念的整合（即强调医院环境、强调接受处置这两种观念）。特别提到家庭，说明即便是在患者家庭内，医生上门服务并由诊疗行为引起感染，也属于 HAI 和 NI。

③ 该 section 第 305 章、第 306 章、第 307 章分别叙述了肝炎病毒、HIV、疱疹病毒——正是在 NI 的大题目下，讨论三者。这意味着，医院感染包括肝炎、AIDS、疱疹病毒感染。略知道肝炎病毒发现过程的专业人员，都知道历史上 HCV 导致了一些输血相关性感染——无疑，这既是医源性感染，也是医院感染。由此可知，HIV 纳入医院感染的范畴，不但不是值得惊讶的事情，而恰恰是题中应有之意！当然现在已经很少了。由此可以推知，医务人员或患者在院内感染了 SARS-CoV，属于医院感染无疑。

（3）第三本书是 PPID8，出版于 2014 年[4]。书籍的章节安排同（2），观念、撰写无异——丰富了细节，整体无调整。

（4）第四本书看看 MCM11[5]。MCM11 出版于 2015 年春。涉及医院感染的章节包括：第 8 章 "预防 HAI"、第 9 章 "疾病暴发的调查"、第 10 章 "分子流行病学"、第 12 章 "预防实验室获得性感染"。第 8 章明确给出了 HAI 的定义。定义这一节的开头即：HEALTH CARE-ASSOCIATED（OR NOSOCOMIAL）INFECTION，可知 HAI＝NI。定义内容：HAI 即在医院或医疗保健机构（health care facility）获得的感染［即在接触医疗保健环境时，感染不存在，也没有潜伏（incubating）］。对多数细菌性感染，入院 48h 后出现的症状，是医疗保健获得感染的证据。确定一些感染（如军团菌病）是否与医疗保健相关时，一定要考虑通常的潜伏期（incubation period）、确定患者在潜伏期内是否暴露于医疗保健环境。因为医院驻留时间越来越短，而更多的患者在院外机构（outpatient setting）进行处置，所以很多 HAI 在住院期间未能被识别，或者和急症处置医院（acute care hospitals）之外的医疗保健环境（如外科中心、透析中心、长期照护中心）相关。感染预防项目因此需要设定策略，以保证对院外患者（outpatient）进行有效监测，以精确监视 HAI 发生率。段尾给出引文[6]，该引文的作者即胡必杰教授所翻译书籍的主编。按：通过这一段阐述，以及竟然用了 2001 年引文可知，目前 HAI 的观念是历史定义的集合，整体上不断扩大，没有剔除——既强调医院环境，又强调医疗保健行为后果。

（5）第五部不是书，而是最新的 CDC 诊断指南。美国 CDC 于 2008 年发布了医院感染诊断指南后，陆续对一些细节进行了更新，比如取消了"Clinical Sepsis"这一界定。积累近十年，集大成系列文件发布在 2016 年年初。其概括性定义文件[7] 明显比 2008 年的复杂，大家可以细读原文。

① 文件并没有给出明确的 HAI 定义，但却明确了如何具体判断——实用性更好了。我们理解：这意味着其本质、整体性概念和认识基本没有变化，只是就实践操作、一些细节进行了调整。

② 文件提到，下面情况考虑是 HAI：NHSN 位点特异性感染标准（见其他 6 个文件）对应的事件，发生在进入到（进入当天即日历日第 1 天）一个院内区域（inpatient location）的第 3 个日历日当天或之后。按：这其实就是说了时间、空间约束。

③ 文件明确提到，这个定义不适用于 SSI、实验室感染、呼吸机相关事件，三者另有定义。

④ 文件明确列出了不考虑是 HAI 的病原［芽生菌属（*Blastomyces*）、组织胞浆菌属（*Histoplasma*）、球孢子菌属（*Coccidioides*）、粗球孢子菌属（*Paracoccidioides*）、隐球菌属（*Cryptococcus*）、肺孢菌属（*Pneumocystis*）］。

⑤ 对新生儿：

a. 出生第 1 天、第 2 天事件考虑是入院既有感染。按：即不是 HAI。

b. 第 3 天或之后考虑 HAI。这应该包括经胎盘获得的感染（比如单纯疱疹病毒、弓形虫、风疹病毒、CMV、梅毒），或经产道获得的感染（比如 GBS）。按：这一条变化巨大。

⑥ 和上一版一样，最新版通过多个文件，给出各个不同位点的诊断标准，大家可以细看。精细调整不少！

按：业界都知道，CDC 医院感染诊断标准用于 NHSN 监测，与循证医学临床实践指南的诊断标准并不完全相同。不过通过细节比较可知，二者相同的部分更多，应该说大同小异。涉及 HAI 的很多重要方面，可以通过 CDC 标准的经验、定义来理解、比照。

通过上面信息可知，近十年来，HAI 的概念基本没有变化，尽管有种种细节调整、措辞改变、操作优化、范围扩大，但整体性观念、概念没有更新升级。只是 1.0 调整到 1.1、1.2，乃至 1.21，但绝没有到 2.0、3.0。

我们想再一次强调三点内容：

① 这是典型的外部条件约束下的概念。时间是入院那一刻之后，地点是医院范围内；或者，医疗保健行为继发感染。时空是外部因素，医疗保健行为也不是直接感染病因，二者都不是感染的本质——只是风险因素。由此，该概念丝毫没有涉及病原体的来源（内源还是外源）、致病性强弱、致病机制、疾病的病理生理变化、感染性疾病的本质，等等。

② 医院感染的概念、专业探讨，与纳入医院感染管理的实践，不完全相同。也就是说，一些感染可能发生在院内，但即便明确发生在院内就是医院感染，也可因种种原因不纳入医院感染监测。之前《阑尾炎不会是医院感染吗?》一文充分说明了这一点——阑尾炎可以是医院感染，概念符合即是；但散发而罕见的医院内阑尾炎不必纳入医院感染管理，原因包括并不限于：个例散发，纳入管理范畴、监测体系过于消耗资源，没有必要。不纳入：可以避免诸如医保、投诉等非专业后果。纳入：会造成心理恐慌，没有必要。如果诊断尚有不确定性、院内感染的性质界定尚不完全肯定，那纳入医院感染管理无异于乱点鸳鸯，一不小心会作茧自缚。

③ 医院感染和医院感染管理很多是人为规定。如果有国际、国内权威文件明确规定，某种情况不属于医院感染，或不纳入医院感染管理，我们会尊重这个规定。这种情况不必讨论——即便讨论，也是讨论规定本身是否合理，而非依据它进行的感染性质判断。

下面就常见的可能有错误的一些观念，进行讨论。我们的观点不一定正确，此处就教于各位。

① "医院感染"的说法是错的，"医疗保健相关感染"的说法才正确。

a. 通过上面书籍、指南信息梳理可知，NI＝HAI，二者基本是同义词。

b. 检索 PubMed，题目出现 HAI 或 NI/HI/HAcI 的文献有 5028 个。其中 HAI 291 个，后者 4740 个。可见二者并行，后者居多。

② 医源性感染（iatrogenic infection，II）＝NI/HAI。

a. 这样等同是错误的，二者是包含关系，后者包含前者。

b. II 是明确的医疗行为造成的感染，比如给患者输血，血液中有 HCV，之后患者 HCV 感染，这是 II，也是 NI/HAI。II 属于 NI/HAI，是 NI/HAI 特定的一种，是因果关系最明确的、有时也是最严重的一种。

c. 明确的内源性感染，或患者之间传播的感染，一般不是 II。比如 SARS-CoV 在医院内由 A 患者传播给 B，B 罹患 SARS。B 的感染属于 NI/HAI，但不是 II。

d. 院内 SARS 文献很多，不必举例到 2003 年，只看近期中国台湾[8] 和香港[9] 的文献，即可明了。

③ 上呼吸道感染可以经呼吸道在院内传播，能说都是医院内感染吗？

a. 如果 A 患者有呼吸道病毒性感染，B 患者在入院时没有。A 患者传播给 B，导致 B 感染。这种情况答案非常明确——是 NI/HAI。前面反复举例 SARS，即是显证。

b. 如果不能肯定 B 入院有无呼吸道病毒感染，或不能肯定 A 在院内传播给 B，这当然不是 NI/HAI。

c. 见相关文献[10]——血液病患者院内传播上呼吸道病毒。

④ 患者入院 5 天，感觉感冒症状，体温（T）＜38℃，是医院感染吗？

a. 患者入院时明确没有上呼吸道感染，住院第 5 天明确上呼吸道感染，表现为感冒症状，无论体温多少，这种情况答案非常明确——是 NI/HAI。

b. 否则不是 NI/HAI。

c. 我们认为，这种情况不必纳入医院感染管理。

d. 体温：有同道出示上呼吸道感染标准——卫生部 2001 年 1 月 2 日，卫医发［2001］2 号《医院感染诊断标准（试行）》，明确列出了 T≥38℃超过 2 天。

ⅰ. 就专业而言，有患者感染时体温会降低，不能将体温绝对化。这个规定本身可能不合适，难道明确了病毒感染，体温 37.9℃就不是上呼吸道感染？

ⅱ. 当然，这是卫生部文件，需要遵守。或者另有院内感染方面权威文件的规定，不超过 38℃则不必纳入管理，也需要遵守。不过，这不是说它绝对正确；不是说如果发生在院内，这就不是医院感染。这应该是需要专业反思、时代改进的地方。

⑤ 医生通过职业暴露感染艾滋病，能说艾滋病是医院感染吗？

a. A 医生没有性侵患者，而是在给 AIDS 患者检查时，有体液接触后（比如针头刺入），感染 HIV。这种情况答案非常明确——是 NI/HAI，这同时也是职业感染。

b. 否则不是 NI/HAI。

c. 参见相关文献[11]——德国文献讨论院内感染 HBV、HCV、HIV。

⑥ 2015 年某大学附属医院数十名医务人员感染麻疹，能说麻疹是医院感染吗？

a. 如果获得麻疹病毒导致感染的地点是医院内——是 NI/HAI。

b. 如果感染地点不是医院内，而是在医院外集体会餐、会议、会晤——此时不是 NI/HAI。

c. 参见相关文献[12]——澳大利亚出现院内麻疹病毒传播，2 名医护人员感染。

⑦ 医务人员休假很久，不是在医院工作场所获得的感染，是医院感染吗？

这很显然不是 NI/HAI。

⑧ 美国的医院感染诊断，都是基于病原学诊断＋影像学诊断，非常精准。国内多是人为判断，主观性强，范围很大，没有纳入标准或排除标准。

a. 国内的临床诊断、监测判断粗疏一些，这是事实，但也不必夸大美国的状态。美国也有县医院，也有玩忽职守、庸医误人。而且退一步，仔细阅读CDC 两次定义指南就知道，其中有病原学要求但没有特别突出病原学，还有非病原学判断，两者并列存在。

b. 国内监测标准粗枝大叶的情况，不是根本问题。虽然监测标准粗，但医生的临床诊断还在，根据医生诊断即可。

ⅰ. 再粗疏，感染与否还是可以明确。医生写了是感染的话，感控人员只要判断是否院内即可，这有难度吗？

ⅱ. 医生明确写了不是感染——这还要想吗？

ⅲ. 医生很任性，根本没有明确写是否感染。如果这是个例，还有必要继续追究吗？放弃即可。如果这是大面积普遍现象，您觉得此时做院感工作有意义吗？患者不一定发生医院感染，但一定发生了很多误诊、漏诊。此时院感工作再好，也是空中楼阁啊！——医院感染管理的前提是诊断到位。

⑨ 不引起传播，就不是医院感染。

a. 这混淆了基本概念。不传播，说明不是传染病，但不一定不是感染性疾病。

b. 上面医院感染概念，没有提及传播，只是说获得。

c. 看 MCM11 概念阐述，明确举例军团菌。军团菌不会人际传播，但军团菌病是感染，而且会发生医院感染——老人吸入、小儿喝奶都会获得并感染。

⑩ 医院感染在特定条件下才是，离开了特定条件，就不是医院感染。

a. 这是这个世界的常识，绝大多数判断以及事物都是有存在前提的。

b. 医院感染是外部条件约束下的概念，没有涉及感染的本质。由此可知，这个概念整体性存在的前提、特定条件即外部约束。

c. 我们当然要重视诊断标准、排除标准。具体病例都是一条一条甄别。但这不影响我们宏观判断、概括性表达。此时，不说前提、不说标准是完全可以的。比如说马。马一定有颜色，但我们不必总说白马、红马、色马……单说马，就意味着它有颜色。

⑪ 社区发病的传染病病原体也可成为院内感染的病原体，但引起的感染不是医院感染。

a. 这是典型的逻辑混乱、自相矛盾。

b. 病原体既可引起社区感染，也可引起医院感染——这司空见惯，无论肺炎克雷伯菌、SARS-CoV、白念珠菌，可以说大部分病原体都是这样。

综上可知：

① NI 和 HAI 并行于世，其流行病学、感染控制学含义在 2008 年定型，近十年左右没有整体性调整。

② NI/HAI 包含 II，将 II 与 NI/HAI 混淆等同，是错误的。

③ 麻疹、上呼吸道感染、HIV 感染、SARS-CoV 感染等，完全可以是医院感染。

④ 医院感染的诊断应该个体化，要符合诊断标准、排除标准，标准要与时俱进！

⑤ 医院感染的判断需要特定条件——这是世间常识。一般性论述，不必详及前提。具论时可以具体因之。

⑥ 不引起传播，就不是感染——这是错误观念。

⑦ 社区病原体可以在院内传播，但所致感染不是院内感染——这是错误观念。

⑧ 专业、学科上的医院感染和实践中的医院感染管理，不完全相同，也没有必要完全相同。

⑨ 医院感染、医院感染管理很多是人为规定，我们可以尊重，也可以反思这个规定。

通过上面信息可以知道，不明了基本概念，而死抠所谓的诊断标准、机械地落实条文规定，只会疑惑纷纷、错误百出。以这样的方式做院感工作，乃至任何工作，只会伤害这项工作本身。只有能落实到细节，灵活运用，又能够超脱烦琐，宏观把握，我们才能明了一个专业、做好一项工作。

参考文献

［1］ William R Javis 主编 . Bennett & Brachman 医院感染 . 第 6 版 . 胡必杰，等译 . 上海：上海科技出版社，2016.

［2］ Horan T C，Andrus M，Dudeck M A. CDC/NHSN surveillance definition of health care-associated infection and criteria for specific types of infections in the acute care setting. Am J Infect Control，2008，36（5）：309-32.

［3］ Gerald L Mandell，John E Bennett，Raphael Dolin. Mandell，Douglas，Bennett's Principles and Practice of Infectious Diseases. 7[th]ed. Saunders，2010.

［4］ Gerald L Mandell，John E Bennett，Raphael Dolin. Mandell，Douglas，Bennett's Principles and Practice of Infectious Diseases. 8[th]ed. Saunders，2014.

［5］ James H Jorgensen，Michael A Pfaller，Karen C Carroll，et al. Manual of clinical microbiology. 11th edition. American Society for Microbiology，2015.

［6］ Jarvis W R. Infection control and changing health-care delivery systems. Emerg Infect Dis，2001，7（2）：170-3.

［7］ http：//www. cdc. gov/nhsn/PDFs/pscManual/2PSC_IdentifyingHAIs_NHSNcurrent. pdf

［8］ Yen M Y，Lu Y C，Huang P H，et al. Quantitative evaluation of infection control models in the prevention of nosocomial transmission of SARS virus to healthcare workers：implication to nosocomial viral infection control for healthcare workers. Scand J Infect Dis，2010，42（6-7）：510-5.

［9］ Chen C，Zhao B，Yang X，et al. Role of two-way airflow owing to temperature difference in severe acute respiratory syndrome transmission：revisiting the largest nosocomial severe acute respiratory syndrome outbreak in Hong Kong. J R Soc Interface，2011，8（58）：699-710.

［10］ Lehners N，Tabatabai J，Prifert C，et al. Long-Term Shedding of Influenza Virus，Parainfluenza Virus，Respiratory Syncytial Virus and Nosocomial Epidemiology in Patients with Hematological Disorders. PLoS One，2016，11（2）：e0148258.

［11］ Gürtler L Postexpositionsprophylaxe. Wie vorgehen bei Verdacht auf nosokomiale Infektion mit HBV，HCV oder HIV?［Post-exposure prophylaxis. What to do when nosocomial infection by HBV，HCV or HIV is suspected?］. Fortschr Med，1999，117（3）：18-20.

［12］ Weston K M，Dwyer D E，Ratnamohan M，et al. Nosocomial and community transmission of measles virus genotype D8 imported by a returning traveller from Nepal. Commun Dis Intell Q Rep，2006，30（3）：358-65.

61. 什么是暴发？

暴发是感染控制的最焦点、最难点

我们引用 4 本专业书内容：

① APIC——*APIC Text of Infection Control And Epidemiology*. 作者 Carrico Ruth、Linda Adam，Apicc 出品。2009 年第 3 版[1]。

② HEIC——*Hospital Epidemiology and Infection Control*. 作者 C. Glen Mayhall，LWW 出品，第 3 版[2]。

③ Outbreak——*Outbreak Investigation，Prevention，And Control In Health Care Settings：Critical Issues In Patient Safety*. 作者 Kathleen Meehan Arias，Jones & Bartlett Learning 出品，2009 年第 2 版[3]。

④ MCM——*Manual of Clinical Microbiology*. ASM 出品，2015 年第 11 版[4]。

（1）APIC 中的概念（p4-2）

① 暴发（outbreak）：一个事件比预期有增加。由定义可知，少见疾病一个新出病例，即可定义为暴发，如术后 GAS 感染、院内军团菌感染。注意：epidemic＝outbreak。

② 聚集性事件（cluster）：某些情况下指小的暴发。无论暴发还是聚集性事件，都需要调查。

③ 假暴发（pseudo-outbreak）：通常指检查结果（如微生物学培养阳性）增加了，但实际临床疾病没有增加。

（2）HEIC 中的概念（p107）

暴发：一个疾病或并发症（complication）的增加，超过了背景基线（background rate）。一个暴发可以指罕见事件一次发生，例如 GAS 导致手术切口感染（SSI）、炭疽；也可以指常见事件多次发生，例如 MRSA 导致 SSI。

（3）outbreak 中的概念（p399）：outbreak＝epidemic

① 暴发（epidemic）：在特定时间段、特定地点或特定人群中，某疾病或事件的病例数比预期的更多。按：这个概念在正文和术语表出现 2 次，解释相同。

② 聚集性事件（cluster）：在相关时间、地点范围内，一群疾病或健康事件的病例紧密出现。数量可以超过预期，也可以不超过预期；而且通常情况下，预期数量未知。

③ 假暴发（pseudoepidemic）：一个假感染的真正聚集（cluster）或增加；或，一个真感染的人工聚集（artificial cluster）或增加。注意：pseudooutbreak＝pseudoepidemic。

（4）MCM 中的概念：outbreak＝epidemic

① 暴发（outbreak）：在特定的时间和地点突发的感染流行，与"散发（sporadic）"相对。

② 聚集性（cluster）：在特定时间和地点（无其他流行病学事件发生）突然出现的由特定型别微生物临床分离株引起的流行病学事件。

按：由此可知，类似概念在英语的世界里表达比较弥散，内涵：暴发是明确的，在特定时间、特定地点或人群，疾病发生增加了。

outbreak＝epidemic，与散发（sporadic）相对，没有基线，则出现即可定义为暴发。前面举例 1 例即是极端情况，多数采用≥3 例。大家学习中国台湾王任贤教授的课件，他们用的是≥2 例。有基线，则超过基线即可定义为暴发，一般用基线的 2 倍或 3 倍以上。实际工作中，时间、地点或人群需要明确。比如医院感染暴发，则前提是感染、医院感染。所以空间是医院内，人群是医院里的人，主要是患者和医务工作者。我们可以做进一步细化界定，比如只关注三管一口（即血管内插管、气管内插管、尿路插管、手术切口）。不过一般而言，医院感染暴发，应该包括所有类型的医院感染，比如院内脑膜炎、院内非插管肺炎。

综上，暴发是对事件三间（时间、空间、人间）分布的一种描述，是一种特殊的分布状态。同时它也是一种人为规定，这样便于学术讨论、责任判断。实际工作中，专业工作的底线是不违法——国内要遵从《传染病防治法》《突发公共卫生事件应急条例》，更高的则视目的和能力而定。

我们知道的暴发内涵

（1）小规模暴发：指暴发的程度、范围、影响相对小一些的情况。一般没有客观标准，是一种描述性表达，口语常常直接描述。如果书面使用，建议先行界定标准。

（2）暴发倾向：指事件密集出现，没有超过预期、没有达到定义标准时的状态。超过了预期，即暴发。暴发倾向往往用于事件发生的早期，事件还在发展变化过程中，偶尔也指没有定性的状态。

（3）聚集/聚集性事件：是具体事件调查过程中，暴发得到明确的权威的定性前的暂时性称谓。之后如果明确是暴发，则权威机构确认，称为暴发。明确不是暴发，又是真实存在，则继续称为聚集性事件。明确是假性事件，则为假暴发。国内对"暴发"这个词很敏感，为了规避"暴发"这个词，替代用语一般是聚集性事件。这个词既可以指发生早期，没有达到定义时的状态，也可以指超过了定义，但权威定性还没有发布时的状态，后者居多。

（4）假暴发：这个词倒简单，就是实际没有暴发，但某个指标导致了暴发的假象。这个词在 HEIC 中有专章阐述，最常见的是假菌血症（1969—2001 年有64 起）和假脑膜炎（1973—2003 年有 57 起），作者认为这存在低估的可能性。

（5）暴发调查（Outbreak Investigation）：这是对暴发的研究、确定、分析、归纳，是暴发事件的判断与总结。MCM11 引用了美国 CDC 的暴发调查步骤（http：//www.cdc.gov/excite/classroom/outbreak/steps.htm），包括：

① 调查准备——确定团队，阅读文献，通知合适团体，决定是否需要立即采取控制措施。

② 确认诊断——确定病例是"真实的"；排除假暴发；比较暴发前和暴发时的速率。

③ 建立病例定义——建立选择病人的标准。

④ 寻找病例——寻找病例并定义范围。

⑤ 流行病学描述——对数据就时间、地点和人群进行描述和定位；建立一份清单和流行病学曲线图。

⑥ 提出假设——确定暴发是如何发生的，为什么会暴发。

⑦ 评估假设——通过队列研究（cohort study）或病例对照研究比较危险因素。

⑧ 重新审视假设并继续补充分析——执行环境典型分离株的培养监测。

⑨ 补充控制和防御措施——建立未来防御的对策。

⑩ 互相交流发现的数据——对公共卫生人员、医务人员和整个社区进行教育。

（6）APIC中将暴发分为初始和后续两阶段调查，共13步：

① 初始调查

a. 确定暴发存在。

b. 提醒警示调查相关各方。

c. 文献综述。

d. 建立初始病例定义。

e. 制定寻找病例的方法。

f. 准备初始清单、流行病学曲线。

g. 观察、分析可能有意义的患者诊疗措施。

h. 考虑是否进行环境取样。

i. 落实初始控制措施。

② 后续调查

j. 明确病例定义。

k. 继续寻找病例、监测。

l. 对控制措施进行回顾。

m. 考虑进行分析性研究（analytic study）。

（7）HEIC中有现场调查指南（guidelines for epidemiologic field investigation），共13条（p108），兹不赘述！

从临床角度看，核心是病例定义；从微生物学角度看，焦点是病原有同源性。我们理解，暴发＝菌株有同源性。由此，确立了临床微生物学在暴发和流行病学调查中的不可替代的独一无二的地位。限于篇幅，此处不予展开。从感染控制角度看，关键是干预控制措施有效；从流行病学角度看，关键是预防；从病例定义角度看，我们一直倡导分级诊疗理念。分级理念体现了我们对感染性疾病更为细致的认识和干预。非常荣幸，MCM11疾病暴发调查一章（chapter 9）的作者，持有相同观点。

作者建议的诊断分级（page123）包括：

① 确定诊断（confirmed），即实验室检测阳性——确诊性证据。

② 极似诊断（probable），即具备一些临床特征但未经实验室确认。

③ 拟诊断（suspect，possible），即只显示了部分临床特征。

这样分级，便于更为准确、精细的病例统计；而且有利于调查过程中病例定义的调整。

暴发是不可避免的！从某种意义上说，感染控制工作的全部归依在于"等待下一次暴发"；暴发控制工作的终极是无限趋近于零而不能到达的状态。由此，在信息公开、可资比较的情况下，控制暴发的目标不应设定为零，而应该是比同类型其他医院暴发出现的少，或比历史发生有持续性减少，实现了即是成绩。

参考文献

［1］ Carrico Ruth，Linda Adam. APIC Text of Infection Control And Epidemiology. 3rd ed. Apicc，2009.

［2］ Mayhall C G. Hospital Epidemiology and Infection control. 3rd ed. Philadelphia：Lippincott Williams and Wilkins，2004.

［3］ Kathleen Meehan Arias. Outbreak Investigation，Prevention，And Control In Health Care Settings：Critical Issues In Patient Safety. 2nd ed. Jones & Bartlett Learning，2009.

［4］ James H Jorgensen，Michael A Pfaller and Karen C Carroll，et al. Manual of Clinical Microbiology. 11th ed. American Society for Microbiology，2015.

62. 如何学习《医院感染暴发控制指南》?

  近日若干卫生行业标准（行标）面世，比如《医院感染暴发控制指南》（WS/T 524—2016）、《医院感染管理专业人员培训指南》（WS/T 525—2016）、《尿路感染临床微生物实验室诊断》（WS/T 489—2016）等。这里给大家介绍《医院感染暴发控制指南》。

  该指南由国内 11 家大型医院参与联合制定。该标准规定了医院感染暴发控制的管理要求、流行病学调查、控制及效果评价、调查的总结与报告等要求，适用于各级各类医疗机构。该文件一共七部分，包括：①范围；②规范性引用文件；③术语和定义；④管理要求；⑤流行病学调查；⑥控制及效果评价；⑦总结与报告。该文件的术语部分，列出了医院感染、医院感染暴发、疑似医院感染暴发、医院感染聚集、医院感染假暴发 5 个术语。

  （1）医院感染：住院患者在医院内获得的感染，包括在住院间（按：应该是住院期间）发生的感染和在医院内获得、出院后发生的感染；但不包括入院前已开始或入院时已处于潜伏期的感染。医院工作人员在医院内获得的感染也属于医院感染。此处概念是经典，大家很熟悉。人群只提到了住院患者和医院工作人员，实际范围比这两类人员要大。

  （2）医院感染暴发：在医疗机构或其科室的患者中，短时间内发生 3 例以上同种同源感染病例的现象。这里没有明确短时间的范围，是 1 周还是 1 个月。后文 6.2.1 控制有效判断中提到 1 周内不再新发。对于同源也没有具体界定，后文也没有。由此，可能不太好具体落实。"3 例以上"，应该是不包括只有 3 例的情况。此概念没有纳入有基线发病率的情况，而后文 3.4、5.2、6.2.1 都提到了发病率。

  英文：上面"医院感染"和"医院感染暴发"这 2 个词，分别用 healthcare

associated infection 和 healthcare acquired infection。这个问题的题目是前者。后面 3 个词汇（疑似医院感染暴发、医院感染聚集、医院感染假暴发）用后者。不知道中间用词的改变，意味着什么。待方家指教！

（3）疑似医院感染暴发：在医疗机构或其科室的患者中，短时间内发生 3 例以上临床症候群相似，怀疑有共同感染源的感染病例的现象；怀疑有共同感染源或共同感染途径的感染病例的现象。按：后一句话包括了前一句话。疑似针对的是感染源相同，或感染途径相同。感染途径是否即传播途径？4.4 同时出现了感染途径和传播途径，似乎是同义词。

（4）医院感染聚集：在医疗机构或其科室的患者中，短时间内发生医院感染病例增多，并超过历年散发发病率水平的现象。这个概念没有理清与医院感染暴发的关系。和医院感染暴发概念相比，这个概念没有提具体数量、没有同种同源，但增加了发病率比较。我们理解（4.2 似乎也是这样意思），散发、聚集、暴发是 3 种情况，聚集指不同种或同种不同源情况；在暴发明确之前（进行菌种鉴定、同源性判断需要时间），可以笼统地暂时称为聚集。

（5）医院感染假暴发：疑似医院感染暴发，但通过调查排除了暴发，而是由于标本污染、实验室错误、监测方法改变等因素导致的同类感染或非感染病例短时间内增多的现象。按：国际上屡有假暴发的讨论，国内尚罕见，实际有发生。

管理要求包含五点内容，分别就责任、监测制度、暴发管理工作机制、疑似暴发的处理、多学科合作进行了规范。这一部分内容不多，要言不烦！责任：明确法人或主要负责人为第一责任。监测制度：建立并落实，发现散发、聚集、暴发病例。暴发管理工作机制：建立并落实。疑似暴发的处理：涉及原则、实践、上报、突发公共卫生事件。叙述非常简练。多学科合作：提到院感管理、临床医学、微生物学、医院管理四类工作人员。

正文在管理后面是流行病学调查、控制及效果评价、总结与报告三部分内容。我们预期应该有临床诊治和微生物学检验等内容。之所以强调微生物学检验，因为它可以提供预警、确定暴发的病原、同源性、感染源判断、传播链判断、治疗、控制效果分析等一系列信息。而最关键的三点内容——病原确立、同源性分析、药敏试验都依靠实验室提供。文件定义的医院感染暴发中明确写了同种同源，而同源性在后续几乎只字未提（5.6 提到"分子流行病学方法"，算是间接提到），确实是一个小小的遗憾。

美国 CDC 曾经提出过感染暴发的调查步骤，具体包括[1]（MCM11：p123[1]；http：//www.cdc.gov/excite/classroom/outbreak/steps.htm）以下

内容。①调查的准备：确定团队，阅读文献，通知合适团体，决定是否需要立即采取控制措施。②确认诊断：确定病例是"真实的"；排除假暴发；比较暴发前和暴发时的速率。③建立病例定义：建立选择病人的标准。④寻找病例：寻找病例并定义范围。⑤对流行病进行描述：对数据就时间、地点和人进行描述和定位；建立一份清单和流行曲线图。⑥提出假设：确定暴发是如何发生，为什么会暴发。⑦评估假设：通过队列研究（cohort study）或病例-对照研究比较危险因素。⑧重新审视假设并继续补充研究：执行环境典型分离株的培养监测。⑨补充控制和防御措施：建立未来防御的对策。⑩互相交流发现的数据：对公共卫生人员、医务人员和整个社区进行教育。

由此步骤可知，在流行病学调查前，建立病例定义并寻找病例、确定范围非常重要，这是流行病学调查的前提。最关键的是病例定义，要写明拟诊断、极似诊断、确定诊断的诊断标准。这是整个临床诊治、实验室检查、流行病学分析、暴发控制的最核心部分。在该行标后续流行病学调查内容中，这些信息略有涉及，不太明确，建议独立撰写、具体阐明。

原文第5部分是流行病学调查。具体包括现场采集信息、发病率计算、核实诊断明确病原、病例搜索及个案调查、三间分析、查找感染源和感染途径。①现场采集信息：发病地点、人数、人群特征、起始持续时间、可疑感染源、病原体、可疑传播方式或途径、严重程度。按：这意味着病例的定义已经确立。其实在暴发初期，不会这样明确。暴发初期采集的一般是拟诊断病例信息。随着病原体的确立、诊断标准的明确，这一步需要反馈调整，有些患者可以后期剔除。②发病率计算。5.2.a中提到，此时发病率与之前相比明显升高且有统计学意义，则可确认暴发。由此可知，医院感染暴发的定义应该涉及发病率。③核实诊断、明确病原。按：此处没有展开。④病例搜索及个案调查。此处提到，病例定义可以修正，病例搜索时侧重灵敏性；确定病因时侧重特异性。为增加灵敏性，拟诊断标准可以略放宽。拟诊断、极似诊断、确定诊断逐渐严谨，入选病例逐渐减少，特异性增加。⑤三间分析。按：此处没有展开。⑥查找感染源和感染途径。按：此处只提及查找，没有提及核验，也没有强化同源性分析等技术手段。

原文第6部分是控制和效果评价。控制预防措施中，提及救治患者、接触者观察、切断传播途径、保护易感人群。按：应该明确提出控制传染源。评价控制措施的效果中，提及1周无新发或发病率回归是有效标准；无效原因分析。

原文正文终止于第7部分：总结与报告。

原文附录还有若干信息，兹不赘述，感兴趣的同仁可以一览！

上面就该行标正文进行了学习，汇报了一些体会，希望各位同仁落到实处，这才是行标的意义所在。

参考文献

［1］ James H Jorgensen，Michael A Pfaller，Karen C Carroll，et al. Manual of clinical microbiology. 11th ed. American Society for Microbiology，2015.

63. 阑尾炎是否属于医院感染?

　　遇到一个讨论——入院后新出现的阑尾炎是不是医院感染？我们的观点很明确——是。不过一些同道有疑义，特说明如下。

　　首先我们明确一下讨论的题目——患者入院时明确没有阑尾炎；入院后才出现阑尾炎，确定是感染性阑尾炎（比如化脓，有明确的病原体分离），问此时是否算医院感染。我们复习一下医院感染的概念，其经典定义是：医院内获得的感染，包括医院内发生的感染和医院内获得、出院后发生的感染；但不包括入院前已经开始或入院时处于潜伏期的感染。这个概念太经典了，近日有卫生行业标准出台，其中《医院感染暴发控制指南》（WS/T 524—2016）就是用的这个定义。这是典型的外部条件约束下的概念。时间是入院那一刻之后，地点是医院范围内，时空都是外部因素，并非感染的本质。这个概念丝毫没有涉及病原体的来源（内源还是外源）、致病性强弱、致病机制、疾病的病理生理变化、感染性疾病的本质，等等。由此，从致病菌来源、致病机制等入手进行上面题目的判断，恐怕会差之毫厘，谬以千里。

　　围绕几个细节展开一下：阑尾炎不都是感染，其中一部分是感染，这是常识。粪石阻塞所致缺血性炎症，不是感染。阻塞、缺血继发感染，则是感染；如果发生地点在院内，则是医院感染。慢性阑尾炎急性发作，即入院前有慢性阑尾炎，入院后出现急性发作。这个情况要复杂一些。如果之前的慢性阑尾炎，不是感染，而急性发作属于感染，则是医院感染。否则，之前慢性阑尾炎已经是感染的情况下，其急性发作不属于医院感染。当然，在现实中很难确定之前的阑尾炎是否是感染，所以就结论而言，我们认为急性发作不算做医院感染更为适宜一些，也便于操作。医院获得性阑尾炎，确实概率极小。这个讨论旨在概念理解，实际意义不大。医院感染的概念未涉及人。就人而言，包括医院环境内的所有人，不唯患者，也包括医务工作者等。

医院感染的概念未及感染本质，所以很多疾病既是社区感染，也是医院感染，比如肺炎、鼻窦炎、血流感染等。病原体也是，比如肺炎克雷伯菌既是社区病原，也是医院内病原。有意思的例子是 SARS-CoV，大部分感染者是医务工作者，地点是医院内。所以 SARS 的主体其实是医院感染。

医院感染很多时候是一种人为规定。这种规定便于实际操作，但有主观性，但规定不是严格意义上的专业内容。比如 48h 的规定，比如假体 1 年的规定。这只是规定，有证据基础，但规定本身有主观性。如果有国家或国际权威机构明文规定，阑尾炎不属于医院感染，我们会百分之百遵守，因为这只是规定，不是严格意义的专业内容，不必讨论。当然，事实上并无类似规定。

医院感染的重要内容是感染管理。我们坚信本文第一段问题的答案是医院感染，但并不认为它应该纳入医院感染管理。除暴发的情况外，医院内的阑尾炎不会传播，纳入管理的意义并不大。概率极小，经过即了！上面纯粹是理论和逻辑推演。

（1）与此内容相关的书籍

① PPID7[1]：未及。

② *APIC Text of Infection Control And Epidemiology*（第 3 版）[2]：未及。

③ *Hospital Epidemiology and Infection Control*（第 4 版）[3]：涉及 2008 版美国 CDC 医院感染诊断标准，详见下文。

④ *Prevention and Control of Nosocomial Infection*（2005 年，第 4 版）[4]，中译本《医院内感染的预防与控制》：未及。

⑤ *Bennett & Brachman's Hospital Infections*（第 5 版）[5]：未及。

⑥ *Prevention of Hospital-acquired Infections*：*A Practical Guide*（WHO出品）[6]：未及。

（2）文献　在 2008 版美国 CDC 医院感染诊断标准和近期新版标准中，上述情况应该属于下面的条目：IAB-Intraabdominal infection, not specified elsewhere including gallbladder, bile ducts, liver（excluding viral hepatitis）, spleen, pancreas, peritoneum, subphrenic or subdiaphragmatic space, or other intraabdominal tissue or area not specified elsewhere.

PubMed 中，用（nosocomial or "hospital acquired"）and appendicitis 检索，仅有 1 篇文献符合目的要求。该文献[7] 提到大肠埃希菌所致医院获得性阑尾炎。由此可知，这个题目太窄了，要么根本没有阐述，仅有的阐述也略显牵强。

有同道请教了台湾地区的王任贤教授。王教授回复：住院中患阑尾炎，当然应视为医院获得性阑尾炎，但并不与我们常见的侵袭性医疗行为相关，可能与其他医疗行为相关，例如与饮食或药物造成的便秘有关，也可能是自己的因素，需要探讨！

概括而言，一是这个题目太窄，书籍文献基本没有涉及；二是按照经典定义，该病应该属于医院感染；三是如果有规定该病不属于医院感染，则执行规定，不必讨论。

另：后来遇到腮腺炎是否是医院感染的问题。说明一下：无论是流行性腮腺炎，还是化脓性腮腺炎，只要入院时没有也不处于潜伏期，在医院内发病，都应该属于医院感染。理论上这是明确的。之前没有、住院期间出现的化脓性腮腺炎属于医院感染，估计大家能够接受。

流行性腮腺炎特殊一些，潜伏期不好判断，而都算作医院感染，一线的压力太大。我们倾向于不列为医院感染，这样便于实践和管理。医院感染既是专业，也是管理规定。

参考文献

［1］ Gerald L Mandell，John E Bennett，Raphael Dolin. Mandell，Douglas，Bennett's Principles and Practice of Infectious Diseases ［M］. 7th ed. Saunders，2010.

［2］ Carrico Ruth，Linda Adam. APIC Text of Infection Control And Epidemiology. 3rd ed. APIC，2009.

［3］ Mayhall C G. Hospital Epidemiology and Infection Control. 4th ed. LWW，2011.

［4］ Richard P Wenzel. Prevention and Control of Nosocomial Infection. 4th ed. LWW，2005.

［5］ William R Jarvis. Bennett and Brachman's Hospital Infections. 5th ed. Lippincott Williams & Wilkins，2007.

［6］ WHO. Prevention of Hospital-acquired Infections：A Practical Guide.

［7］ Ferjani S，Saidani M，Amine F S，et al. A comparative study of antimicrobial resistance rates and phylogenetic groups of community-acquired versus hospital-acquired invasive *Escherichia coli*. Med Mal Infect，2015，45（4）：133-8.

64. 结核分枝杆菌会导致医院感染吗？

对病毒性尿路感染、医院获得性结核分枝杆菌感染，第一次知道时，很诧异。因为原来的印象里，没有这些观念——这怎么可能！也是从那一刻才意识到，一切部位都可以有病毒感染，一切病原体都可以导致院内感染。

结核分枝杆菌医院感染＝医院获得性结核分枝杆菌感染，发病则是医院获得性结核病。胡必杰教授领衔翻译的名著《Bennett & Brachman 医院感染》[1] 里有专章——第 33 章。

首先看表 33.1，即暴露于活动性结核患者后发生感染的决定因素。

空气中感染性飞沫的浓度取决于：

A. 患者释放感染性飞沫的数量取决于：

   结核病的部位（上呼吸道和肺）

   动作（例如咳嗽、唱歌、讲话，做这些动作时未闭嘴捂鼻）

   结核病治疗期间（恰当抗结核治疗开始后患者释放病原菌数量迅速减少）

B. 暴露的环境特征取决于：

   通风水平

   暴露发生的房间大小

   含感染性飞沫的空气再循环

暴露个体的特征：

曾经结核感染可能降低后续结核感染的风险

未采取充分感染控制措施

未用个人防护措施

未充分使用个人防护措施

上面这个表格内容，提醒我们分析和预防的要点。接触确诊患者时，尤其需要注意。

如果不小心接触了结核患者，要么不感染，要么感染，进入潜伏性结核感染（LTBI）状态。LTBI 的诊断，需要做皮肤结核菌素试验（TST）或干扰素释放试验（IGRA）。

接着我们看一下该书的表 33.2，即 LTBI 进展为活动性结核病的风险因素。该表列出了风险因素，以及对应的与无已知风险因素的人群相比较患结核的相对风险。如果诊断为 LTBI，考虑这些因素，可以知道自己的风险。

高度风险

获得性免疫缺陷综合征（艾滋病）　110～170

艾滋病病毒感染　50～110

器官移植（接受免疫抑制治疗）　20～74

硅沉着病　30

慢性肾衰需要血透　10～25

头、颈部肿瘤　16

结核感染是近期发生（<2 年）　5

胸片异常——结节性病灶　6～19

中度风险

使用糖皮质激素治疗　4.9

肿瘤坏死因子（TNF）-α 抑制剂　1.5～4

糖尿病（所有类型）　2.0～3.6

体重不足（小于 90% 理想体重；对多数人而言体重指数小于 20kg/m²）2～3

幼时感染（0～4 岁）　2.2～5.0

吸烟者（1 包／日）　2～3

胸片异常——肉芽肿病变　2

低度风险

感染者，没有已知风险因素，胸片正常（"低反应者"）　1

按：原文中都是危险因素，这里改为风险因素；另有其他细节修改；下同。

下面我们看看医源性结核分枝杆菌传播的风险因素，即表 33.4。

机构层面

每年收治活动性结核病患者数量

结核感染控制政策不充分或缺乏

延迟诊断、隔离和治疗结核病患者

普通病房和非隔离病房通风不足

微生物学和病理学实验室通风不足

个人层面

医务人员

医务人员工作年限

工作类型（如治疗呼吸道疾病、护理）

在医疗机构内的工作地点

结核或全科病房、急诊室、重症监护室、实验室、住院和门诊患者结核病相关设施

直接接触患者

在微生物学或病理学实验室工作，或者尸检工作

参与痰标本收集或诱导咳嗽

患者[①]

接触结核病患者

与结核病患者的房间间隔小于 3 个房间

HIV 感染

CD4 细胞计数低

① 患者获得医源性结核分枝杆菌感染的风险因素参考自 1989 年和 1990 年两家单中心的院内结核感染暴发的资料，可能无法推广到其他构。

另外就是医院和医务人员的风险分层，即表 33.5。

医院

低风险：＜200 床位数且＜3 结核病患者/年；≥200 床位数且＜6 结核病患者/年

非低风险：＜200 床位数且≥3 结核病患者/年；≥200 床位数且≥6 结核病患者/年

医务人员

低度风险：几乎不和患者接触——行政机关；档案馆；其他支持部门

中度风险：和患者直接接触——住院病房；重症监护室；儿科急诊；门诊

高度风险：产生气溶胶的活动——支气管镜；导痰；气溶胶管理；验尸；病理学；微生物学/结核实验室

上面信息集中在从没有感染，到 LTBI，到结核病的过程。一旦确诊了结核病，和社区获得性感染患者一样治疗，无特殊。尽量做好自身防护，不感染才是上策。

《Bennett & Brachman 医院感染》是第六版，文献截止到 2015 年。我们把后续文献检索一下，时间段：2015/1/1—2022/3/22。检索词：（Hospital［Title］or nosocomial［Title］）and tuberculosis［Title］and（acquired or transmitted）。结果：21 篇。医院获得性感染只有 1 篇。

"Hospital-acquired tuberculosis"［Title］：0 篇

"Hospital-acquired Mycobacterium tuberculosis"［Title］：0 篇

"nosocomial-acquired tuberculosis"［Title］：0 篇

"nosocomial-acquired Mycobacterium tuberculosis"［Title］：0 篇

"nosocomial tuberculosis"［Title］：10 篇

"nosocomial Mycobacterium tuberculosis"［Title］：1 篇

下面是这 12 篇，不多，所以按时间顺序列出，没有按逻辑进行排列组合。

第一篇来自中国北京胸科医院[2]，对所有员工进行监测。2006 年至 2018 年的样本量分别为 977、941、945、953、941、943、965、943、941、941、947、974 和 976。2006 年至 2018 年，TST/IGRA 转化的 HCW 分别为 20、4、8、2、3、14、3、2、2、5、1 和 2。按：TST 是结核菌素皮肤试验（tuberculin skin test），IGRA 是 γ 干扰素释放试验（interferon gamma release assay），HCW 是医护人员（health care workers）。一共 13 年，这一年到下一年的转换，所以是 12 个数。可知个位数是常态，千分之五左右，两位数则考虑失控。

使用多变量 cox 回归分析，收入、紫外线杀菌照射（UVGI）、自然通气和机械通气这些变量具有显著的保护作用，优势比分别为 0.499、0.058、0.003 和 0.015（$P<0.05$）。医用 N95 呼吸器具有良好的防护效果，相关结核病感染率为 0。值得注意的是，维护不当的机械通风系统的保护性不如自然通风系统。结论：UVGI、充分通气和使用医用 N95 呼吸器可能是结核病医院内传播的风险因素。按：risk factors 之所以要翻译为风险因素，不能翻译为危险因素，上面内容给出了提示。保护性因素也是 risk factors。结果可知通风作用巨大。

第二篇文章[3] 描述了在加拿大多伦多的一个三级新生儿重症监护室（NICU）中，由执业护士（NP）负责结核病（TB）医院感染管理。26 名早产儿和足月婴儿确定为高风险婴儿，并设立了急救诊室，以诊断可能的感染，预防用药，监测药物的不良反应。选择 NICU NP 来组织、协调和管理这些紧急救治，是因为其在领导、诊断、治疗和客户关系建设方面的技能。从最初的评估到结核菌素皮肤试验阴性的预防窗口，该诊所能够对每个高风险婴儿进行 100% 的随访。本文对可能的结核病暴发管理决策提供了一些见解，并讨论了针对这一人群的治疗和管理的特殊考虑。该文表明，可以利用执业护士在多种临床情况下提供高质量的照护，以满足卫生保健系统的需求。按：医院感染领域，很早就确定了执业护士或者感染控制护士的作用。该文是结核病领域的证实。

第三篇文章[4] 题目：预防医院内结核病传播的蓝图是明确的，但我们为什么没有意愿遵循它呢？

第四篇文章[5]：在秘鲁利马两家医院的四间候诊室和两间诊室，使用二氧化碳气体示踪技术测量了改造前后的房间通风情况。其改造包括增加交叉通风的窗户（$n=2$ 个房间）；从不可维修的窗户上移除玻璃（$n=2$）；创建开放式天窗（$n=1$）；在露天重建候诊室（$n=1$）。利用数学模型估计了候诊患者或咨询室医护人员结核病传播风险的变化。结果：由于基础设施的改造，四个候诊室的房间通风（每小时换气次数）分别从平均 5.5 增加到 15，从 11 至 16，从 10 至 17，从 9 至 66；两个咨询室的平均值分别从 3.6 增加至 17，从 2.7 增加至 12。医护人员或候诊患者的计算结核病传播风险的中位数降低了 72%（四分位间距 51%～82%）。四个房间的改造费用<75 美元，其余两个房间的改造费用分别为 1000 美元和 7000 美元。结论：对现有医院基础设施的简单改造大大增加了自然通风，并以很低的成本大大降低了模拟结核病的传播风险。

第五篇文章[6] 报告 1 例结核分枝杆菌经短暂偶然接触在医院传播的病例。日本山形县的常规的可变数串联重复序列分型（variable number tandem repeat typing）发现，来自两名患者的结核分枝杆菌临床分离株显示出难以区分的基因型。从流行病学角度来看，患者在同一天共享医院候诊室。由于比较基因组学仅检测到两个分离株之间的两个单核苷酸变异，因此得出结论，最近的结核病传播发生在候诊室。该结果表明，对感染性肺结核患者进行物理隔离是预防意外接触导致不可预测的院内传播的必要控制措施。

按：此例甚好。如果可以进一步证实，将改变对隔离程度的认识。另外，医院感染判断或流行病学判断，有分子生物学技术，会更加精准，可以叫"精准化医院感染"，来呼应精准医学的时代。

第六篇文章[7] 题目提到：接触者追踪过程中的"池塘中的石头（Stone in the Pond）"方法。按：让人想到了摸着石头过河——这是中国的实用理性智慧。"池塘中的石头"策略，是调查大规模的医院获得性肺结核暴露的实用方法。在这里，我们描述了一种风险分层方法，用于在一个结核病中等负担的国家的儿科住院病房中发生 5 个月以上的结核病暴露后进行接触者追踪。

第七篇文章[8] 使用两份匿名问卷进行横断面评估：一份发送给所有医院感染控制（IC）委员会，另一份发送给所有肺科医生和专门研究传染病的医生。结果：14 个 IC 委员和 72 名医生做出了回应。根据 IC 委员的数据，92% 的医院有书面的结核病控制计划，但只有 37% 的医生表示，诊断疑似肺结核病例总是/几乎总是有一条快速通道。据 70% 的医生说，大多数医院都有隔离政策（85%），这些患者总是/几乎总是在单独的房间住院。医务人员和结核病患者均使用呼吸保护设备（92%）。结论：这些发现表明，受调查医疗机构已经采取了最基本的结核病控制措施，但一些结核病控制措施没有在所有医院得到充分实施，应在制度上努力解决这一问题，并加强结核病预防工作。

第八篇文章[9] 题目：医院获得性感染和耐多药结核病再感染的低风险。

第九篇文章[10]：撒哈拉以南非洲的转诊医院，集中了大量社区结核病处置失败的结核病和耐多药结核病（MDR-TB）患者。通过筛查和尸检研究，我们之前已经表明，赞比亚卢萨卡市的一个大学教学医院的漏诊结核病感染的负担巨大，许多患者死亡或未经治疗就出院。由于结核病隔离设施很少，而且在更广泛的筛查和隔离方面投资的意愿也很低，医院内传播的风险可能非常高。来自其他低负担医院和南非医院的研究表明，下一代测序技术（NGS）是一个非常强大的工具，可以快速对整个结核病基因组进行测序，并对其进行比较，以确认或排除医院感染。已建立的 NGS 分析平台（如 Illumina）非常昂贵、不可移动，需要定期维护，这使得它们成为非洲研究提案或项目干预拨款中成本高昂的一部分。MinION 纳米孔测序仪通过廉价的便携式测序仪、快速简单的文库准备（15min）和自动化实时分析工具改变了 NGS 的格局。本文将讨论高度便携的 MinION 纳米孔测序技术在医院结核病感染监测中的应用。我们儿科肺炎研究的初步数据证明，在大学教学医院住院的儿童的诱导痰中，可以检测到结核分枝杆菌。按：NGS 技术走向便捷，是未来的希望。

第十篇是中国浙江省文章[11]。方法：管理、行政、环境和个人感染控制措施采用描述性分析和单变量逻辑回归分析进行评估。结果：结核病指定医院每年平均治疗 3030 例门诊患者［四分位距（IQR）764—7094］和 279 例确诊结核病患者（IQR 154—459），160 例结核病患者（IQR 79—426）在结核病病房住院。大多数感染控制措施由结核病指定医院执行，包括在高风险地区定期监测结核病感染控制（49%）、缩短等待时间（42%）以及为疑似结核病的患者提供单独等待区（46%）等措施有时被忽视。85 家（97%）医院提供了 N95 呼吸器，但只有 44 家（50%）医院检查它们是否合适。拥有更多结核病工作人员和较高结核病患者入院率的医院更有可能设立专门的痰收集区，并进行年度呼吸器适配测试。结论：结核病感染控制措施一般由结核病定点医院实施。应加强感染控制措施，包括隔离疑似患者、定期监测感染控制措施，以及定期对呼吸器进行适配测试。在结核病患者入院率较低的医院，应改进痰收集和呼吸器适配检测的感染措施。

第十一篇文章[12]：从 2006 年到 2013 年对 55 名痰涂片阳性结核病（TB）患者和 771 名医护人员（HCW）进行了医院接触调查。在没有适当的空气预防措施的情况下，与结核病患者接触的医务工作者使用 γ 干扰素释放试验进行评估，以确定结核病感染。29 名医务人员（3.8%）新诊断为结核感染。通过多变量分析，10 名导致传播的结核病患者的接触持续时间＞7 天。按：2006 年日本就开始 IGRA 检测，很早。

第十二篇文章[13]：从国家医疗保险研究数据库中确定了入住重症监护病房（ICU）的患者。在 2004—2009 年期间，共有 900562 名成年患者，其中共有 138707 名 ICU 患者。相关性判断标准：患者在入院期间或出院后 3 个月内诊断为肺结核。根据住院期间抗结核治疗和负压隔离的时间计算医院感染传播期。结果：在所有 ICU 患者中，17314 例有抗结核治疗，其中 6731 人（38.9%）在住院期间开始抗结核治疗。对于其他 10583 例入院患者，诊断是在出院后，入院期间未开具抗结核治疗处方。该概率与区域结核病发病率平行。平均而言，2794 例肺结核相关 ICU 患者每年导致 42999～44062 天的医院感染。随着 ICU 实践中结核分枝杆菌核酸扩增试验的逐步实施，医院感染传播期缩短。多元线性回归分析显示，医院感染传播期的长短与男性性别、入院前呼吸道症状、结核分枝杆菌核酸扩增试验和分枝杆菌培养呈负相关。结论：ICU 的医院内结核病暴露并不少见。建议对疑似肺结核的患者进行快速分子诊断检测，以降低医院感染的风险。按：该文针对 ICU 来说很有价值。另外，国际上考虑医院获得性结核感染的时限是出院后 3 个月内。当然，这期间，①必要地排除自然接触获病；②必要地进行分子生物学判断。

另外，下面文章也有一定价值[14]。医院内细菌感染的传播极大地威胁着公民健康和公共卫生。如果高致病性细菌（如结核分枝杆菌）也有传播，则医院感染的影响会进一步恶化。本研究中，我们调查了一家专门的结核病医院中是否存在空气传播的结核分枝杆菌。选择的研究地点为马山国家结核病医院候诊室Ⅰ、Ⅱ和病房Ⅳ患者休息室，预防机会性感染的现代通风系统正在运行。从不同地点收集空气样品 3 次，持续 1 天，空气收集后，将空气取样的一次性滤膜在 9 个 Middlebrook 7H11 琼脂平板上培养 4 周。结果显示，在 9 个孵育的 7H11 平板琼脂中，4 个平板显示细菌生长。对这些生长的细菌菌落进行分离和鉴定。在已鉴定的细菌种类中，有一个非结核分枝杆菌（*Mycobacterium mageritense*）菌落，没有分离到结核分枝杆菌——结核性疾病的病因，所以没有发现导致医院感染的结核分枝杆菌传播。但所有已经检测到的病原体，都与医院感染有关。结论：处理传染病的医院应始终警惕通风系统——该系统能否保证空气中病原体暴露的安全性，因此应持续监测医院相关感染引起的病原微生物的存在。按：该文没有用更敏感的分子生物学方法。另外，只培养了4周。结果能部分说明正常运转的通风系统的安全性。

上面是对经典书籍和后续文献的学习，呼吁大家阅读原文。WHO提出，2035年结核病零死亡、零发病、零痛苦，2050年消灭结核病（低于百万分之一）。防止医院获得性结核病、结核分枝杆菌医院感染，需要你我更大的努力！

参考文献

[1] William R. Javis 主编. Bennett & Brachman 医院感染. 第6版. 胡必杰译. 上海：上海科技出版社，2016.

[2] Xie Z，Zhou N，Chi Y，et al. Nosocomial tuberculosis transmission from 2006 to 2018 in Beijing Chest Hospital，China. Antimicrob Resist Infect Control，2020，9（1）：165.

[3] Persad V C. Nurse Practitioner Led Emergency Clinic for Nosocomial Tuberculosis Exposure in a Level 3 NICU. Neonatal Netw，2020，39（4）：222-226.

[4] Collins J M，Blumberg H M. The blueprint for prevention of nosocomial tuberculosis transmission is clear，but why don't we have the will to follow it? Clin Microbiol Infect，2020，26（8）：970-972.

[5] Escombe A R，Ticona E，Chávez-Pérez V，et al. Improving natural ventilation in hospital waiting and consulting rooms to reduce nosocomial tuberculosis transmission risk in a low resource setting. BMC Infect Dis，2019，19（1）：88.

[6] Seto J，Otani Y，Wada T，et al. Nosocomial *Mycobacterium tuberculosis* transmission by brief casual contact identified using comparative genomics. J Hosp Infect，2019，102（1）：116-119.

[7] Bagdasarian N，Chan H C，Ang S，et al. A " Stone in the Pond" Approach to Contact Tracing：Responding to a Large-Scale，Nosocomial Tuberculosis Exposure in a Moderate TB-Burden Setting. Infect Control Hosp Epidemiol，2017，38（12）：1509-1511.

[8] Sousa M，Gomes M，Gaio A R，et al. Nosocomial tuberculosis prevention in Portuguese hospitals：a cross-sectional evaluation. Int J Tuberc Lung Dis，2017，21（8）：930-934.

[9] Yoshiyama T. Low risk of hospital-acquired infection and reinfection of multidrug-resistant tuberculosis. Infect Dis（Lond），2017，49（2）：158-160.

[10] Bates M，Polepole P，Kapata N，et al. Application of highly portable MinION nanopore sequencing technology for the monitoring of nosocomial tuberculosis infection. Int J Mycobacteriol，2016，5 Suppl 1：S24.

[11] Chen B，Liu M，Gu H，et al. Implementation of tuberculosis infection control measures in designated hospitals in Zhejiang Province，China：are we doing enough to prevent nosocomial tuberculosis infections? BMJ Open，2016，6（3）：e010242.

［12］ Ito Y，Nagao M，Iinuma Y，et al. Risk factors for nosocomial tuberculosis transmission among health care workers. Am J Infect Control，2016，44（5）：596-8.

［13］ Wang J Y，Lee M C，Chang J H，et al. *Mycobacterium tuberculosis* nucleic acid amplification tests reduce nosocomial tuberculosis exposure in intensive care units：A nationwide cohort study. Respirology，2015，20（8）：1233-40.

［14］ Kang T，Kim T，Ryoo S. Detection of airborne bacteria from patient spaces in tuberculosis hospital. Int J Mycobacteriol，2020，9（3）：293-295.

65. 针对患者的监测性培养是什么？

临床微生物学的英语世界，有监测性培养（surveillance culture，SC）一词，主要指对患者、环境的定植微生物的培养，而非疾病已经发生，用于具体疾病诊断的培养。对应的后一种情况——针对已有疾病进行诊断的培养，我们可以称之为"诊断性培养（diagnostic culture）"。

做细菌学工作的同仁，差不多都做过监测性培养（SC），感染控制部门要求进行的环境培养就是 SC。比如针对医务人员的手、白衣、随身听诊器等，针对普通环境如床、洗手池、门把手等，针对医用器械如呼吸机面板、氧气罩、支气管镜、床头听诊器等的都是 SC。也有针对人/患者的 SC。比如去北欧国家前筛查 MRSA，比如对患者筛查念珠菌，来计算念珠菌评分——也是监测性培养。

在 PubMed 中检索词条组合"surveillance culture"or"surveillance cultures"，限定题目摘要，有近 1000 条。可见这一直是一个不冷不热的阐述角度。第一篇出现在 1968 年[1]。这是限定在题目摘要进行检索的，如果全文中出现该词条的都算，时间可能更早。此文题目即出现监测性培养一词。而 1980 年即有文献探讨真菌监测性培养对预测系统性真菌感染的价值[2]。可见通过 SC 来指导感染的病原学诊断、治疗——这一思路之悠久。近期文献如下。

新生儿感染

美国研究针对新生儿监护病房（NICU）金黄色葡萄球菌进行监测性培养[3]，去定植干预后每季度的培养阳性率、感染率都明显减少。主动 SC 和去定植策略，对减少 NICU 金黄色葡萄球菌感染有益。中国北京协和医院研究 NICU

中的耐碳青霉烯类肺炎克雷伯菌（CRKPN）定植暴发，提示主动 SC 有益处[4]。

日本研究针对新生儿晚期细菌性感染（LOBI）[5]。共计 600 个新生儿入组。采集部位是口咽部、直肠。葡萄球菌属和肠杆菌属是最常见分离株。20（3.3%）个患者出现 LOBI，其中 15（75%）个在 SC 中有分离。SC 结果为 LOBI 症状出现后，当时的诊断性培养结果出来前，这期间的经验治疗提供了用药依据。

德国研究针对 NICU，SC 对预测小于 32 周的婴儿的经证实的脓毒症价值有限[6]。

同种异体造血干细胞移植受者和血液病患者

德国研究显示，通过 SC 在造血干细胞移植受者共 20 人中发现了利奈唑胺、万古霉素同时耐药的屎肠球菌（LVRE）[7]。分析显示在该医院院内没有患者间、由环境到患者的传播。其中 10 株入院既有。另 10 株是院内获得，其中 8 株之前使用过利奈唑胺。共 5 人出现继发血流感染。有 6 株呈现相同基因分型，都是外院获得。

芬兰研究发现，儿童同种异体造血干细胞移植受者，SC 几乎没有意义[8]。另有研究针对儿童同种异体造血干细胞移植受者，对真菌进行监测性培养（SC）——结论是没有意义[9]。研究采用实际监测和调查问卷两种形式。360 个患者，5618 个 SC，鼻、喉、粪便采样。14.8% 阳性，其中 64.4% 为多处阳性。30（8.3%）人出现侵袭性真菌感染（IFD）。SC 阳性和阴性人群，IFD 分别是 7.9% 和 10.1%（$P=0.25$）。SC 阳性后，69 人（29.9%）进行了抗真菌治疗调整，出现 IFD 者占 8.6%（6 个病原中 2 个一致）；未调整者出现 IFD 的为 6.7%（$P=0.59$）（11 个病原中 3 个一致）。问卷回答率 70.8%，40% 常规监测性培养，25% 不会基于 SC 结果改变药物。

有研究针对同种异体造血干细胞移植受者糖皮质激素治疗期间的隐性菌血症[10]，采用主动监测性血培养方式。纳入 69 例，36 例（52%）血培养阳性，25 例为确诊菌血症，11 例为极似诊断菌血症。15 例确诊菌血症，首次阳性血培养采血时无发热，4 例在整个监测期间无发热。

日本研究针对同种异体造血干细胞移植受者糖皮质激素治疗的患者[11]，进行主动监测性血培养。纳入 74 例患者，16 例（21.6%）确诊血培养，7 例（46.7%）没有发热，其中 6 例有其他感染征象。

上述信息揭示了问题的复杂性。除了对特定耐药菌进行监测性培养外，对干细胞移植受者进行监测性培养，需要进一步证据积累。

有研究针对血液病患者激素治疗[12]，进行主动监测性血培养。3年，215例患者，3821瓶，4.9％的瓶子阳性。24％显示菌血症，16％确诊菌血症，确诊患者中75％患者无发热。

肝移植受者

韩国研究针对肝移植受者用 SC 手段筛查 MRSA 和 VRE，共有 142 个患者进行了鼻、肛周监测性培养[13]。移植前有 MRSA 分离群 1a 的共 12 人（7.4％），该群出现 MRSA 感染率最高。移植后有 MRSA 分离群 2a 的共 9 人（6.9％），该群 MRSA 感染的病死率最高。移植前后都没有 MRSA 分离群 3a 的共 121 人。移植前有 VRE 分离群 1b 的共 37 人（22.8％）。移植后有 VRE 分离群 2b 的共 21 人（20％），该群 VRE 感染率和病死率都最高。移植前后都没有 VRE 分离群 3b 的共 84 人。

另一个韩国研究纳入 179 例肝移植受者，针对痰、腹膜液体（peritoneal fluid），在移植当天（T1）、术后第 5 天（T2）、术后第 10 天（T3）进行监测性培养[14]。整体而言，32.9％痰培养阳性，37.4％腹膜培养阳性。痰 T1：35 个受者，分离 37 株，最常见的是金黄色葡萄球菌 13 株。痰 T2：39 个受者，分离 45 株，最常见的是肺炎克雷伯菌 10 株、金黄色葡萄球菌 8 株、鲍曼不动杆菌 6 株。痰 T3：15 个受者，分离 18 株，最常见的是嗜麦芽窄食单胞菌 5 株、肺炎克雷伯菌 4 株。痰阳性的 59 个受者，16.9％出现相同分离株导致的肺炎。痰阳性受者肺炎风险高于阴性受者 [20.3％（12/59）vs 1.6％（2/120）；$P<0.001$]。

腹膜液体 T1：10 个受者，分离 11 株，最常见的是铜绿假单胞菌 2 株、肠球菌 2 株。腹膜液体 T2：36 个受者，分离 39 株，最常见的是凝固酶阳性葡萄球菌 8 株、肠球菌 7 株。腹膜液体 T3：51 个受者，分离 54 株，最常见的是凝固酶阴性葡萄球菌 17 株、念珠菌 8 株。腹膜阳性的 67 个受者，16.4％出现相同分离株导致的腹腔内感染。腹膜阳性受者腹腔内感染的风险高于阴性受者 [31.3％（21/67）vs 18.7％（21/112）；$P=0.05$]。结论：周期性 SC 在肝移植后肺炎、腹腔内感染判断中有价值，可以提供经验治疗的目标。该文献为肝移植受者 SC 提供了支持性证据。

重症监护病房患者

美国对外伤 ICU 患者进行监测性培养[15]。之前患者无感染，每周监测性培养碳青霉烯类耐药鲍曼不动杆菌（CRAB），用直肠拭子标本，如果有气管插管则同时做呼吸道分泌物。364 个患者纳入试验。49 个（13.5%）有 CRAB 分离。培养阳性者出现后续鲍曼不动杆菌感染的概率是培养阴性者的 8.4 倍（95% CI 5.6~12.7；$P < 0.0001$）。多变量分析显示，与临床感染显著相关的是 SC 阳性 [RR 5.9（95% CI 3.8~9.3）；$P < 0.0001$]、机械通气 [RR 4.3（95% CI 1.03~18.2）；$P = 0.05$]。生存分析中，和进展为临床感染唯一相关的是 SC 阳性 [风险比（hazard ratio）16.3（95% CI，9.1~29.1）；$P < 0.001$]。

荷兰针对 ICU 进行了全国性问卷调查[16]：95 个 ICU 负责人中，75 个（79%）回复；59 个 ICU 对应微生物学实验室，38 个（64%）回复。对于常规进行监测性培养这个问题：75 个负责人中 55 人（73%）回复进行，38 个实验室中 33 个（87%）进行。高水平 ICU80% 进行监测性培养，低水平 ICU 则是 58%（$P < 0.05$）。88% 是每周 2 次培养。标本源自气道（87%）、咽（74%）、直肠（68%）。52 个 ICU 负责人中 30 个（58%）回复，进行监测性培养的目的是优化个体患者的治疗。怀疑不明来源感染时，监测性培养分离的微生物有 87% 进行了针对性治疗。对非采样部位的感染，有 1/3 ICU 负责人会针对采样部位分离的微生物进行治疗。结论：SC 在荷兰普遍存在，非采样部位感染时如何分析采样部位分离株尚无共识。

透析患者

美国对透析患者监测性培养 VRE 的文献进行了 meta 分析[17]。该分析纳入 23 个研究，100 个透析中心 4842 个患者。VRE 定植率 6.2%（95% CI 2.8%~10.8%）。近期使用万古霉素（OR 5.15；95% CI 1.56~17.02）、其他抗生素（OR 2.92；95% CI 0.99~8.55）、任何抗生素（OR 3.62；95% CI 1.22~10.75）及近期住院（OR 4.55；95% CI 1.93~10.74）可以显著增加 VRE 定植。定植是出现 VRE 感染的高风险因素（OR 21.62；95% CI 5.33~87.69）。

有研究针对持续肾脏替代治疗（即透析）患者[18]，对无发热患者常规血培养（即主动监测性血培养）。纳入 98 个，11 个确诊菌血症。

插管相关性血流感染

西班牙研究针对中心静脉插管连接处、皮肤置入处进行监测性培养[19]。49个 ICU 患者，82 个导管超过 7 天，定植率 18.3%（15/82）。两部位培养结果对导管定植而言，有 92.5% 的阴性预测值。一共出现 3 个病程的插管相关性血流感染（CRBSI）。感控领域的巨大成功是某些医疗机构的 CRBSI 可以归零。不过，7 天以后定植却是必然——定植难以归零。

西班牙另一项研究是对导管内血液进行监测性培养来减少血液透析患者的CRBSI[20]。血液透析患者无感染症状，每 15 天一次，采集导管内血液 5mL 接种有氧瓶。患者分为 4 组：第 1 组无生长；第 2 组 CNS 生长，TTP ＞14h；第 3组 CNS 生长，TTP≤14h；第 4 组其他任何微生物生长。104 个患者，129 个插管，平均随访 262.5 天。总共 1734 个 SC。第 1 组 1634 个（94.2%），第 2 组 79个，第 3 组 12 个，第 4 组 9 个。第 2 组和第 3 组进行抗生素锁治疗。第 4 组静脉治疗加抗生素锁治疗。CRBSI 发生率由每 1000 导管日 1.65 降到 0.27。

呼吸系统感染

美国针对儿童囊性纤维化患者急性肺部加重的门诊处置建立了单中心指南[21]，提到抗微生物药物的使用依赖于 SC。

澳大利亚报道了国际儿科肺移植协作组问卷调查，内容针对肺移植后抗真菌药物的预防应用[22]。结果，24% 会进行普遍预防，28% 基于移植前风险因素进行预防，48% 对囊性纤维化、移植前定植（需要 SC）进行预防。预防普遍针对念珠菌、曲霉菌。主要是单药使用伏立康唑，或两性霉素 B 吸入。调整药物的原因包括：不耐受、毒性、SC 阳性。86% 的患者会进行伊曲康唑、伏立康唑治疗药物监测。

阿根廷文章针对 VAP 时 SC 的应用进行了综述[23]。

法国研究针对肠道 ESBL 定植对 VAP 的意义[24]。8 年回顾性分析，直肠拭子主动监测性培养，每周 1 次。587 个疑似 VAP 患者入组，40 个（6.8%）定植 ESBL，20 个（3.4%）发生 ESBL 导致的 VAP，17 个和直肠拭子定植一致。敏感性、特异性、阳性预测值、阴性预测值、阳性似然比分别是 85.0%、95.7%、41.5%、99.4%、19.8。结论：在 ESBL 低流行区，主动监测性培养阴性可以排除该菌的感染。

西班牙研究比较 MDR 高流行率和低流行率时 SC 对 VAP 的价值[25]。这是一项前瞻性观察性研究，对连续机械通气患者每周 2 次采样。440 例患者纳入，71 例患者出现 VAP，其中高流行率 50、低流行率 21。前者 MDR 更多（48% vs 19%；$P = 0.033$）。高流行率时，经验治疗正确率低（52% vs 76%；$P = 0.031$）。SC 准确性在这两种情况下一致（80% vs 81%；$P = 0.744$），不过基于 SC 进行抗生素调整，则正确治疗提升比例分别是 28%、5%（$P = 0.024$）。结论：SC 可以预测 80% 的病原，对耐药高流行率更有价值。

另一个研究是一个回顾性分析，制定 2 种抗生素治疗策略：基于当地病原学的策略（local ecology based algorithm，LEBA）、基于 SC 的策略（surveillance culture based algorithm，SCBA），来限制广谱抗生素在 ICU 中 HAP 的应用[26]。研究持续了 40 个月。前 100 个 HAP 患者用来制定策略，后面 113 个 HAP 患者用来验证。抗生素覆盖正确率，二者分别是 88.5%、87.6%。和 LEBA、实际抗生素应用相比，SCBA 推荐了更为窄谱的抗生素（$P < 0.001$）。SCBA 推荐的联合用药、碳青霉烯类比 LEBA 更少（$P < 0.001$）。SCBA 策略针对呼吸道 SC 阳性结果应用抗生素，见于 38.1%（113 个患者中的 43 个）的 HAP，其中 93%（43 个患者中的 40 个）是正确的。结论：二者抗生素覆盖正确率相同；在中度 MDR 流行率的医疗机构，SCBA 会导致广谱抗生素应用的显著性减少，在抗生素管理项目中，该方式可能是首选策略。

比利时对利用下呼吸道标本监测性培养来预测 VAP 病原的文章进行了 meta 分析[27]。该分析纳入 14 个研究，791 个 VAP 病程。累积敏感性 0.75、特异性 0.92。对预测多重耐药，AUC 为 0.90。取样频率为每周 2 次或更多（敏感性 0.79、特异性 0.96）、仅仅考虑最近的培养结果时（敏感性 0.78、特异性 0.96）有更高的预测准确性。

澳大利亚研究是前瞻性队列研究，通过支气管肺泡灌洗液（BALF）主动监测性培养，预测 VAP[28]。灌洗：盲法、无保护、小体积，叫小灌洗（mini-bronchial lavage，BM-BAL）。值得注意的是，"无保护"，国内有观点把保护与否绝对化了；该文章标题写的是支气管肺泡，摘要仅写支气管，细节得看原文。患者进入 ICU，12h 内采集 BM-BAL，之后每周 3 次。一共入组 412 例患者（入住 ICU，需要 48h 以上机械通气）。50 个患者 58 个病程的 VAP。其病原有 85％在 VAP 开始前 2 天的 BM-BAL 中分离，抗生素谱一致。VAP 临床起病 2 天前 BM-BAL 分离株浓度在 10000 CFU/mL 时，对进展为 VAP 的敏感性、特异性、阳性预测值、阴性预测值分别是 84％、50％、31％、93％。结论：BM-BAL 耐受良好，对预测 VAP 病原、抗生素谱有益。VAP 开始时，诊断性标本依然需要采集，因为有可能在 VAP 开始当日，SC 结果阴性。

美国文章[29] 报道 1989—1998 年共 10 年 202 例 ECMO 患者 1245 次血培养。院内血流感染共 7 例（3.4％）。在 ECMO 前患者诊断包括：GBS 脓毒症（2 例）、单纯疱疹病毒性脓毒症（1 例）、先天性膈疝（1 例）、持续性肺高压（1 例）、先天性心脏病（1 例）。7 例血流感染的病原包括表皮葡萄球菌（5 例）、金黄色葡萄球菌（1 例）、大肠埃希菌（1 例）。ECMO 时获得性院内血流感染的主要相关因素是旁路时间（391h vs 141h，$P=0.002$）。结论是超过 10 天则感染风险大大增加。作者建议超过 10 天的则进行监测性血培养。

眼部感染

美国研究针对波士顿 1 型角膜修复术（keratoprosthesis）患者的接触镜进行监测性培养[30]。14 个患者，15 只眼睛进行监测性培养。10 只眼睛有生长，1 只出现感染。SC 共 34 个，12 个有生长。主要分离株是凝固酶阴性葡萄球菌（CNS）。培养阳性、非 CNS 定植、感染最常见于自身免疫性疾病、化学烧伤患者。≥15 个菌落 CNS 生长的情况，仅仅见于没有使用万古霉素的患者。3 个培养阳性的患者因此增加了抗生素。

特定菌株的监测

美国研究筛查鼻腔 MRSA，看对万古霉素使用的影响[31]。116 例阳性匹配 116 例对照，多变量分析显示，MRSA 阳性强烈预测后续 12 周内万古霉素的使用。

巴西研究对耐碳青霉烯类肺炎克雷伯菌（CRKPN）定植时与致病时的敏感性进行比较[32]。53 对 CRKPN，11 个抗生素，产生 583（53×11＝583）对比较数据，其中 517 对一致，占 88.7%。加入统计学考虑，其范围是 85.8%～91.0%。非常重大的错误（VME）主要见于氨基糖苷类、黏菌素类，因此限制了预测性的应用。其实，CRKPN 存在的意义比敏感性更大。因为别无选择，所以对 CRKPN 治疗还是首选黏菌素，随后再根据真正病原的耐药性进行调整。按：药敏试验领域 VME 的含义，一般指和参考方法结果耐药比较，被评价方法检测结果为敏感，会导致临床出现非常重大的错误。该文此处是指定植时和致病时的比较，含义不同。我们以为，这里用这个词不太合适。这里不是和参考方法比较时的错误（error），各自的检测都没有错误（error）。这里指的是应用同一种方法时，前后两株菌结果不一致，用 disagreement、discrepancy 更合适。

中国广东研究报道了 ICU 病房手套介导亚胺培南耐药鲍曼不动杆菌的暴发[33]。

美国文章提到，感控领域对 MDR 的规则之一是：连续 3 次 SC 阴性则解除接触隔离。该文章对 CRE 的情况进行反思[34]。

美国研究针对肛周常规进行监测性培养[35]。6 周内 3 名患者分离嗜水气单胞菌。全基因组测序确定：菌株间没有关联；一株菌产生碳青霉烯酶。

方法学相关因素

（1）取样部位的考虑

① 巴西研究对多重耐药细菌进行监测性培养，比较直肠取样和腹股沟取样[36]。和直肠取样相比，腹股沟取样的敏感性、特异性分别是 91.8% 和 88.7%。直肠取样低菌落计数时，腹股沟取样菌落计数依然较高。

② 韩国研究对 ICU 患者喉或气道分泌物 MRSA 主动进行监测性培养（SC），比鼻部培养更敏感（82%对 47%，$P < 0.001$），预测 MRSA 感染和 MRSA 肺炎的敏感性更好（敏感性，前者 69%、93%，后者 48%、50%；前者曲线下面积更大）[37]。

③ 加拿大研究报道了两次新生儿 MRSA 暴发，一次社区获得性甲氧西林耐药金黄色葡萄球菌（CAMRSA），一次医院获得性甲氧西林耐药金黄色葡萄球菌（HAMRSA）。通过脐带、直肠、鼻腔来筛查 MRSA[38]。结果：没有单一位点的监测敏感性最佳，脐带和鼻拭子联合敏感率>90%。

（2）保存的影响

美国研究将 SC 标本冷冻后，250 个分离株中有 98%能够再次分离，平均冷冻时间是 564 天[39]。

通过上面信息汇总，我们可以知道：

① SC 是一种科研手段。临床针对感染进行研究，感染发生前的采样培养都是监测性培养。该监测性培养（SC）为感染提供了基线、背景信息，以方便与感染发生后或干预后的信息进行比较。

② 从学科角度看，临床微生物学服务于感染控制学，分型是第一重要技术——对感染源判断、病原播散路径、控制效果等，都必不可少。而主动的监测性培养则是第二重要技术。该技术在常规监测、暴发检测中都有重要应用。虽然其本质和诊断性培养一样，但采样、分离对象等，确有不同。

③ 我们一直倡导细菌学、真菌学领域的极似诊断、抢先治疗理念[40]。实际工作中，监测性培养的主要用途就是为抢先治疗提供证据、提供治疗对象，让治疗强度、覆盖面有针对性。

④ 从实际角度看，我们观察到一个现象——一些医生把监测性培养与诊断性培养混淆了，实验室同仁也有困惑。比如，恶性血液疾病患者，还没有感染，咽拭子培养属于监测性培养。此时实验室困惑，该报告什么？比如报告了肺炎克雷伯菌，医生就直接用药——这可能是错误的。

⑤ 国际上针对不同患者群、不同疾病、不同病原开展了一系列研究和实践，国内可以广泛借鉴、应用。对国内相应的研究空白，也可以展开进一步的研究工作。

⑥ 从监测性培养角度来看，我们面临的专业问题包括：采用部位、方式、培养对象等尚无共识；与疾病的关联尚待进一步研究——有些比较明确，有些有否定结论，都需要进一步的大规模数据佐证；非感染部位分离株和后续感染之间的关系有待进一步明晰；国内有开展监测性培养，但实际情况尚不知晓——需要摸清实际、厘清操作、澄清意义。

参考文献

[1] Smith F D. A spot culture dish for environmental surveillance cultures. Tech Bull Regist Med Technol，1968，38（10）：287-8.

[2] Sandford G R，Merz W G，Wingard J R，et al. The value of fungal surveillance cultures as predictors of systemic fungal infections. J Infect Dis，1980，142（4）：503-9.

[3] Popoola V O，Colantuoni E，Suwantarat N，et al. Active surveillance cultures and Decolonization to

Reduce *Staphylococcus aureus* Infections in the Neonatal Intensive Care Unit. Infect Control Hosp Epidemiol，2016，37（4）：381-7.

［4］ Zhou J，Li G，Ma X，et al. Outbreak of colonization by carbapenemase-producing *Klebsiella pneumoniae* in a neonatal intensive care unit：Investigation，control measures and assessment. Am J Infect Control，2015，43（10）：1122-4.

［5］ Ichikawa S，Hoshina T，Kinjo T，et al. Efficacy of periodic surveillance culture in a neonatal intensive care unit in the presumption of causative pathogens of late-onset bacterial infection. Am J Infect Control，2017，45（3）：251-254.

［6］ Haase R，Voigt P，Kekulé A，et al. Results of surveillance cultures on a neonatal intensive care unit：a retrospective analysis. Z Geburtshilfe Neonatol，2013，217（2）：56-60.

［7］ Krull M，Klare I，Ross B，et al. Emergence of linezolid-and vancomycin-resistant Enterococcus faecium in a department for hematologic stem cell transplantation. Antimicrob Resist Infect Control，2016，5：31.

［8］ Simojoki S T，Kirjavainen V，Rahiala J，et al. Surveillance cultures in pediatric allogeneic hematopoietic stem cell transplantation. Pediatr Transplant，2014，18（1）：87-93.

［9］ Youngster I，Sharma T S，Duncan C N，et al. Yield of fungal surveillance cultures in pediatric hematopoietic stem cell transplant patients：a retrospective analysis and survey of current practice. Clin Infect Dis，2014，58（3）：365-71.

［10］ Chizuka A，Kami M，Kanda Y，et al. Value of surveillance blood culture for early diagnosis of occult bacteremia in patients on corticosteroid therapy following allogeneic hematopoietic stem cell transplantation. Bone Marrow Transplant，2005，35（6）：577-82.

［11］ Kameda K，Kimura S I，Akahoshi Y. High Incidence of Afebrile Bloodstream Infection Detected by Surveillance Blood Culture in Patients on Corticosteroid Therapy after Allogeneic Hematopoietic Stem Cell Transplantation. Biol Blood Marrow Transplant，2016，22（2）：371-377.

［12］ Joosten A，Maertens J，Verhaegen J. High incidence of bloodstream infection detected by surveillance blood cultures in hematology patients on corticosteroid therapy. Support Care Cancer，2012，20（11）：3013-7.

［13］ Kim Y J，Kim S I，Choi J Y，et al. Clinical significance of methicillin-resistant *Staphylococcus aureus* and vancomycin-resistant enterococci colonization in liver transplant recipients. Korean J Intern Med，2015，30（5）：694-704.

［14］ Kim Y J，Kim S I，Jun Y H，et al. Clinical significance of surveillance culture in liver transplant recipients. Transplant Proc，2014，46（3）：828-31.

［15］ Latibeaudiere R，Rosa R，Laowansiri P，et al. Surveillance cultures growing carbapenem-Resistant *Acinetobacter baumannii* predict the development of clinical infections：a retrospective cohort study. Clin Infect Dis，2015，60（3）：415-22.

［16］ Scholte J B，van Mook W N，Linssen C F，et al. Surveillance cultures in intensive care units：a nationwide survey on current practice providing future perspectives. J Crit Care，2014，29（5）：e7-12.

［17］ Zacharioudakis I M，Zervou F N，Ziakas P D，et al. Vancomycin-resistant enterococci colonization among dialysis patients: a meta-analysis of prevalence, risk factors, and significance. Am J Kidney Dis, 2015, 65 (1): 88-97.

[18] Le Blanc L, Lesur O, Valiquette L. Role of routine blood cultures in detecting unapparent infections during continuous renal replacement therapy. Intensive Care Med, 2006, 32 (11): 1802-7.

[19] Pérez-Granda M J, Guembe M, Cruces R, et al. Assessment of central venous catheter colonization using surveillance culture of withdrawn connectors and insertion site skin. Crit Care, 2016, 20: 32.

[20] Brañas P, Morales E, Rios F, et al. Usefulness of endoluminal catheter colonization surveillance cultures to reduce catheter-related bloodstream infections in hemodialysis. Am J Infect Control, 2014, 42 (11): 1182-7.

[21] Muirhead C A, Sanford J N, McCullar B G, et al. One Center's Guide to Outpatient Management of Pediatric Cystic Fibrosis Acute Pulmonary Exacerbation. Clin Med Insights Pediatr, 2016, 10: 57-65.

[22] Mead L, Danziger-Isakov L A, Michaels M G, et al. Antifungal prophylaxis in pediatric lung transplantation: an international multicenter survey. Pediatr Transplant, 2014, 18 (4): 393-7.

[23] Luna C M, Bledel I, Raimondi A. The role of surveillance cultures in guiding ventilator-associated pneumonia therapy. Curr Opin Infect Dis, 2014, 27 (2): 184-93.

[24] Bruyère R, Vigneron C, Bador J, et al. Significance of Prior Digestive Colonization With Extended-Spectrum β-Lactamase-Producing Enterobacteriaceae in Patients With Ventilator-Associated Pneumonia. Crit Care Med, 2016, 44 (4): 699-706.

[25] Lopez-Ferraz C, Ramírez P, Gordon M, et al. Impact of microbial ecology on accuracy of surveillance cultures to predict multidrug resistant microorganisms causing ventilator-associated pneumonia. J Infect, 2014, 69 (4): 333-40.

[26] De Bus L, Saerens L, Gadeyne B, et al. Development of antibiotic treatment algorithms based on local ecology and respiratory surveillance cultures to restrict the use of broad-spectrum antimicrobial drugs in the treatment of hospital-acquired pneumonia in the intensive care unit: a retrospective analysis. Crit Care, 2014, 18 (4): R152.

[27] Brusselaers N, Labeau S, Vogelaers D, et al. Value of lower respiratory tract surveillance cultures to predict bacterial pathogens in ventilator-associated pneumonia: systematic review and diagnostic test accuracy meta-analysis. Intensive Care Med, 2013, 39 (3): 365-75.

[28] Boots R J, Phillips G E, George N, et al. Surveillance culture utility and safety using low-volume blind bronchoalveolar lavage in the diagnosis of ventilator-associated pneumonia. Respirology, 2008, 13 (1): 87-96.

[29] Steiner C K, Stewart D L, Bond S J. Predictors of acquiring a nosocomial bloodstream infection on extracorporeal membrane oxygenation. J Pediatr Surg, 2001, 36 (3): 487-92.

[30] Rai R, Shorter E, Cortina M S, et al. Contact lens surveillance cultures in Boston type 1 keratoprosthesis patients. Eye Contact Lens, 2013, 39 (2): 175-8.

[31] Ruhe J J, Kreiswirth B, Perlman D C, et al. Impact of results of methicillin-resistant *Staphylococcus aureus* surveillance culture of nasal specimens on subsequent antibiotic prescribing patterns. Infect

Control Hosp Epidemiol，2010，31（8）：842-5.

［32］ Perez L R，Rodrigues D，Dias C. Can carbapenem-resistant enterobacteriaceae susceptibility results obtained from surveillance cultures predict the susceptibility of a clinical carbapenem-resistant enter-obacteriaceae? Am J Infect Control，2016，44（8）：953-5.

［33］ Ye D，Shan J，Huang Y，et al. A gloves-associated outbreak of imipenem-resistant *Acinetobacter baumannii* in an intensive care unit in Guangdong，China. BMC Infect Dis，201，15：179.

［34］ Lewis J D，Enfield K B，Mathers A J，et al. The limits of serial surveillance cultures in predicting clearance of colonization with carbapenemase-producing *Enterobacteriaceae*. Infect Control Hosp Epi-demiol，2015，36（7）：835-7.

［35］ Hughes H Y，Conlan S P，Lau A F，et al. Detection and Whole-Genome Sequencing of Carbapene-mase-Producing *Aeromonas hydrophila* Isolates from Routine Perirectal surveillance culture. J Clin Microbiol，2016，54（4）：1167-70.

［36］ Stier C J，Paganini M C，de Souza H H，et al. Active surveillance cultures：comparison of inguinal and rectal sites for detection of multidrug-resistant bacteria. J Hosp Infect，2016，92（2）：178-82.

［37］ Jang H C，Choi O J，Kim G S，et al. Active surveillance of the trachea or throat for MRSA is more sensitive than nasal surveillance and a better predictor of MRSA infections among patients in intensive care. PLoS One，2014，9（6）：e99192.

［38］ Rosenthal A，White D，Churilla S，et al. Optimal surveillance culture sites for detection of methicil-lin-resistant *Staphylococcus aureus* in newborns. J Clin Microbiol，2006，44（11）：4234-6.

［39］ Green H P，Johnson J A，Furuno JP，et al. Impact of freezing on the future utility of archived sur-veillance culture specimens. Infect Control Hosp Epidemiol，2007，28（7）：886-8.

［40］ 宁永忠. 细菌性感染性疾病的诊断分级［J］. 中华传染病杂志，2015，33（1）：49-52.

66. 狂犬病毒疫苗接种，还考虑哪些动物？有什么细节？

WHO 确定每年 9 月 28 日是"世界狂犬病日"——2016 年 9 月 28 日，是第十个世界狂犬病日。WHO 确定的主题是：educate，vaccinate，and eliminate，即"教育大众、接种疫苗、消灭该病！"英文是动词，强调要去行动！

巧合的是——不到 3 周时间内，两个好朋友也问到我们是否该打狂犬病毒疫苗。一个被野猫咬了，一个被兔子咬了，患者都是小朋友，皮肤都有破损。

有人小时候有过被狗咬的经历，所以听着狗咬都不寒而栗！想一想之前有医院急诊室接收过狂犬病患者（入院已经发病，后罹世），再想一想我们竟然不能对上面 2 个问题立即作答，不禁汗颜无地！

（1）第一是热病手册。热病 43 版中译本表 20B 是狂犬病毒疫苗内容。我们没有原文，大家自行核对一下翻译质量。从动物和评估处理的角度，该表格分为 3 类，对应不同评估和建议。①犬、猫、白鼬：a. 动物健康并能连续观察 10 天，动物出现症状再开始预防，然后立即开始人狂犬病免疫球蛋白（HRIG）＋人二倍体细胞疫苗（HDCV）或吸附狂犬病疫苗（RVA）；b. 动物狂犬病或疑似狂犬病，立即接种疫苗；c. 不详（逃逸），咨询公共卫生机构。②臭鼬、浣熊、蝙蝠、狐狸、丛林狼、多数食肉动物：视作狂犬病，立即接种疫苗。③家畜、啮齿动物、兔（包括野兔）、松鼠、仓鼠、豚鼠、沙鼠、金花鼠、大鼠、小鼠、土拨鼠：几乎从不需要抗狂犬病治疗，咨询公共卫生机构。

我们理解：最厉害的显然是②，无论动物如何，立即接种。最轻的是③——不必接种。上面问到的动物中有兔子，看来不必接种疫苗。第 1 类有细分。估计实际生活场景中，我们既没有时间观察动物疯不疯，自己更不敢冒风险，所以索性都接种疫苗是上策。所以，猫抓咬后还是建议接种。

所以，如果不认识动物，还是接种疫苗为上。①a 中的动物观察指，应对抓咬的动物进行临床医学观察，判断是否有狂犬病症状。如果怀疑或确诊狂犬病，则立即处死，进行脑组织显微镜检查。2016 年 1 月，中国 CDC 发布了《狂犬病预防控制技术指南（2016 版）》。该指南提到 WHO 推荐 10 日观察法，但需要：①限于家养的犬、猫、雪貂（热病是白鼬），且伤人动物有 2 次或以上明确记载有效的狂犬病疫苗免疫接种史；②同时要考虑众多因素，包括流行病学、伤口类型、暴露严重程度、伤人动物临床表现、伤人动物隔离观察可能性等；③暴露后预防处置立即开始。

（2）第二当然是 CCDM（Control of Communicable Diseases Manual）[1]。CCDM18 中译本第 444 页是流行病学信息：

① 狂犬病毒贮存宿主：野生和家养犬科动物，包括狗、狐狸、丛林狼、狼和豺，还包括臭鼬；浣熊、猫鼬以及其他啮齿类哺乳动物。在发展中国家，狗是主要的宿主。各地被感染的动物主要为：在墨西哥、中南美洲的吸血蝙蝠及食果和食虫的蝙蝠；在加拿大、美国和欧洲的食虫蝙蝠。兔子、负鼠、松鼠、花栗鼠、猫和老鼠很少被感染，被它们咬伤很少进行狂犬病预防。按：此处似乎兔子、猫地位相似。不过该书后文处置中，狗和猫是并列的，类似热病的①。

② 传播方式：带毒唾液通过咬伤或抓痕传播。理论上可以人人传播，但无实例。接受不明原因中枢神经系统死亡者器官移植（角膜），受者会感染。已经证实狂犬病毒可以空气传播，尽管罕见。按：通过移植感染狂犬病毒很可怕，空气传播更可怕！

③ 潜伏期：通常 3～8 周。最长 7 年，最短 9 天。欧洲《儿童感染性疾病蓝皮书》中译本（p685）竟然提到，潜伏期最长 19 年。按：竟然有 7 年、19 年的潜伏期，还是尽快接种疫苗吧！潜伏期长短与接种部位到脑部的距离有关。吸入、面部受伤时，潜伏期最短。每天的速度是 1～40cm。

④ 传染期：猫和狗一般症状出现前 3～7 天（很少超过 4 天）即有传染性，可贯穿整个病程。在埃塞俄比亚犬中观察到症状出现前长期排毒现象（14 天）。蝙蝠出现症状前 12 天开始排毒。臭鼬在症状出现前至少 8 天开始排毒，死亡前 18 天仍在排毒。我们疑惑：人排毒吗？显然会。

⑤ 易感性：伊朗研究显示，被患有狂犬病的动物咬伤的人，即使没有接受

处理也只有 40％ 发病。按：人类真顽强！

欧洲《儿童感染性疾病蓝皮书》中译本（p686）提到，截至 2003 年，仅报道了 5 例狂犬病患者存活，而且均在症状出现之前进行了某种免疫。

CCDM18[1] 提到了 WHO 狂犬病暴露后管理指南，并引用如下。暴露分级Ⅰ：触摸或喂养动物，完整皮肤被舔到——若接触史可靠，则无需任何处理。暴露分级Ⅱ：轻咬裸露的皮肤，有微小抓伤或擦破，无出血——立即注射疫苗（如果可以对低危险地区的、明显健康的犬、猫进行仔细观察，则可推迟处理）；动物观察 10 天后仍健康，或宰杀后检测阴性，则停止处理（仅仅适用于猫和犬。疑似狂犬病的动物必须处死，进行实验室组织检测）。暴露分级Ⅲ：皮肤被咬伤或抓伤，黏膜被唾液污染（舔）——立即接种疫苗（如果可以对低危险地区的、明显健康的犬、猫进行仔细观察，则可推迟处理）；动物观察 10 天后仍健康，或宰杀后检测阴性，则停止处理（仅仅适用于猫和犬。疑似狂犬病的动物必须处死，进行实验室组织检测）。注释：暴露于野生啮齿动物、家兔、野兔时不需要进行特殊的抗狂犬病处理。

CCDM18[1] 还提到美国 ACIP 建议。兹不赘述！

其他信息：

去医院前的紧急处理：立即用肥皂、清洁剂或水等清洁、冲洗伤口；然后 70％ 酒精、碘酒、聚维酮碘处理；伤口一般不必缝合。立即入院。

① 患者隔离：对其呼吸道分泌物进行接触隔离。按：本院接诊的患者，一开始多家医院没有确诊，在医院急诊科确诊，患者发病后对医护人员还是有一定威胁，需要做好安全防护、生物安全防护。

② 随时消毒：对患者唾液和被污染的物品随时消毒。

归纳上述信息可知：

① 兔子咬后，一般不必打狂犬病疫苗。

② 猫视情况而定，保险起见，可以积极接种疫苗。

③ 疑似或确诊狂犬病的动物的抓咬：紧急处理、紧急入院、必须接种疫苗。

④ 入院前可以进行伤口处理。

⑤ 逮住肇事动物，送有关部门处理——观察、处死它，脑组织进行实验室组织检查。

⑥ 没有动物本身是否已经接种疫苗的信息时，保险起见，还是积极处理为好。万一动物疫苗不灵呢？

⑦ 专业处理：伤口处理后，可以注射特异性抗体（被动免疫）、疫苗接种（主动免疫）。不学医的朋友，或者学了医但如我们一样似懂非懂的朋友，积极去正规医院就医，听从医生安排即可。

看看近期文献。

用 rabies or lyssavirus or lyssa or hydrophobia 在 PubMed 中检索，近 5 年题目中出现的共 1428 篇。用（rabies or lyssavirus or lyssa or hydrophobia）and（case or outbreak or outbreaks）检索，题目中出现的 5 年内 62 篇！限定在人，依然有 36 篇之多！我们把其中的第一次罗列一下。

中国报道家畜暴发狂犬病[2]。2015 年 4～10 月，2 次由狗咬引起的狂犬病，死亡羊（sheep）60 只、牛 10 只、驴 1 只。这是山西省和周边地区（英文文献里的地址是 Xinzhou，036700，Shanxi，应该是山西省忻州市）第一次驴患狂犬病的病例报道。第二篇还是山西省（英文文献里的地址是 Yangqu county，Shanxi province，应该是山西省太原市阳曲县）！中国首次证实的羊暴发狂犬病[3]，死亡 51 只，也是因为狗咬所致。加拿大报道[4]：不列颠哥伦比亚地区首例人感染狂犬病病例。印度报道[5]：PCR 确诊人感染狂犬病，首例患者长期存活，发病后存活 4.5 年。澳大利亚报道[6]：首例澳大利亚蝙蝠狂犬病毒（Australian Bat Lyssavirus）导致儿童感染，患者不治。英国报道[7]：欧洲蝙蝠狂犬病毒 2 型（European bat lyssavirus type-2）导致人感染 1 例，第一次观察到神经系统病理学特征。法国报道[8]：圭亚那（Guiana）地区首个狂犬病病例。

我们本想看看有没有新发现的动物宿主或者新的动物物种首次抓咬人致病的病例，看来近年没有相关报道。赶巧，我们写完本文，恰逢微信公众号"医学界感染频道"发布新的微信。其中之一即《北京 30 多人被疯狗咬伤，快记住这些救命知识》（2016.9.24）。文中提到 2016 年 9 月 20 日中午，北京永安里光华路发生疯狗咬人事件，已咬伤 30 多人。北京 CDC 于 9 月 23 日晚通报：朝阳区呼家楼、光华路、永安里、广渠门一带，一条黄白色小型无主犬陆续咬伤路人，截止到 16 时 30 分，30 人疑似咬伤并去狂犬病免疫预防门诊接受处置。

据动物保护组织负责人表示，该犬系中华田园犬，是一般的杂交犬类，一般不会主动攻击人，推测是其受到刺激后才如此疯狂。该帖后附 WHO 狂犬病暴露后预防处置流程图（图 5-1），看图下标注是卫生部疾病预防控制局制作。注意，图中明确写了猫！大家参考！

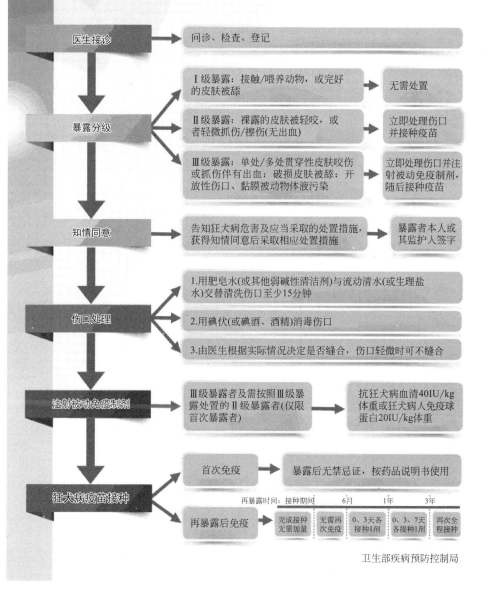

图 5-1　狂犬病暴露后预防处置流程图

66. 狂犬病毒疫苗接种，还考虑哪些动物？有什么细节？　**347**

参考文献

［1］ David L Heymann. Control of Communicable Diseases Manual. 18th ed. Amer Public Health Assn.

［2］ Feng Y，Shi Y，Yu M，et al. Livestock rabies outbreaks in Shanxi province，China. Arch Virol，2016，161（10）：2851-4.

［3］ Zhu Y，Zhang G，Shao M，et al. An outbreak of sheep rabies in Shanxi province，China. Epidemiol Infect，2011，139（10）：1453-6.

［4］ Walker G，Thiessen B，Graeb D，et al. An Unusual Case of Rabies Encephalitis. Can J Neurol Sci，2016，43（6）：852-855.

［5］ Liu X，Yamamoto D，Saito M，et al. Molecular detection and characterization of sapovirus in hospitalized children with acute gastroenteritis in the Philippines. J Clin Virol，2015，70：83-8.

［6］ Francis J R，Nourse C，Vaska V L，et al. Australian Bat Lyssavirus in a child：the first reported case. Pediatrics，2014，133（4）：e1063-7.

［7］ Johnson N，Brookes S M，Healy D M，et al. Pathology associated with a human case of rabies in the United Kingdom caused by European bat lyssavirus type-2. Intervirology，2012，55（5）：391-4.

［8］ Meynard J B，Flamand C，Dupuy C，et al. First human rabies case in French Guiana，2008：epidemiological investigation and control ［J］. PLoS Negl Trop Dis，2012，6（2）：e1537.